リンパ浮《ふ》腫《しゅ》がわかる本

予防と治療の実践ガイド

著
廣田彰男　広田内科クリニック院長
重松　宏　東京大学医学部付属病院手術部部長
佐藤泰彦　リンパ浮腫治療院オスト院長

はじめに

　リンパ浮腫はその多くが子宮がんや卵巣がん、乳がん、男性では前立腺がんなどの術後に発症します。以前は術後の約5％に発症するとされてきましたが、最近は25～30％とされるようになりました。これは別に手術法などの変化で発症率が増加したのではなく、患者さんがむくみ感を自覚した場合も統計に加えられるようになったためと思われます。

　20数年前、リンパ浮腫はほとんど関心を持たれておらず、治療は主に外科が担当していました。しかし、4～5年前ごろから状況が変わってきました。それまでの患者さんからの訴え、メディアの関心などが徐々に実を結び、看護師、理学療法士などのコ・メディカルの中から、積極的に活動を開始される方々が増え始め、医師の中にも関心を持つ方が出始めました。最近では外科手術を行う医療機関にとって、無視できない分野になりつつあると言ってもよいと思われます。

　では医療機関に任せれば「治してくれる」かと言うと、そうではありません。いささか極論ですが、一般的な疾患の治療は、「医療サイドから患者サイドに、薬や注射、手術など何かを与える」ことにより成り立っています。しかし、リンパ浮腫では与えるものはほとんどなく、ほぼすべてを患者さんが自分で行ういわゆるセルフ・ケアが中心となります。弾性スリーブや弾性ストッキングはもちろん自分で装用し、日々のリンパ誘導マッサージもセルフ・マッサージが中心となります。したがって、「患者さん自身がリンパ浮腫についてよく理解し、どこまでご自分で努力できるか」が、リンパ浮腫の改善を左右する最も大切な要素になります。予防についても同様です。
ところで「リンパ」は特殊な分野で、リンパ管、リンパ液、リンパ循環、リンパ節、リンパ球などの違いによって、解剖学、病理学、生理学、外科学、血液学、免疫学など多方面の分野に分かれます。リンパ管やリンパ液、リンパ循環に関係の深いリンパ浮腫は、主に解剖学や生理学の分野で、臨床的には主に循環器内科か外科ですが、むくみは腎臓の病気でも生じることがあり、その場合は泌尿器科、炎症（蜂《ほう》窩《か》織《しき》炎《えん》）があれば皮膚科にも該当し、専門科がわかりにくいという現状があります。

また、リンパ浮腫について、データとして数値化できるのは、むくみが生じた腕または脚のサイズくらいで、リンパ管機能は数値化できないことで、治療法を評価したり、その評価を他施設と比較しにくい面があります。このような「リンパ」の特殊性がリンパ浮腫治療への取り組みの不十分さにつながっていると思います。「リンパ浮腫」と言えば、一般の人にもすぐに理解されて、早期に治療を受けるという流れが定着する日が早くくることを願っています。

本書ではリンパ浮腫の予防や治療で適切なセルフ・ケアを実践していただくために、写真やイラストを多用しています。また詳しい情報も豊富に盛り込み、実際に使っていただくための本作りを目指しました。

本書が皆様の日々のセルフ・ケアとＱＯＬ（生活の質）の向上に、少しでもお役に立てれば幸いです。

２００４年７月

広田内科クリニック院長
廣田彰男

もくじ

3章　浮腫が起こったら――リンパ浮腫の治療法　67

複合的理学療法——弾性包帯による圧迫療法

複合的理学療法——弾性着衣による圧迫療法

●執筆協力
齋藤健人（総合病院国保旭中央病院外科）

●手術療法についての監修および写真提供
光嶋　勲
（東京大学大学院医学系研究科形成外科学講座教授）

●弾性包帯による圧迫療法指導
瀬戸　治
（鍼・灸・マッサージ師、マニュアルリンパドレナージセラピスト）
伊藤鮎美
（看護師、マニュアルリンパドレナージセラピスト）

カバー（裏）&本文イラスト／
坂本直子
カバー&本文デザイン&DTP／
㈱ピーマン
カバーグラフィック写真／
㈱世界文化フォト
写真撮影／荻原正人、
廣田彰男、光嶋　勲
取材協力／小島あゆみ
編集協力／青木茂美

1章

リンパ浮腫って何？

QOLとの関係、症状、検査と診断

リンパ浮腫が起きれば、活動度やＱＯＬ（生活の質）が低下する

　がん治療の後遺症として、むくみが発症する可能性があります。このむくみは日常生活上での注意を守っていれば、かなりの高い確率で予防することができます。しかし、そのことを知らずにむくみが起き、行動の制限を受けて不便で不自由な生活を強いられている人が少なくありません。

リンパ浮腫の主な原因は がんの手術や放射線照射

　乳がん、子宮がん・卵巣がんなどの婦人科がん、前立腺がんなどの手術では、腫瘍の部分とともに所属リンパ節を切除することがあります。また、単独でまたは手術や化学療法との併用で、放射線療法が行われることがあります。

　これらの療法の後遺症として、治療後に腕（二の腕から指先まで）や脚（太ももから足先まで）にむくみが起こることがあります。これをリンパ浮腫と言います。

　乳がん治療では腕が、婦人科がんや前立腺がんなどの治療では脚や下腹部が、場合によっては外陰部がひと晩から数日のうちにむくみ、積極的な治療やケアをしなければ、むくんだまま、あるいは免疫機能の低下から細菌感染を起こし、さらに進行してしまうこともあります。

　しかし、命にかかわる病気ではないと考えられてか、がんの手術や放射線治療を受ける前から退院時までの間に、あるいはその後の通院中に、医師から後遺症としてリンパ浮腫が起こる可能性があることや、それを予防するための日常の注意点を説明されないでいる人も少なくありません。

不自由な生活と精神的な苦痛を伴う

　リンパ浮腫が起こると、痛みはほとんどありませんが、感覚が鈍ったような違和感や、重くだるい感じがあるなどの不快感や苦痛を伴います。また、患者さんのＱＯＬ（生活の質）は大きく低下します。

■上肢（腕の）リンパ浮腫の例

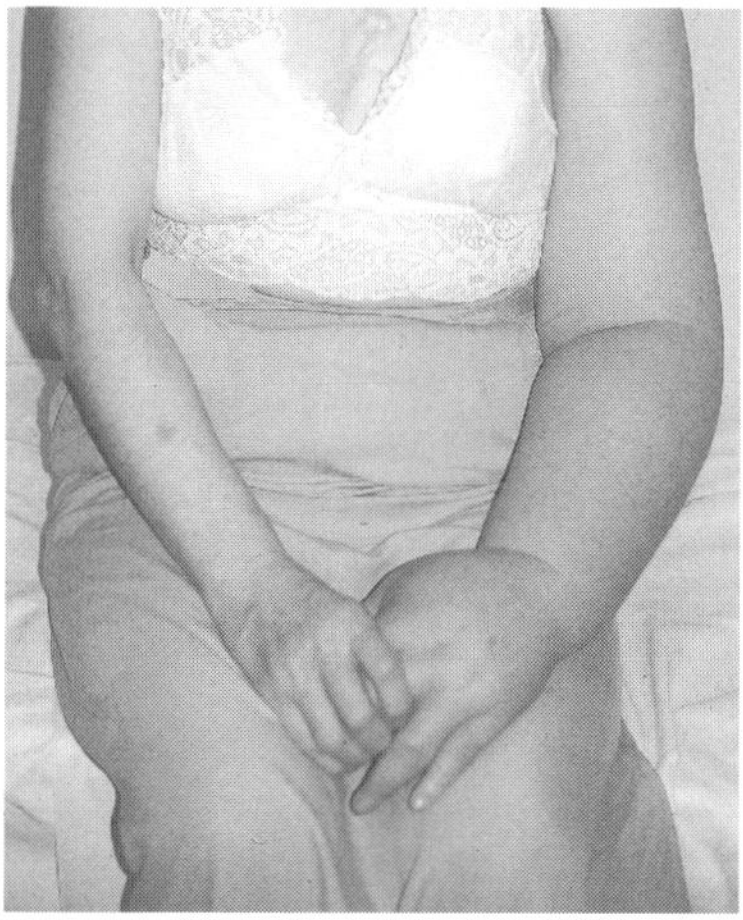

治療前

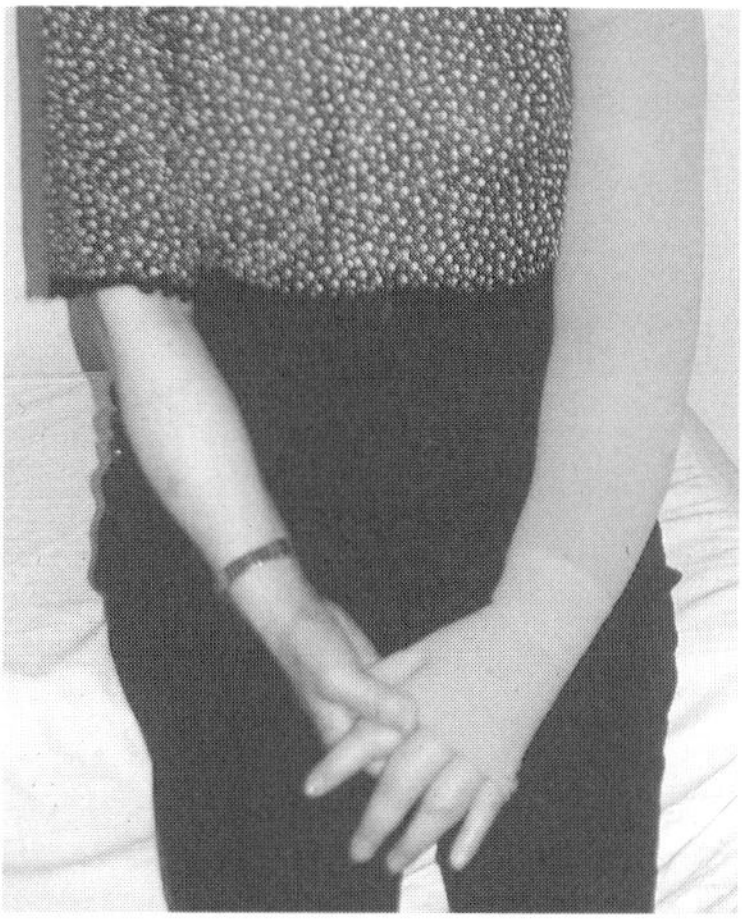

治療開始後約10カ月

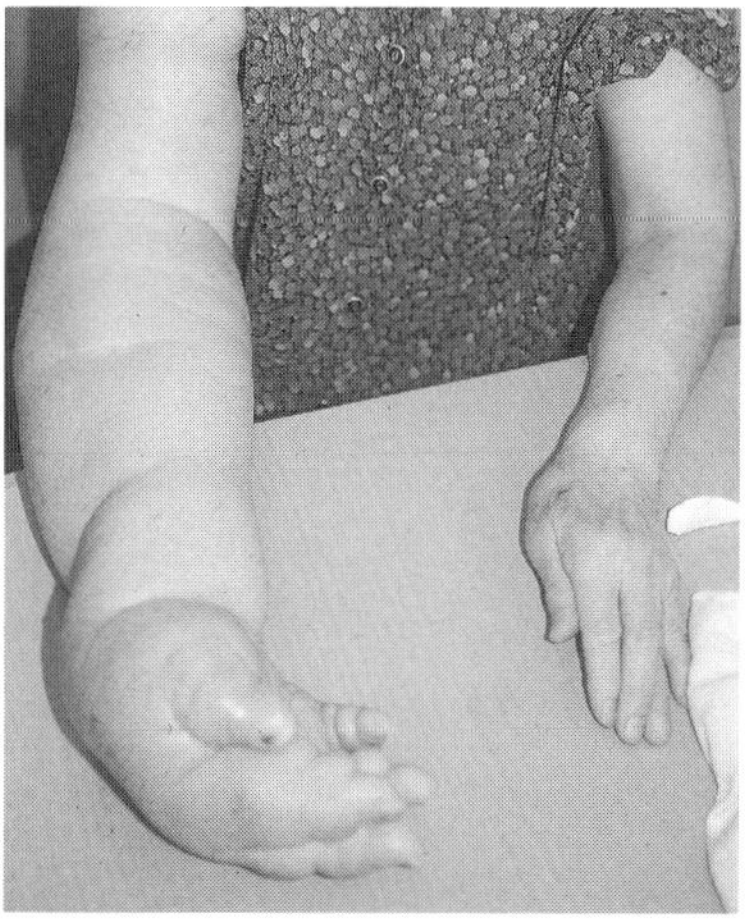

治療前

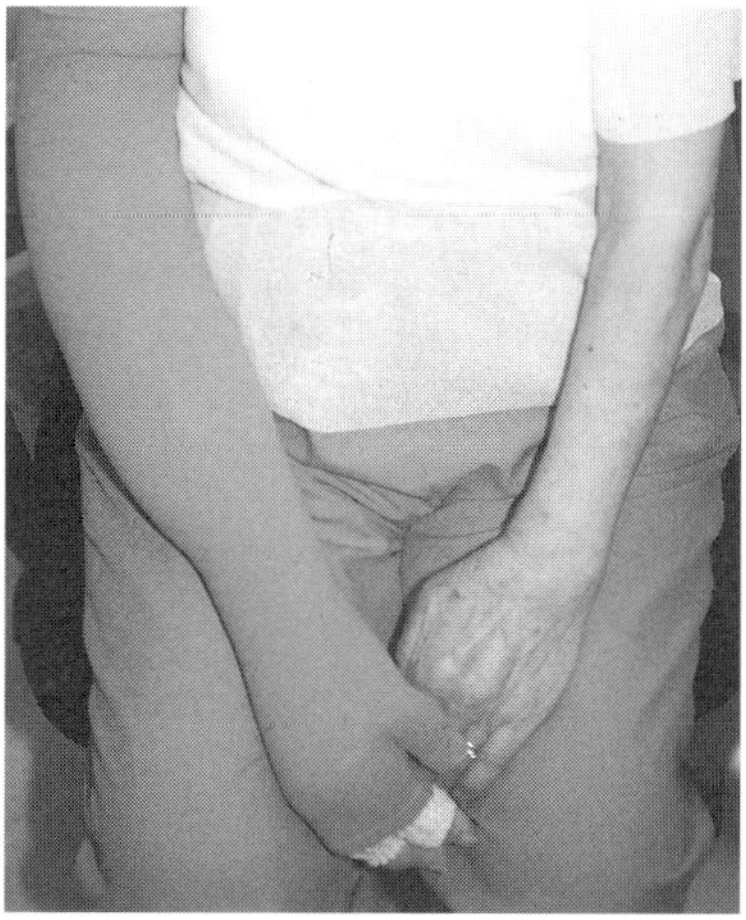

治療開始後約1カ月半

ＱＯＬの低下で顕著なのが、行動が不自由になることです。腕の浮腫では、ものを持ったり握ったりすることが困難になり、特に利き腕の方であれば、ペンを持って文字を書いたり箸を持ったり、包丁を持って調理するような手作業がとても不便になります。

脚の浮腫の場合は、歩行が困難になります。歩行困難という身体機能の低下によって、さまざまな動きが制約されます。外出はもちろん室内での移動も困難となり、活動範囲・行動範囲が狭くなります。

また、行動の不自由さばかりでなく、身体的な変化は衣服や靴、アクセサリーなど、ファッションにも制約を与えます。

外見上の変化は、精神的な苦痛となることも少なくありません。いったんリンパ浮腫が起こると、ある程度改善はできても、完全に元のように戻らないことへのショックを受ける人は多く、特に重症の浮腫が起こった場合は、身体機能の低下に加えて精神面の低下により、外に出るのがおっくうになり、ますます気力が減退していき、場合によってはうつ状態を招くことにもなりかねません。

日常生活の注意で予防可能
適切な治療とケアで改善可能

リンパ浮腫はもともと、日常的なもろもろの注意点を認識し、実践していれば、高い確率で発症を予防することができます。また、すでに発症してしまった場合でも、適切な治療を受け、専門家の指導に従ったセルフケアによって、症状を改善したり、悪化を食い止めたりすることが可能です。

しかし現実には、専門医や専門の理学療法士やリンパ誘導マッサージを行うセラピストなどが少な過ぎることがあり、また情報も少なく、相談先もわからないために、リンパ浮腫を抱えて困難な生活を強いられてきた方々が大勢います。

最近の傾向では徐々にではありますが、治療法の研究も進められ、リンパ浮腫を積極的に治療対象とする流れが出てきています。リンパ浮腫を専門に治療する医療施設や治療院の数も、増えつつあります。患者さんたちの会やサポートグループも少しずつ立ち上げられています。

がんの治療に当たる医師たちも、インフォームド・コンセントの一環として、後遺症としてのリンパ浮腫を説明することが増えてきました。

■下肢（脚の）リンパ浮腫の例

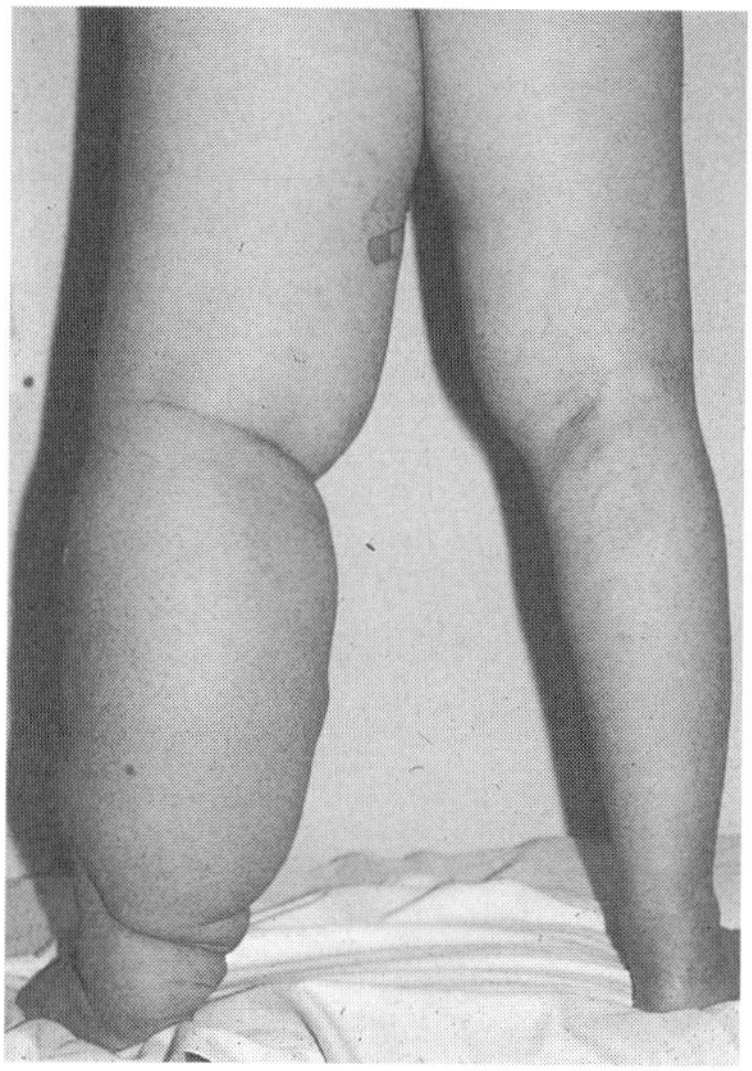

治療前

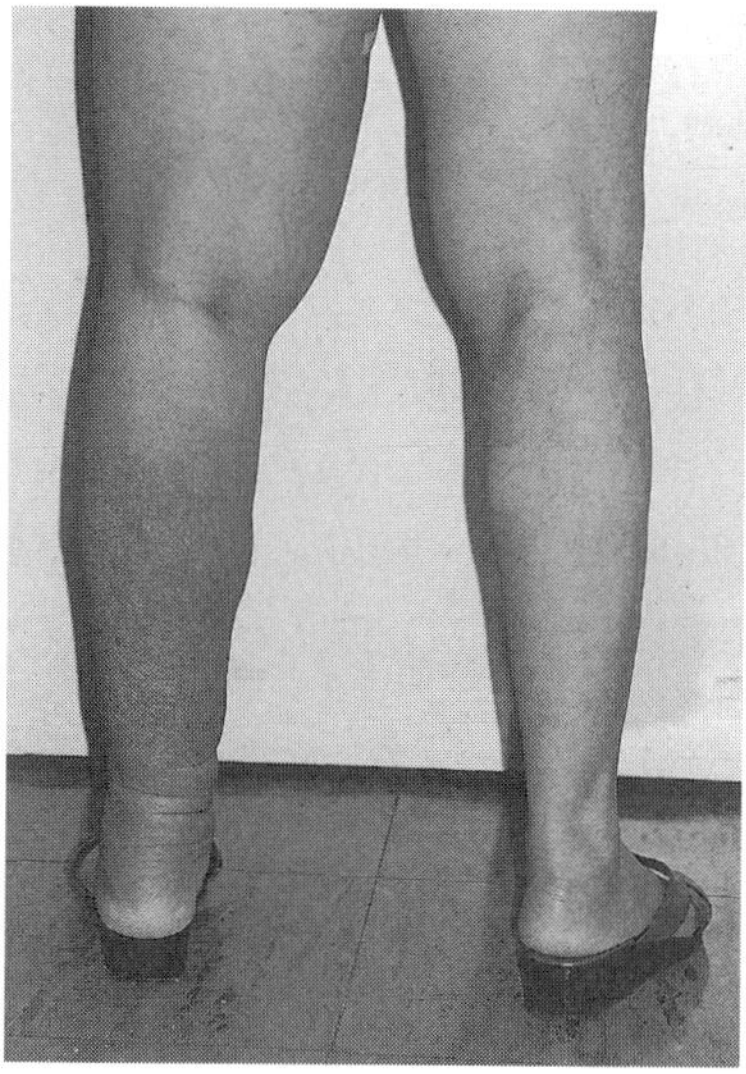

治療開始後約4カ月

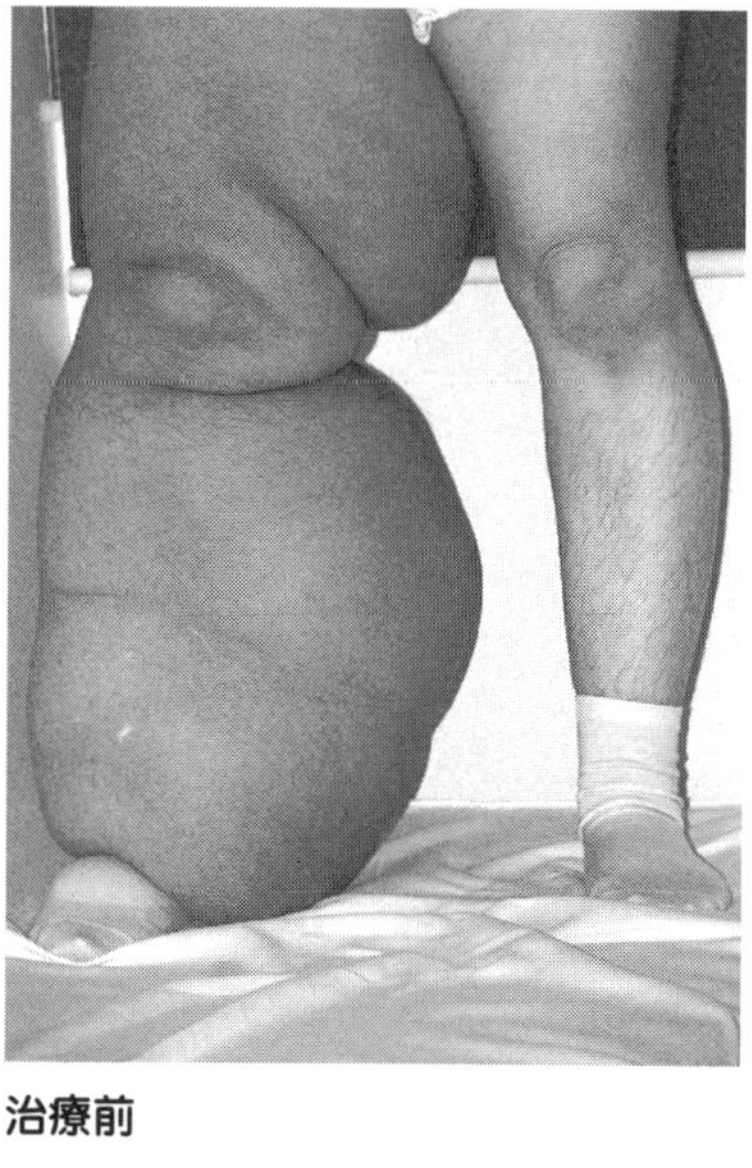

治療前

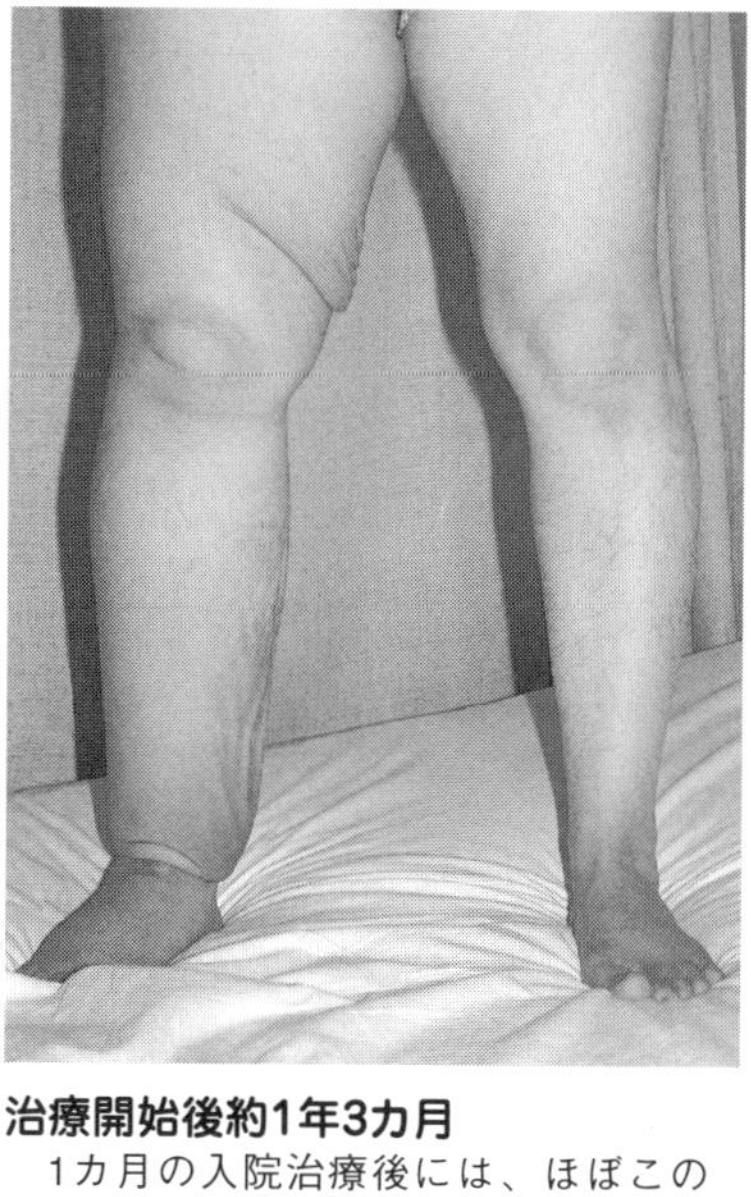

治療開始後約1年3カ月

1カ月の入院治療後には、ほぼこの状態まで改善し、約1年後も良好状態を維持している。

リンパ浮腫って、どんな病気？

がんの手術でリンパ節を切除した人や放射線治療を受けた人のうち、25～30%の人にリンパ浮腫が起こっているのではないかと推測されますが、正しい数値はわかりません。治療を受けていない潜在的な患者さんが大勢いると察せられるからです。治療後すぐに発症する人もいれば、10年以上も経ってから発症する人もいます。

リンパ管が障害されて発症する「リンパ浮腫」

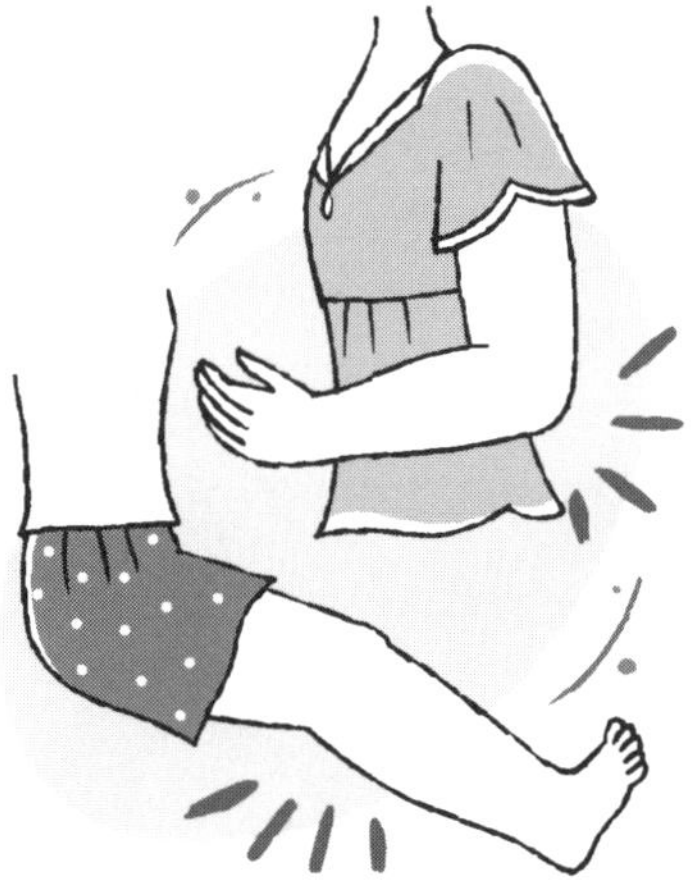

私たちの体には、血管とともにリンパ管が張り巡らされています。後で詳しく述べますが、ひと口で言うと、リンパ管は体の老廃物を運ぶ「排水管」の役割を果たしています。このリンパ管の働きが何らかの原因で障害されると、皮膚組織のある部分に体液が溜まってむくみが起こります。これが「リンパ浮腫」です。

リンパ浮腫には、先天性あるいは原因不明の一次性のものと、リンパ節の切除など、明らかな原因のある二次性のものがありますが、ほとんどは二次性のものです。

リンパ浮腫は生命にかかわる病気ではありませんが、放置しておくと日常生活に支障を来したり、細菌感染などの合併症の危険があります。外見の変化に強いストレスを感じて、うつ状態になる人もいます。

痛みのないむくみがリンパ浮腫の症状

リンパ浮腫の主な症状はむくみです。腕や脚のむくみがほとんどですが、脚のむくみに伴って、下腹部や外陰部にも発症することもあります。

腕のむくみでは、どちらか片側だ

■全身のリンパ液の流れ

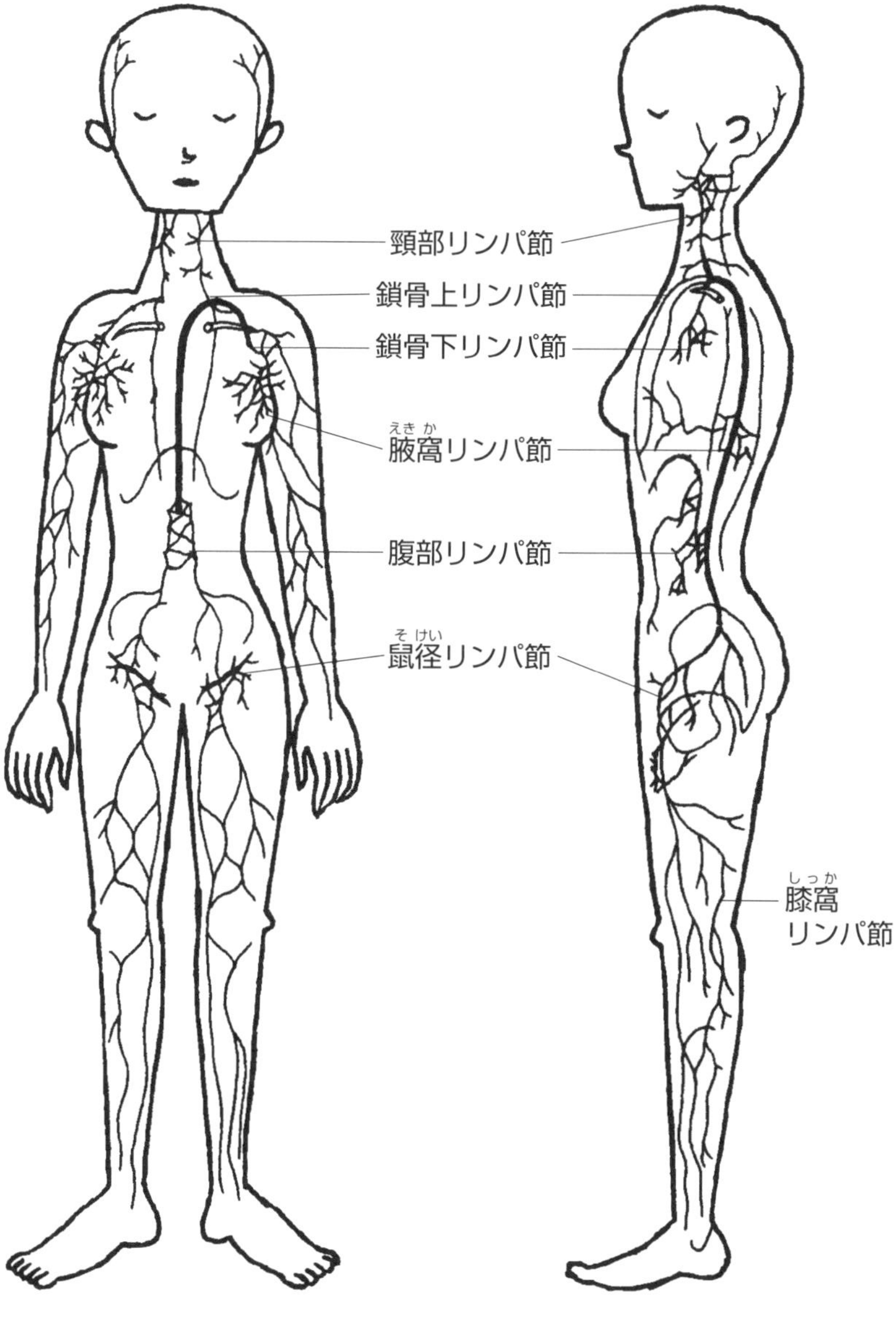
頸部リンパ節
鎖骨上リンパ節
鎖骨下リンパ節
腋窩《えきか》リンパ節
腹部リンパ節
鼠径《そけい》リンパ節
膝窩《しっか》リンパ節

けにむくみが見られることがほとんどです。右乳がん手術後には右腕、左乳がん手術後には左腕にむくみが出ます。両側乳がん手術後でも片腕にむくみが出ることもあります。婦人科がんや前立腺がんなどの手術後にも片脚にむくみが出る場合が多いのですが、両脚に出ることもあります。

痛みや皮膚の色の変化はほとんどありませんが、むくみが急速に進んだ場合には、皮膚が張った感じやしびれを感じることがあります。また、強いむくみのために静脈がつぶされると皮膚が青紫色になることもあります。

段階的に症状が出てきて放置すると大きなむくみに

リンパ浮腫は、一般的には次のように経過します。

①潜在性リンパ浮腫

外見的にほとんどむくみは見られませんが、リンパ管の造影によって異常が確認された状態です。バイパス（本管の代わりに新しくできた細いリンパ管）が、障害されたリンパ管の働きを補っているため、まだむくみは出ていません。

この時期に、虫刺されなどの小さな傷を受けたり感染を起こすと、炎症のためにバイパスの働きでは追いつかず、むくみが出てくることになります。

②可逆性リンパ浮腫

腕や脚の下部に軽いむくみが見られますが、朝には軽減する状態です。むくみは、原因となったリンパ節のすぐ下（腋《わき》の下や脚のつけ根）から起こるのではなく、多くの場合手首や足首から起こります。これは、むくみの原因の液がその場に留まらず、重力の影響で体の下の方に流れ落ちていくためです。

このような繰り返しが続くと、むくみが次第に強くなっていきます。血流が悪いので、皮膚が青白く見え、冷たく感じられますが、皮膚の表面は軟らかいままです。

③非可逆性リンパ浮腫

皮膚が徐々に硬くなって、指で押してもへこみにくくなった状態です。朝にもむくみが軽減しなくなります。皮膚には滑らかさや弾力がなくなってきて、むくみの表面の体毛が硬くゴワゴワになります。

④象皮病

腕、脚が極端に太くなって変形した状態です。皮膚表面が硬くなり、象の皮膚に似ているので象皮病と呼ばれます。

COLUMN

リンパ液の流れをつくるメカニズム

血液は心臓の強いポンプ作用によって拍出され血管を流れていきますが、リンパ液には心臓に当たる器官はありません。リンパ液は、以下のような仕組みによって、心臓に向かう方向にしか流れないようになっています。

・収縮運動

リンパ管はそれほど強力ではありませんが、自発的に収縮しています。このポンプ作用によって流れが発生するのです。

・弁構造

毛細リンパ管には弁がありませんが、毛細リンパ管が流れ込む集合管以降、リンパ本管、深部にあるリンパ本幹はところどころに弁を持っています。弁は一方向にしか開きませんから、流れの方向は一定になり逆流を防ぐことになります。

・外的な力

周囲の組織がリンパ管に圧迫を与えることによって、リンパ液の流れは盛んになります。水が通っているゴムホースを外から押さえると、水の流れが強くなるのと同じことです。リンパ管に外から働きかける力には、筋肉の収縮、呼吸運動、消化管運動、脈拍の拍動などがあります。特に筋肉の運動はリンパ液を送り出すポンプの役割を果たしています。

運動はこのポンプの働きを活発にすることになるため、リンパ液の流れを促進することになります。

(リンパ本管のリンパ液はリンパ節へ、さらにリンパ本幹へ流れていく。)

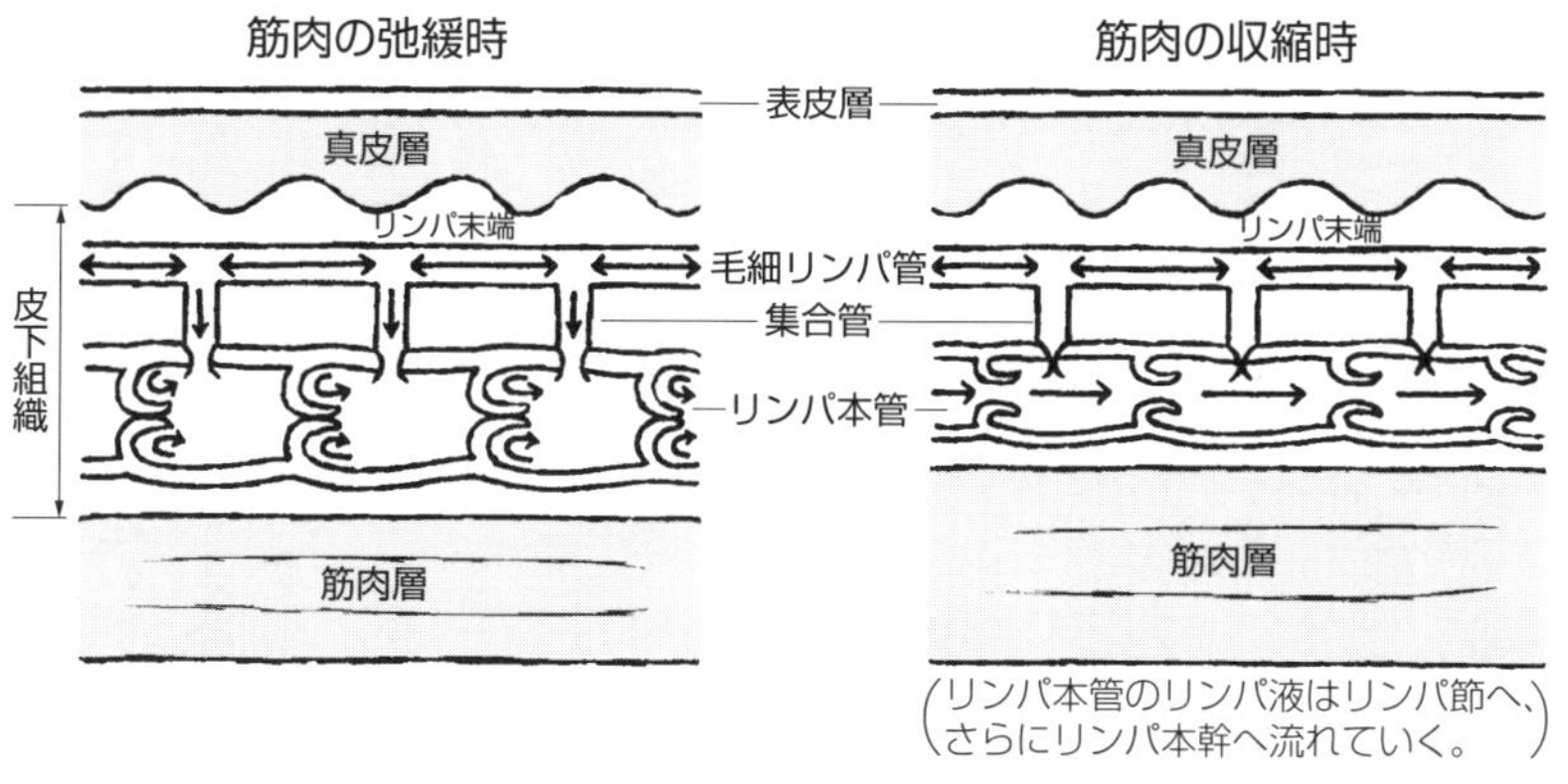

リンパ浮腫には、2つのタイプがある

リンパ浮腫には、先天性あるいは原因不明のタイプ（一次性リンパ浮腫）とリンパ管が閉塞して発生する後天性のタイプ（二次性リンパ浮腫）があります。患者さんの大部分は二次性のもので、中でもがん治療に伴うリンパ節の外科的切除や放射線照射によって、リンパ管が障害を受けた人が多くを占めます。

一次性リンパ浮腫は原因不明の先天性

先天性あるいは原因の明らかでないリンパ浮腫を一次性リンパ浮腫と言います。ここではカパート（Kappart）の分類によりました。

●先天性家族性リンパ浮腫（ノンネーミルロイ病）

染色体の遺伝で同一家族内に多く発生します。出生時から浮腫があり、後年になるに従ってはっきりしてきます。片脚（まれに両脚）の膝《ひざ》または鼠径《そけい》部までのむくみが多く、腕や顔はほとんどむくみません。

●非先天性家族性リンパ浮腫

染色体の遺伝で同一家族内に多く発生し、主として女性に見られます。35歳を境に早発性（特に思春期）と遅発性に分けられます。片脚全体、または両脚の下部にむくみが出ますが、まれにより狭い範囲に出ることもあります。片脚の足の甲からむくみが始まることが多いようです。

●散発性一次性リンパ浮腫

散発性で、遺伝性でないものを、散発性一次性リンパ浮腫と言います。女性に多く、大部分は早発性（思春期または幼児期）です。中でも静脈瘤《じょうみゃくりゅう》と骨などの異常を伴うクリッペル・トレノーニー・ウェーバー症候群は、一次性リンパ浮腫の中では比較的多く見られます。この疾患はむくみが強くて改善しにくい上、脚の長さの左右差のために起こる運動制限などが問題になってきます。

二次性リンパ浮腫は病気やがん治療が誘引

リンパ管の炎症、腫瘍の浸潤《しんじゅん》、手

■リンパ浮腫の進行度

段　　階	主 な 症 状
潜伏期（ステージ0）	むくみは見られない。リンパ量も正常だが、流れが低下傾向にある。
第Ⅰ期（ステージⅠ）	むくみは軽く軟らかい。指で押すとへこみ、その痕が残る。むくんだ腕または脚を上げておくと元に戻る。
第Ⅱ期（ステージⅡ）	繊維化して皮膚が硬くなり、指で押してもへこまなくなる。腕や脚を上げても、元のようには戻らなくなる。
第Ⅲ期（ステージⅢ）	大きくむくみ、皮膚の硬化が強くなり、ガサガサした角化が生じる。放置すると象皮病と呼ばれる症状になる。

術によるリンパ節の切除、放射線照射によるリンパ管の破損などによって、リンパ管が閉塞してむくみが出るものです。続発性リンパ浮腫とも言います。

●悪性腫瘍のリンパ管およびリンパ節への転移

悪性腫瘍が原発臓器から所属リンパ節や遠隔のリンパ節に転移して、リンパ浮腫が発症したものです。

●リンパ節の外科的切除や放射線照射によるリンパ管の障害

乳がんや子宮がん、前立腺がんなどの手術の際、転移の可能性を考慮してリンパ節を切除したために起こります。放射線照射によってリンパ管が障害された場合も同様です。リンパ浮腫と診断されるほとんどがこのケースです。切除されるリンパ節の部位・数によって影響される程度も異なりますが、病気の進行具合や術式の選択などの違いにもよります。また、個人差が非常に大きく、条件が同じでも発症の有無・程度は大きく異なります。

●リンパ管炎

外傷などで体内に侵入した細菌がリンパ管内に取り込まれ、炎症を起こしたものです。水虫もその原因菌の一つです。

リンパ管に沿って、皮膚表面に赤い筋が見えるようになります。リンパ管内でリンパの流れを阻害する一方で、細菌感染も起こすため、むくみが強く出ます。また、むくみによってさらに感染が助長され、悪循環が起こります。

●寄生虫感染

フィラリア原虫によるものです。蚊に刺されることによってフィラリアの幼虫が皮膚からリンパ系に侵入してリンパ管炎を起こします。急性期には発熱・リンパ管炎がみられますが、高齢者ではリンパ管炎の症状を示さないこともあります。フィラリア原虫は熱帯・亜熱帯に生息しているため、渡航経験のない人がかかることはあまりありません。

●血栓性静脈炎に伴うリンパ浮腫

血栓性静脈炎を起こしたときにリンパ浮腫を伴う場合が多く見られます。この場合、脚部は赤紫色になります。

●外傷性リンパ浮腫

腕や脚をけがしたときに起こることがあります。通常は次第に回復しますが、ときには軽症のまま長く続くこともあります。一次性リンパ浮腫との区別がつきにくいこともあります。

むくみのほかにも現れるリンパ浮腫の合併症

●蜂《ほう》窩《か》織《しき》炎《えん》

リンパ浮腫患者さんの半数以上に発症すると言われている細菌感染です。蚊に刺されたような赤い発疹や広範囲の発赤がみられ、熱と痛みを伴う症状が一般的です。

●リンパ管炎

前ページで挙げたリンパ管炎は、二次性リンパ浮腫の誘引である一方、リンパ浮腫に伴って発症する場合もあります。

●リンパ漏《ろう》

むくんで張っている部分に小さな穴が開き、そこから透明な黄色の液体が流れ出る現象です。この液体がむくみの原因となっているので、液が多量に流れ出るとそれだけむくみは少なくなりますが、細菌感染の危険性が高くなり、蜂窩織炎の原因にもなります。

液体の出口となっている穴が悪化して、潰瘍になることがあります。治りにくいので早期治療が大切です。

●角質増生、痂《か》皮《ひ》形成、イボ形成およびその壊《え》死《し》

象皮病にかかり長く経過すると、皮膚の変化が現れてきます。皮膚が硬くなったり、かさぶた状になったりします。イボは脚のむくみが外陰部まで及んだ場合に多く見られます。

●リンパ管肉腫

重症なリンパ浮腫に合併する悪性の肉腫です。非常にまれな合併症なので、診断が難しいのですが、十分適切な治療を受けても改善が見られないような症例では、この病気を疑ってみる必要があります。

■リンパ浮腫に伴うさまざまな合併症の例

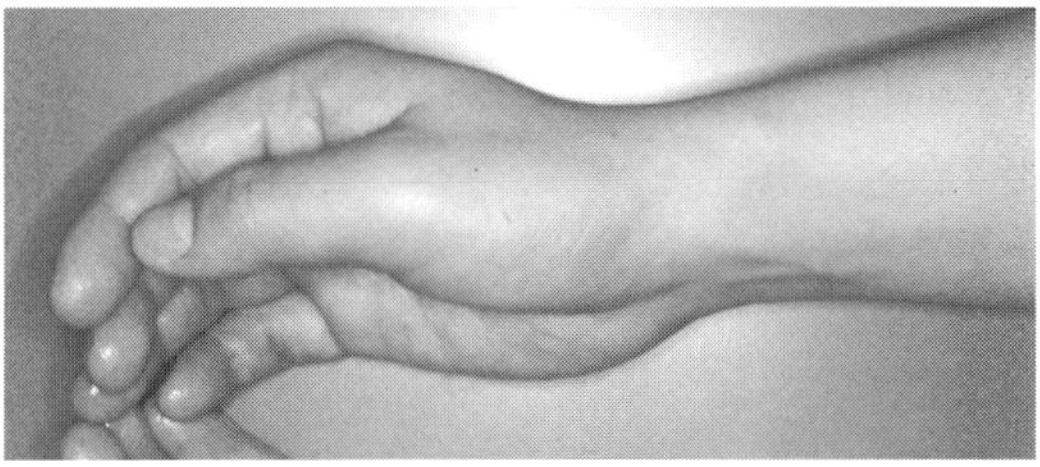

手首から腕側に赤い線の筋が入ったリンパ管炎

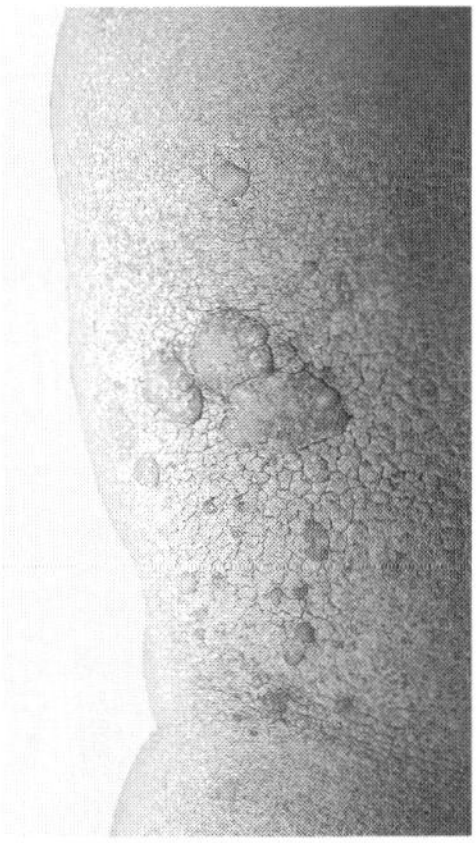

イボができ、アカが付着した皮膚変化

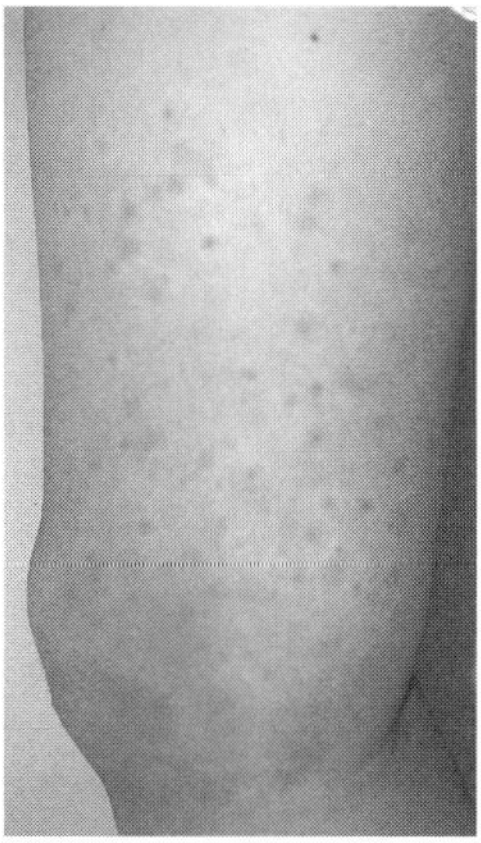

ポツポツの紅斑が特徴的な蜂窩織炎

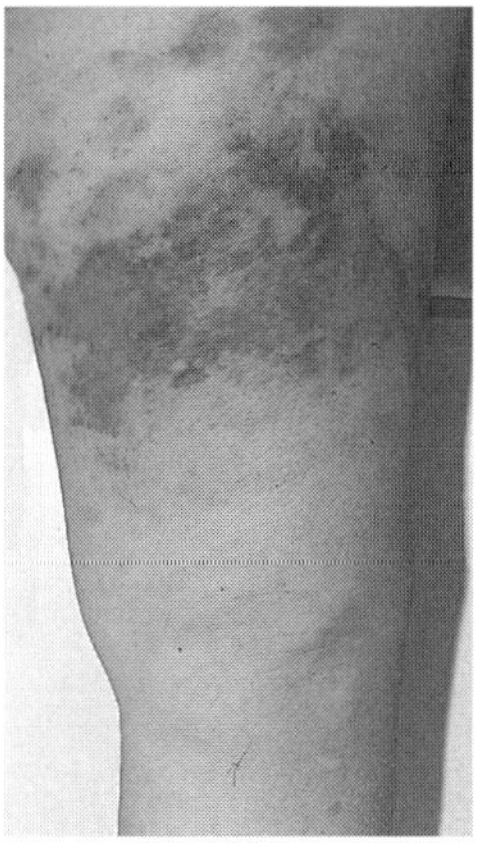

大腿部に発症したリンパ管肉腫

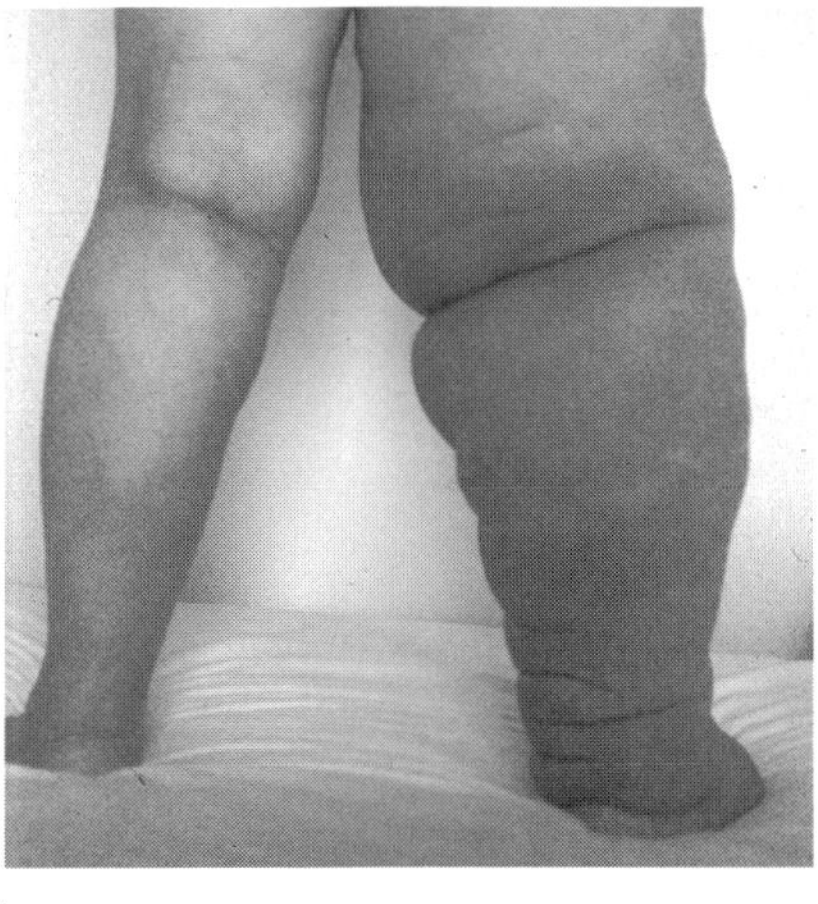

静脈性浮腫を伴ったリンパ浮腫

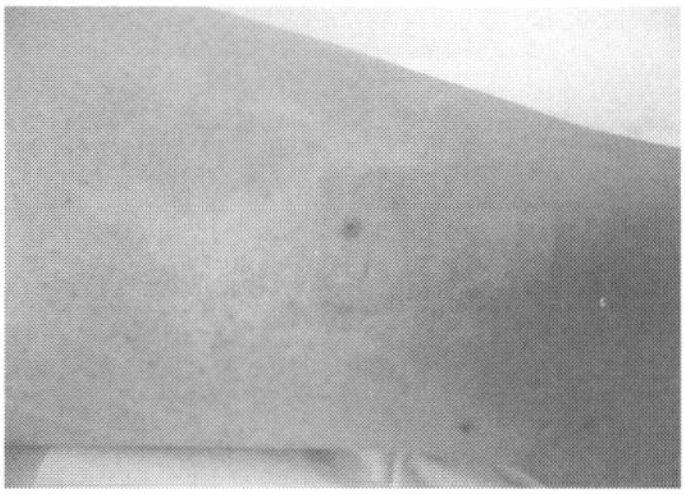

皮膚に開いた穴から液が出るリンパ漏

リンパ浮腫は、どのようにできるか

　リンパ管は体の排水管の役目を果たしています。リンパ管が障害されると、本来リンパ管に吸収されていたたんぱく質がうまく吸収されずに、皮下組織のすき間にたまって水分を引きつけ、浮腫の原因となるのです。

体液から血液やリンパ液ができる過程

　人間の体の約60～70％は水分（体液）でできています。体液は、細胞の内部の液（細胞内液）と細胞の外部の液（細胞外液）に大きく分けられ、その比率は2対1です。

　細胞外液はさらに血管内液（血液）と組織間液およびリンパ液に分けられます。細胞外液は体液全体からみるとても少ないのですが、人間の体にとって重要な働きをしています。

　血液は心臓から動脈に入り毛細血管に至ると、逆の順序で静脈から心臓へと戻ってきます。心臓から動脈に入る血液量は1日約2400リットルです。

　全身の至るところに分布している毛細血管に入った血液は、動脈側のすき間から成分の一部が血管外に漏れ出します。これが組織間液で、その量は1日20リットルとされています。組織間液は各細胞に酸素や栄養分を運び、同時に老廃物を受け取って水分とたんぱく質などの大きな物質に分けます。

　毛細血管から静脈に再吸収される組織間液の量は16～18リットルです。つまり、毛細血管に再吸収されなかった2～4リットルがリンパ管に流れ込んでリンパ液になります。

　このような血液とリンパ液の流れは、水道（動脈）から送られてきた水分と、調理の材料（たんぱく質）が調理で使われた後、残った水分は排水管（静脈）へ、材料の残りは生ゴミ処理（リンパ管）に分別されるのにたとえることもできるでしょ

■毛細血管周辺の血液とリンパ液の流れ

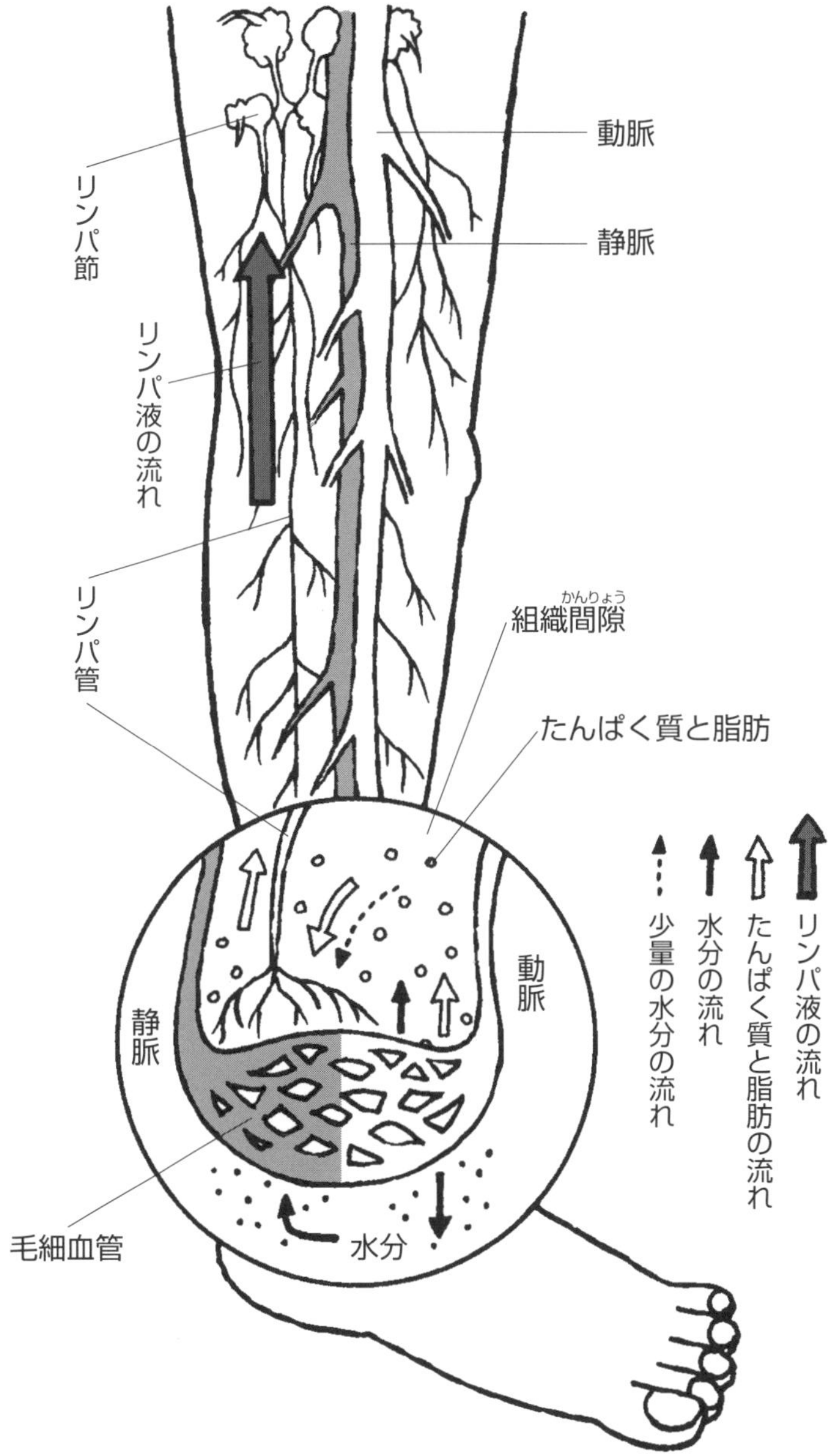

う。ここで、生ゴミがうまく処理できなければ、調理場に生ゴミがたまってしまいます。

同じように、リンパ管に吸収されなかったたんぱく質は、血管外の皮下組織のすき間（組織間隙）にたまってしまうことになります。

リンパ液の流れとリンパ節の役目

皮下組織のすき間に入っているリンパ液は老廃物として細胞から受け取ったたんぱく質や脂肪を多く含んでいるため無色からクリーム色をしています。細菌などの異物とともに、リンパ末端と呼ばれる末梢部分から毛細リンパ管に取り込まれて集合管に合流します。

集合管からさらにリンパ本管に入り、リンパ節を経て体の深いところを流れるリンパ本幹（深部リンパ管）に入り、静脈に合流します。集合管以降はリンパ液が逆流しないように弁構造を持っており、リンパ液が常に心臓に向かう方向に流れて、手足にたまることを防いでいます。

リンパ節は、リンパ管を流れてきた細菌などの有害物質を血液循環系に入れないためのフィルターの役目をしており、免疫作用にとって重要な働きをしています。

またリンパ節は、がん細胞を破壊する防御物質も持っています。しかし、排除できなかったがん細胞がリンパ節で増殖することがあります。これががんのリンパ節転移です。したがってがん手術の際に、リンパ節転移を考慮して、またはリンパ節転移が確認されて、リンパ節が切除されることがあるのです。

リンパ管の障害が浮腫の原因となる

リンパ節が切除されたり、リンパ節ががん細胞や手術・放射線照射によって障害されると、リンパ管が中断され、吸収し切れなかったたんぱく質が組織のすき間にたまっていきます。たんぱく質は水分を引きつける性質を持っているため、たんぱく質が増えると同時に水分も増えることになります。こうしてたんぱく質や水分がたまって浮腫となります。

しかし、リンパ管が障害されると必ず浮腫ができるとは限りません。なぜなら、本来のリンパ管の代りに新しいリンパ管（バイパス＝副行路）が作られて、たんぱく質を心臓に返そうと働くからです。毛細リンパ管が発達していると、バイパスができやすいと言われています。同じようにリンパ節を切除しても、人によって浮腫が出たり出なかったりするのはこのためだと思われます。

　バイパスは主に皮膚の表面近くにあると考えてもよいので、皮膚を軽くさするだけでもリンパ液の流れはよくなることになります。

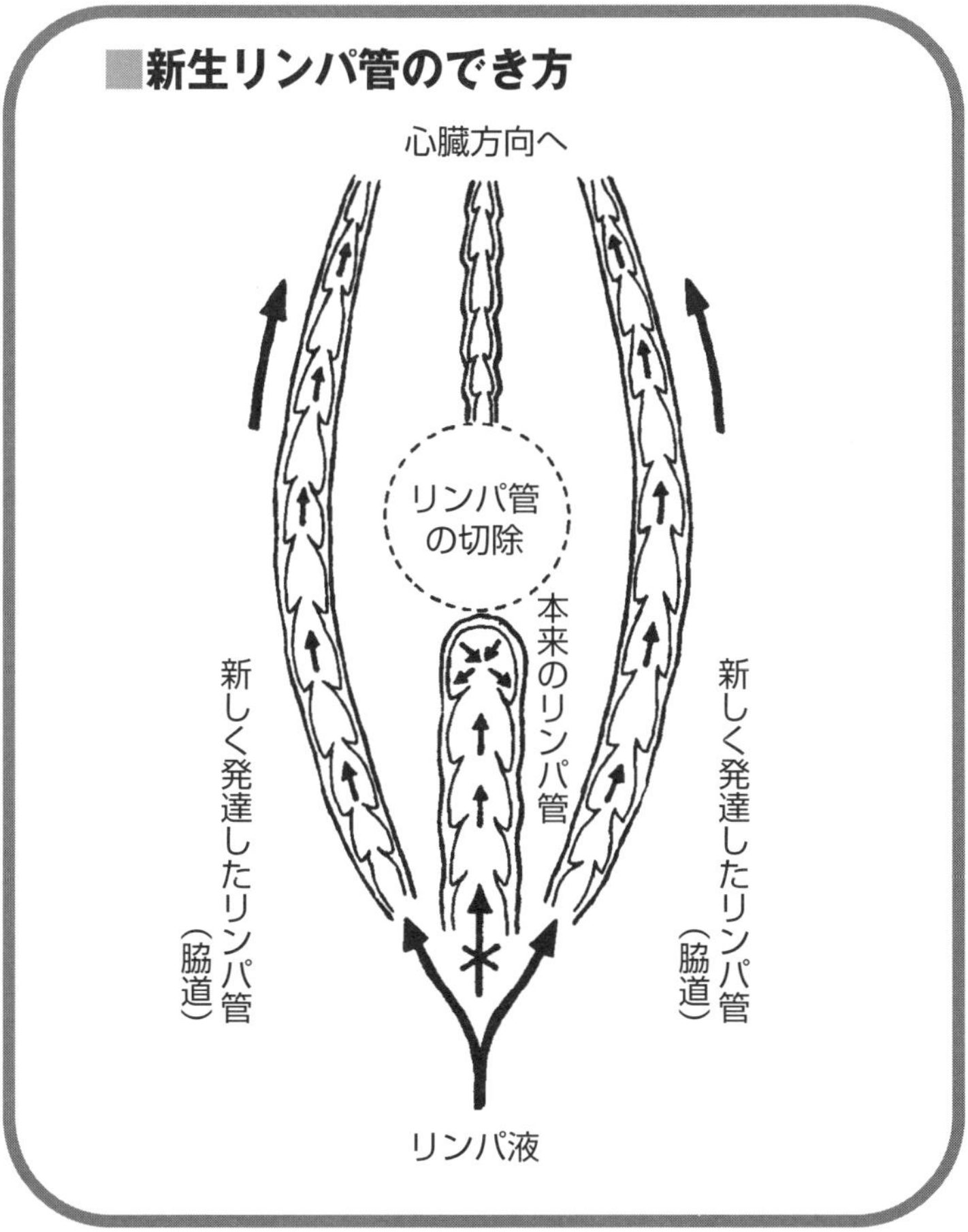

■新生リンパ管のでき方

しかし、本来のリンパ管に比べると働きが悪いために、ちょっとしたことでも流れが食い止められることがあります。もともとリンパ管は静脈よりも細くて弱い管ですから、下着のゴムなどでくびれができると、リンパ流は簡単に止められることになります。

　したがって、一般的にリンパの流れを邪魔しないための基本的な注意は

●くびれができるような下着（コルセット・ガードルやゴムのきつい下着）を着用しない
●皮膚を軽くへこませる程度の衣類でも着用を避けた方がよい（圧迫のないダボっとした衣類がよい）

となります。

リンパ浮腫は、どうやって検査するか

リンパ浮腫にはいくつかの診断上の特徴があるので、比較的診断は容易です。特に注意するのは静脈疾患との鑑別と炎症（蜂窩織炎《ほうかしきえん》）の合併の有無です。一次性および二次性の鑑別や浮腫の状態を知るために画像診断を行うこともあります。また、むくみの程度を示すのにインボディ（Inbody）法が用いられるようになってきました。

診断のつきやすいリンパ浮腫

通常は経過と症状のみから、問診、視診、触診によりおおよその診断が可能です。

●問診により以下の既往歴や症状があった場合

- がん手術や放射線治療を受けたことがある
- 腕・脚における外傷の既往歴がある
- むくみに伴う痛みはない
- むくみに伴う皮膚の色の変化はない

●視診により以下の症状がある場合

- 片側のむくみであることが多いが、両側にむくみがある場合も左右差のあることが多い
- 基本的に患部に潰瘍・静脈の腫れ・静脈瘤《じょうみゃくりゅう》がない
- 蜂窩織炎やリンパ管炎を伴うことがある

●触診により以下の症状がある場合

- 患部を押すとへこむ（初期）
- 皮膚が硬くなって患部を押してもへこまない（進行期）
- 同じ部位の皮膚をつまんだ時とつまめる皮膚の厚さが異なる

診断がつきにくい場合は画像診断を併用

問診、視診、触診によっても診断が困難な場合や、リンパ浮腫が一次性か二次性かを鑑別するために画像診断を必要とする場合もあります。

画像診断に用いられる検査は、主に次のようなものです。

●超音波検査（エコー検査）

苦痛を伴うことなく、リンパ浮腫の状態や静脈疾患の有無などを確認できます。皮膚および皮下組織の肥

厚、浮腫液の貯留、線維化、敷石状所見、皮下組織下の高エコー帯の欠如などを認めます。

●CT・MRI

皮膚の肥厚、浮腫液の貯留、皮下のハニーコーン（honeycomb）パターン（ミツバチの巣状パターン）や網様パターン、線維化などを認めます。胸管などの太いリンパ管が見えることもあります。

●RIリンパ管造影法

腕や脚の末梢に放射線で標識されたアルブミンなどを皮内注射して、大まかなリンパ管像を確認できるので、浮腫の原因やリンパ管・リンパ節の発達具合を知ることができます。

患者さんにはある程度の痛みを伴いますが、外見上のむくみが見られない潜伏期においてもリンパ浮腫が診断できる唯一の方法です。

●リンパ管造影検査

皮膚を切開してリンパ管に直接油性の造影剤を注入し、撮影します。リンパ管の状態が最もよく確認できますが、患者さんには大きな苦痛を伴う方法です。

リンパ管に障害を与えて症状が悪化する危険性もあるため、現在ではほとんど実施されなくなりました。

●インボディ法

体脂肪計と同じ原理で体内の各部位の水分量を測定します。かなり以前から研究目的では使用されていましたが、最近になって臨床で使用できる製品になってきました。ただし、まだ広くは普及していません。

腕や脚のサイズの定期的な測定とともに、経過を見る方法として適しています。

COLUMN

客観的な数値で評価しにくいリンパ浮腫の症状

リンパ浮腫は、むくんだ腕や脚のサイズくらいしか数値化できず、統計や医学的なデータとして整理しにくい点があります。インボディ法によるむくみ定量も、まだ一般的ではありません。そのため客観的な数値による診断基準を設け、それをもとに評価することも、ほかの医療施設のデータと比較することも困難です。

ましてや、リンパ機能なども検査データとして数値化されることはなく、そのため治療法のどれが効いたのか、判断に迷うことが多いのが実情です。

患者さんの統計も取り難いのですが、がん治療者の25～30％の人に発症していると推計されています。

COLUMN

起立性のむくみと、リンパ浮腫とはどう違う？

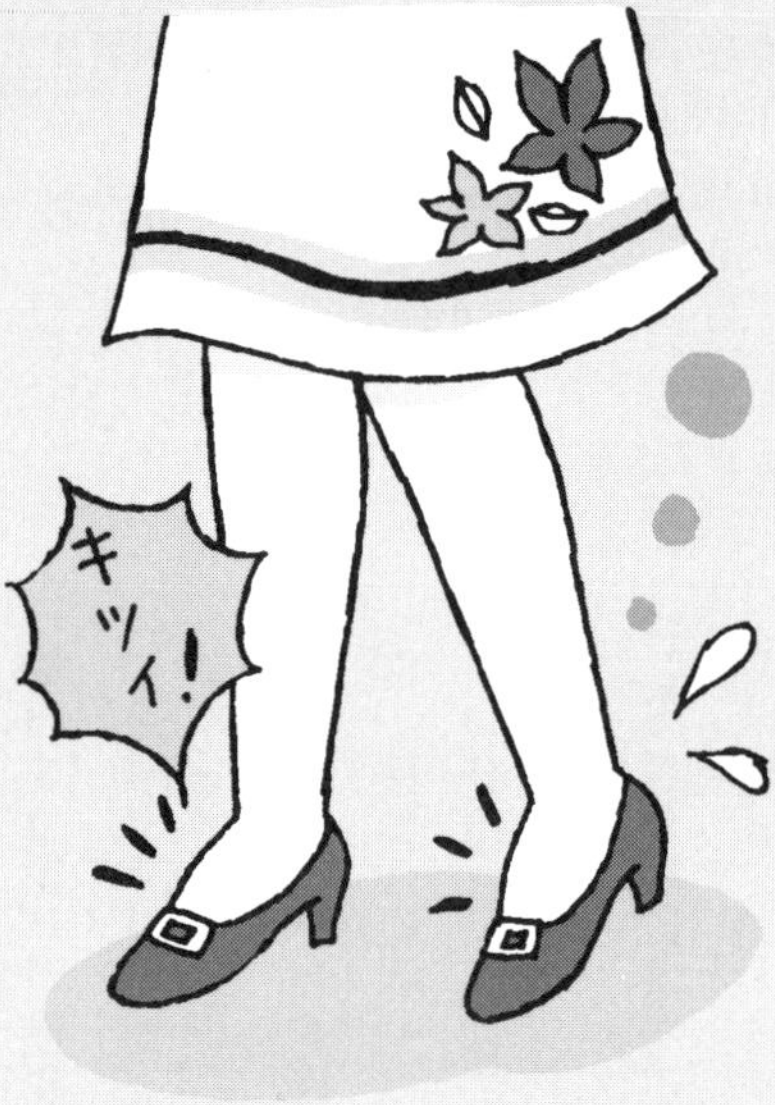

起立性のむくみは長時間立っていることが原因で、脚によく見られるむくみです。脚の静脈血は、ふくらはぎの筋肉の動きによる静脈ポンプの活性化と心臓の静脈血を吸い上げる力などが主に働いて、心臓に戻ります。

ところが、若い女性などで脚の筋肉が弱く、さらにあまり脚を使わない生活をしていると、静脈血を上に押し上げる力が不足し、また、血圧が低いと心臓へ吸い上げる力も弱くなります。そこへさらに過労、睡眠不足、ストレスなどの悪条件が重なると、脚の静脈血は心臓に戻ることができなくなって脚にたまり、それが血管外に水分として漏れ出してむくみとなります。このようなむくみは、当然立っていると強くなるので、夕方になるほど強くなってきます。

さらに、精神的にきまじめでストレスを受けやすい方、生活の不規則な方、過労の激しい方などでは、特発性浮腫という疾患に分類されることもあります。この場合には全身にむくみを認めて体重の日内変動が大きく、日中活動時には尿量が少なく、夜、横になってから急速に尿量が増えることが多いようです。

このようなむくみには、長時間の立ち姿勢や塩分のとり過ぎなどを控え、規則正しい生活を維持し、肥満の改善、就寝前の飲酒を避けることが必要です。

また、弾性ストッキングの装用が有効です。むくみは進行性ではなく、予後は良好です。

特発性浮腫では、性格や環境などの問題も関係していることが多く、その面での解決が必要となります。

2章

リンパ浮腫を起こさないために

リンパ浮腫の予防

セルフケアや予防は日常生活の注意から

リンパ浮腫は、まず起こさない努力をすることが肝心です。手術や放射線療法の後の、日常生活でのささいな自己管理の積み重ねが、リンパ浮腫予防に大きく貢献します。これらの予防策は、リンパ浮腫になった人が、さらに悪化させないためにも気を配る点となります。

けがや感染の予防のためのスキンケア

けがや感染の予防には、スキンケアが第一です。特に大切なことは皮膚を傷つけないようにすることです。皮膚の傷が炎症を起こせば、それだけリンパ系への負担が増えます。

- 薬用石けんなどを使って、肌を清潔に保ち水虫や皮膚炎にならないようにする。もともと水虫や皮膚炎があったら治療する。
- 爪は深爪にしないように気をつける。ささくれや甘皮はむかずに、保湿クリームなどを塗って治す。
- 虫のいるところでは虫よけスプレーを用いたり、長袖の服を着て虫さされを防ぐ。
- 虫にさされたときは、引っかいて皮膚を傷つけないようにし、かゆみ止めの薬を塗る。
- 犬や猫、ハムスターなど動物に引っかかれたりかまれないように注意する。
- もし、動物に引っかかれたりかまれたりしたときは、すぐに消毒する。傷が大きい場合は、すぐに医療施設を受診する。
- 土いじり（庭の手入れ）をしたり、強い洗剤を使うときは、ゴム手袋をして細菌感染やとげさされ、手荒れの対策をする（腕のリンパ浮腫予防）。
- 手はまめに洗い、清潔に保つ。外出時、水道水で洗えない状況では、除菌用のぬれティッシュを持参して、まめに拭く（腕のリンパ浮腫予防）。
- けがをしないように注意。もしけがをした場合は、すぐに消毒して

■けがや感染の予防のためのスキンケアの例

リンパ系の重要な働きは、外部から侵入した菌と戦うことです。リンパの負担を軽減するために皮膚をケアして、けがや感染から守りましょう。

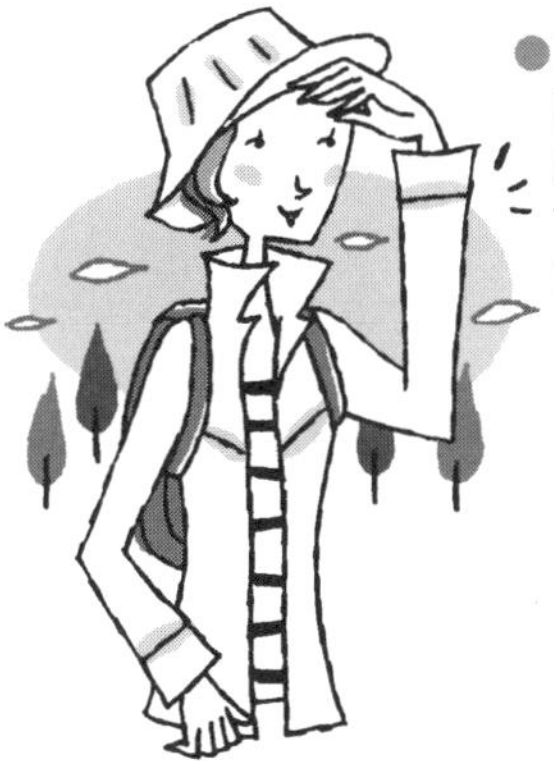

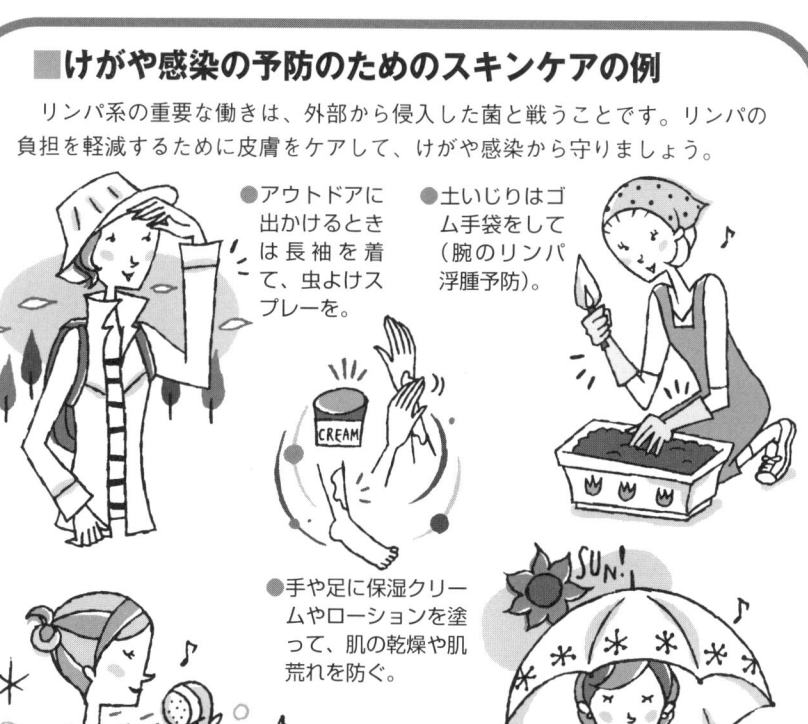

●アウトドアに出かけるときは長袖を着て、虫よけスプレーを。

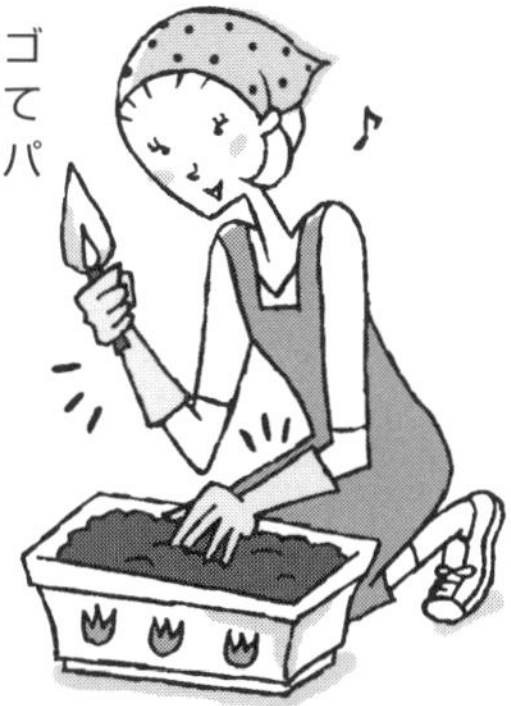

●土いじりはゴム手袋をして（腕のリンパ浮腫予防）。

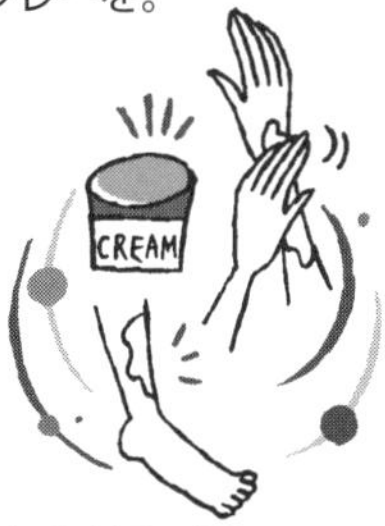

●手や足に保湿クリームやローションを塗って、肌の乾燥や肌荒れを防ぐ。

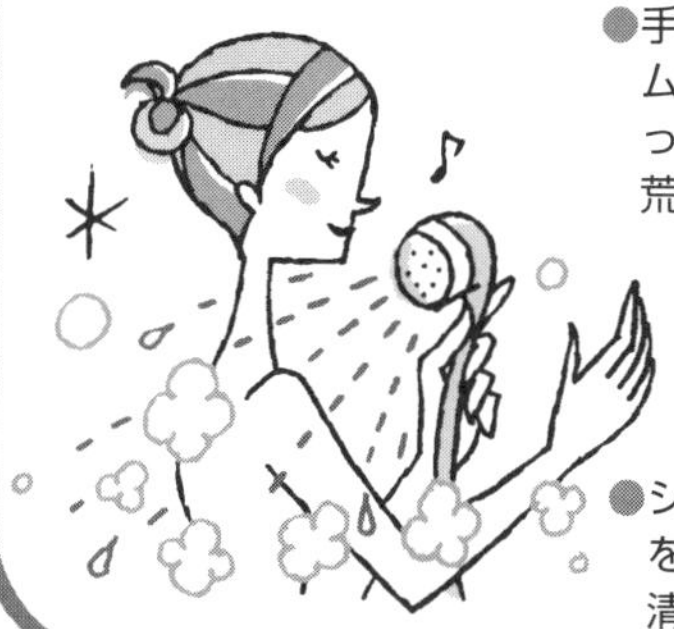

●シャワーや入浴をまめにして、清潔を保つ。

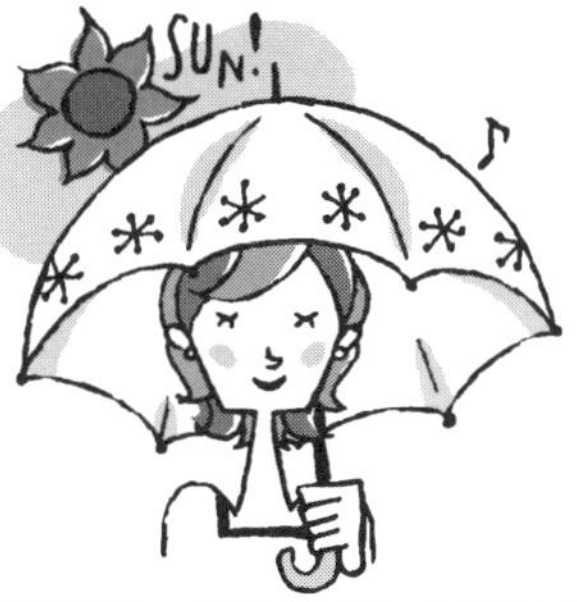

●外出時は、帽子、日傘、日焼け止めクリームなどで紫外線対策を。

炎症を防ぐ。外出時には、ミニ救急セット（34ページ参照）を携帯するとよい。大きなけがをした場合は、すぐに医療施設を受診する。

●きつい指輪や時計をつけて、腕を締めつけない（腕のリンパ浮腫予防）。

●肌の乾燥や角化を防ぐために、保湿クリームなどで手入れをする。

●調理の際にはやけどをしないように気をつける。特に油料理を作るときは、油はねに気をつけ、長袖のかっぽう着などを着る（腕のリンパ浮腫予防）。

●アイロンがけには、やけどしないように気をつける。

●汗をかく季節は、あせもができないように、入浴やシャワーをまめにする。

●脇の下のむだ毛処理は、かみそりを使わず、電動式のものか皮膚刺

■外出時に携帯したいミニ救急セット

外出時にちょっとしたけがをしたり、虫さされをした場合に、傷やかゆみなどの手当てをとっさにできるように、必要なものだけをまとめた「ミニ救急セット」をバッグに入れて携帯すると安心です。小さなポーチに一式を入れてまとめましょう。

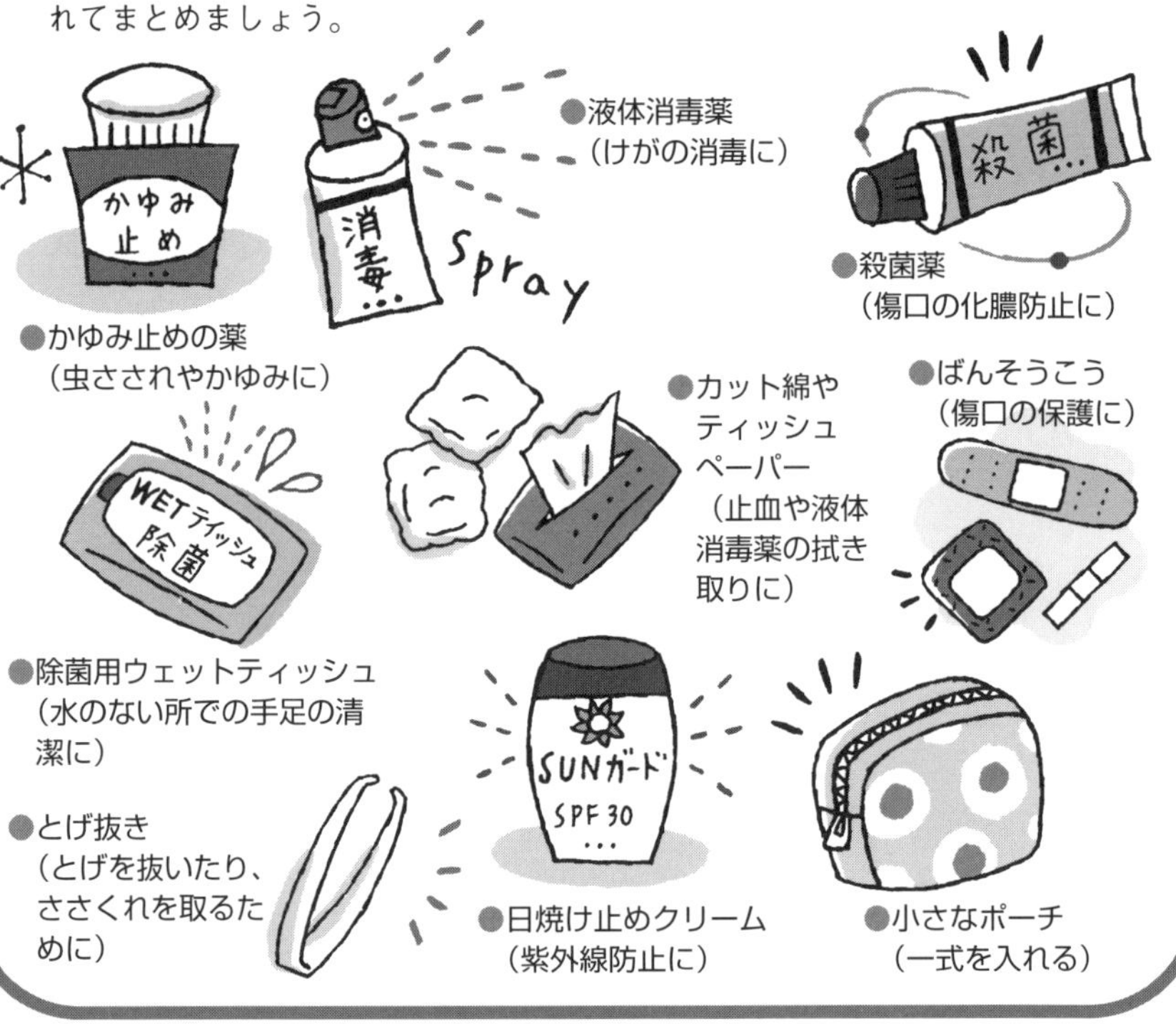

●液体消毒薬（けがの消毒に）

●殺菌薬（傷口の化膿防止に）

●かゆみ止めの薬（虫さされやかゆみに）

●カット綿やティッシュペーパー（止血や液体消毒薬の拭き取りに）

●ばんそうこう（傷口の保護に）

●除菌用ウェットティッシュ（水のない所での手足の清潔に）

●とげ抜き（とげを抜いたり、ささくれを取るために）

●日焼け止めクリーム（紫外線防止に）

●小さなポーチ（一式を入れる）

激の少ない脱毛クリームを利用する（腕のリンパ浮腫予防）。

●腕や脚のむだ毛の脱毛や脱色は、なるべく避ける。

●使用する石けん・洗剤・化粧品・香水などは、刺激の強い成分が入ったものは避け、刺激の弱いもの、天然由来成分の製品を使う。

●屋外では素足にならないようにする。

●日焼けは炎症のもと。強い日差しの下に長時間いない、外出するときは日焼け止めクリームを塗り、長袖の服、日傘、帽子、手袋などを用いて日焼け対策をする。

体を締めつけない下着や衣類の選び方

リンパ管はごく細い管です。きつい衣服を身につけることによって、リンパの流れが妨げられることがあ

■下着や衣類選びの例

リンパ液の流れを阻害しないために、衣類やアクセサリーなどを選ぶ基本は、体や体の一部を締めつけたり、くい込みができることを防ぐことです。

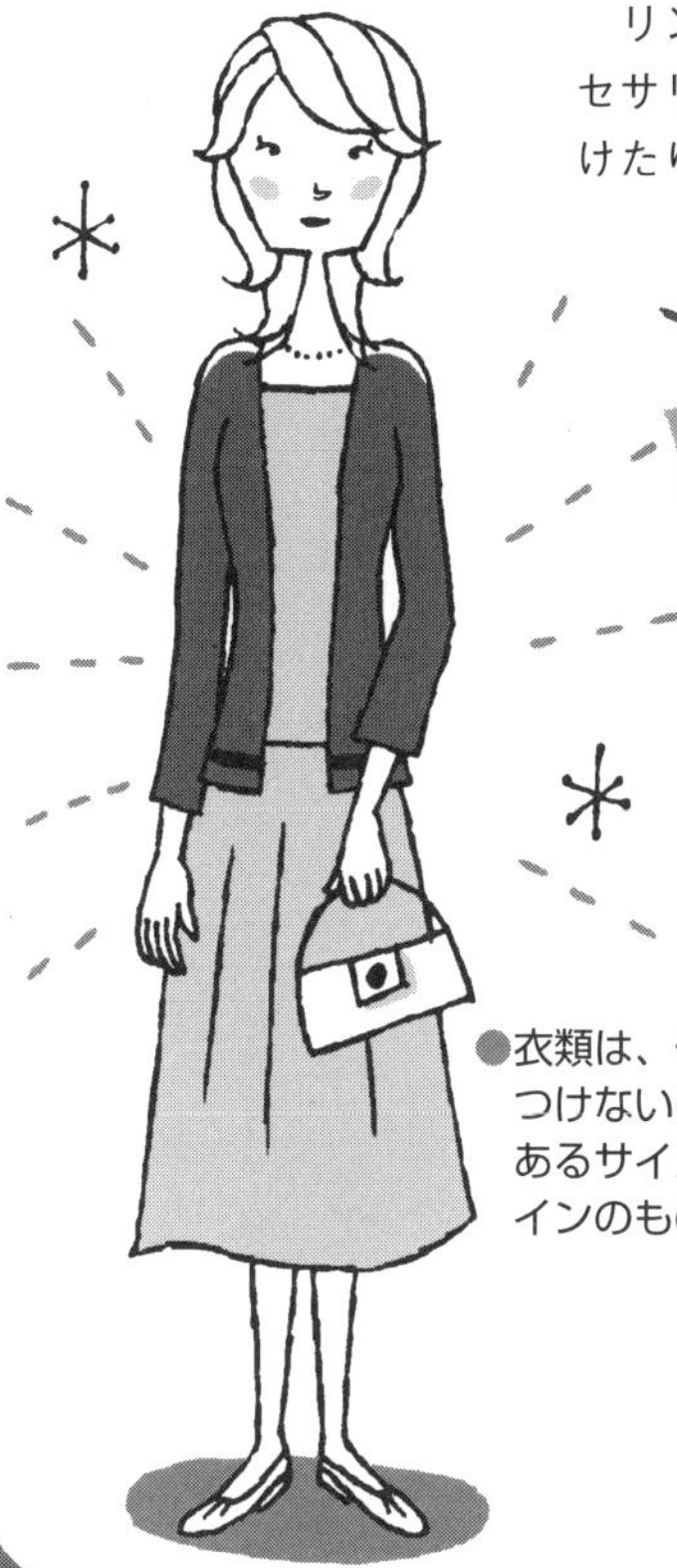

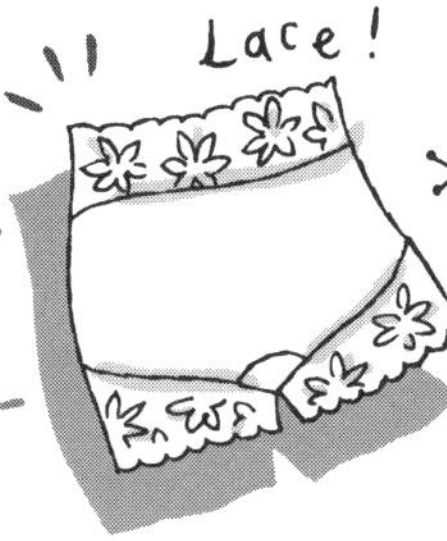

●下着は体を締めつけるガードルなどは避け、伸縮性がありゆとりのあるサイズ、ゴムがくい込まないデザインのショーツを。ブラジャーは、肩ひもがきつく食い込んだり、胸を締めつけたりしないものを。

●衣類は、体を締めつけないゆとりのあるサイズやデザインのものを。

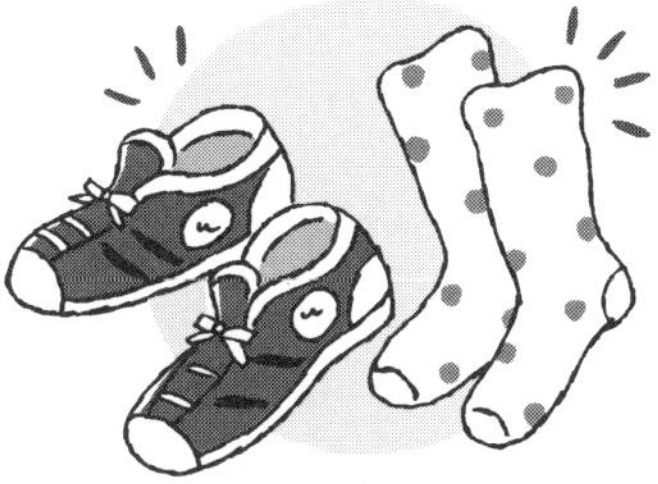

●靴はヒールの高いもの、つま先の狭いもの、全体にきついものを避け、足のサイズにあったものを。靴下はゴムのくい込みがないものを。

ります。

●ショーツは、体を締め過ぎることのないゆったりしたものを選ぶ（ゴム部分は、幅の広い弾性のあるレースタイプがよい）。

●ブラジャーは、肩ひもがきつく食い込んだり、胸を締めつけたりしないものを選ぶ。

●ガードルなど、体を締めつける下着は着用しない。

●衣服は、全体的に体を締めつけないゆとりのあるサイズ、デザインのものを選ぶ。

●手首、腕、首周り、ウエスト、足首などを、ゴムやベルトで締めるデザインの服は避ける。

●ズボンはフィットし過ぎず、ゆとりのあるサイズ、伸縮性のある生地のものを。

●足を締めつけない靴下を選ぶ。

- 足のサイズに合ったゆるめの靴を選ぶ。ヒールの高い靴は避ける。
- アウトドア時には、長袖や長ズボンを着用する。

日常動作・行動、日用品の注意

適度な動きはリンパ液の流れをよくします。一方、皮膚に負担をかけるような、あるいはリンパ液の流れを妨げるような動作・行動は控えましょう。また、使用を控えた方がよい日用品もあります。

- 術後や放射線治療後のリハビリテーションを積極的に行い、退院後も続け、腕や肩、足腰の動きをよくする。
- 正座は避ける（脚のリンパ浮腫予防）。
- 立ちっ放し、座りっ放しを避ける（脚のリンパ浮腫予防）。
- トイレはなるべく洋式を使う（脚のリンパ浮腫予防）。
- 入浴では、長湯や熱い湯は避ける。
- 夏は暑過ぎず、冬は寒過ぎず室温調整に気をつける（夏の冷房のし過ぎ、冬の暖房のし過ぎにも注意）。
- ホットカーペットの上に長時間座ったり寝転んだりしない。
- 温熱カイロや温シップ剤の使用を避ける。
- 買い物や仕事場では、できるだけ重い荷物を持つことを避ける。買い物はカートを利用したり、家族と一緒に行って、重い方を持ってもらう。歩いて帰るときは、キャスターつきのバッグを利用するとよい。
- 部屋の中を整理整頓し、動線上にぶつかりやすい物を置かないようにする。
- なべなどの調理器具は、軽いものにする。また、できれば食器類を目線より高い位置に収納し、腕を上げる機会を増やす。（腕のリンパ浮腫予防）。

スポーツ・レジャー・趣味の注意

適度な運動を楽しみながら行うのはよいことですが、疲れを感じるほど頑張り過ぎないように注意しましょう。また、楽しみながらできる範囲でとどめ、精神的な苦痛を伴わないようにしましょう。

- 疲労感の強く残るスポーツは避ける。
- 重いものを持つようなスポーツは避ける。
- 激しくぶつかり合うようなスポーツは避ける。
- 急激に腕や脚を伸ばすような動き

■日常動作・行動、日用品の注意例

腕や脚を長時間曲げたままにしない、下向きのままにしないこと、特に腕の浮腫予防の場合は、リンパ節を摘出した側の腕で重い物を持たないことが基本です。

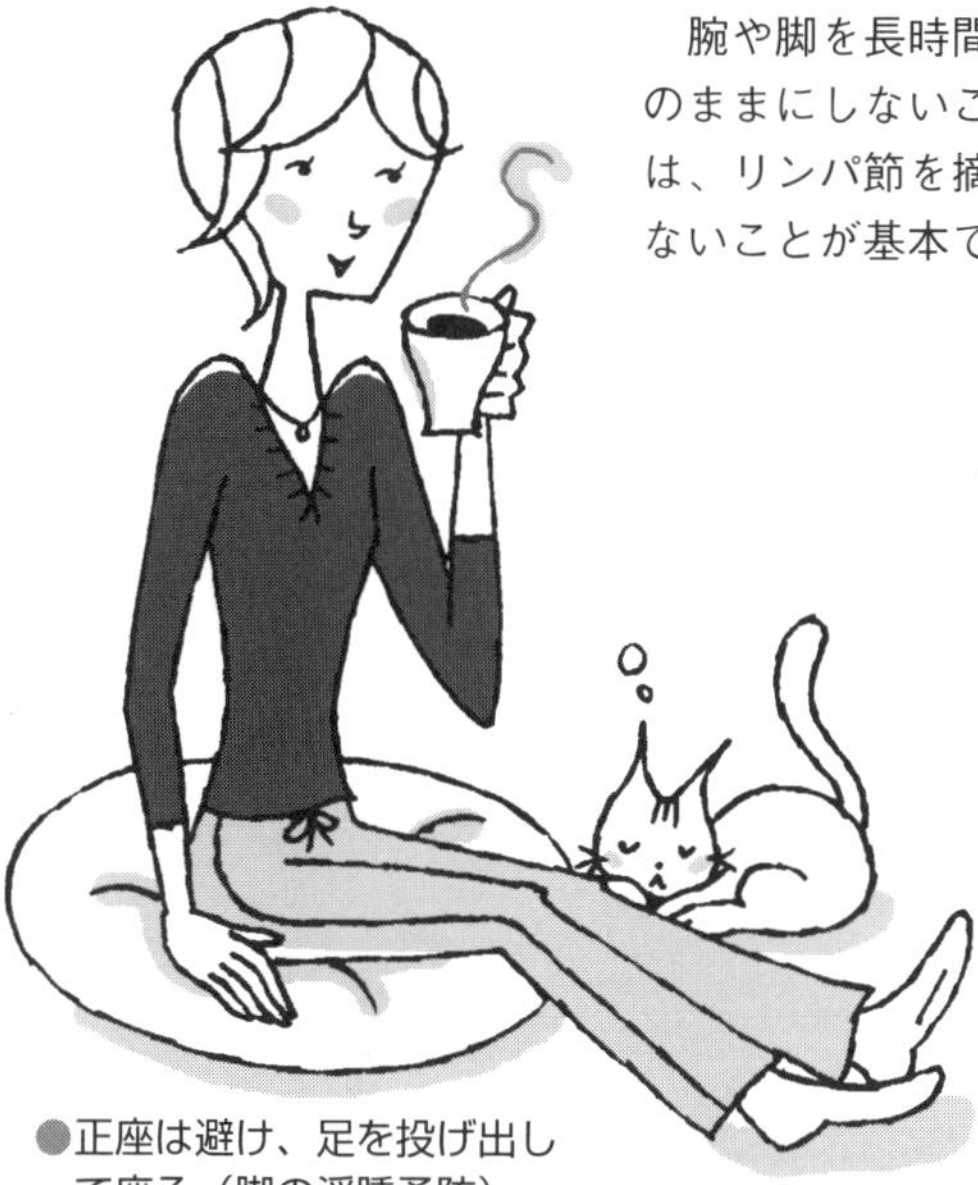

●正座は避け、足を投げ出して座る（脚の浮腫予防）。

●調理器具は軽いものにする。また、食器類をなるべく上の棚に収納して、腕を上げる機会を増やす。（腕の浮腫予防）。

●トイレはなるべく洋式がよい（脚の浮腫予防）。

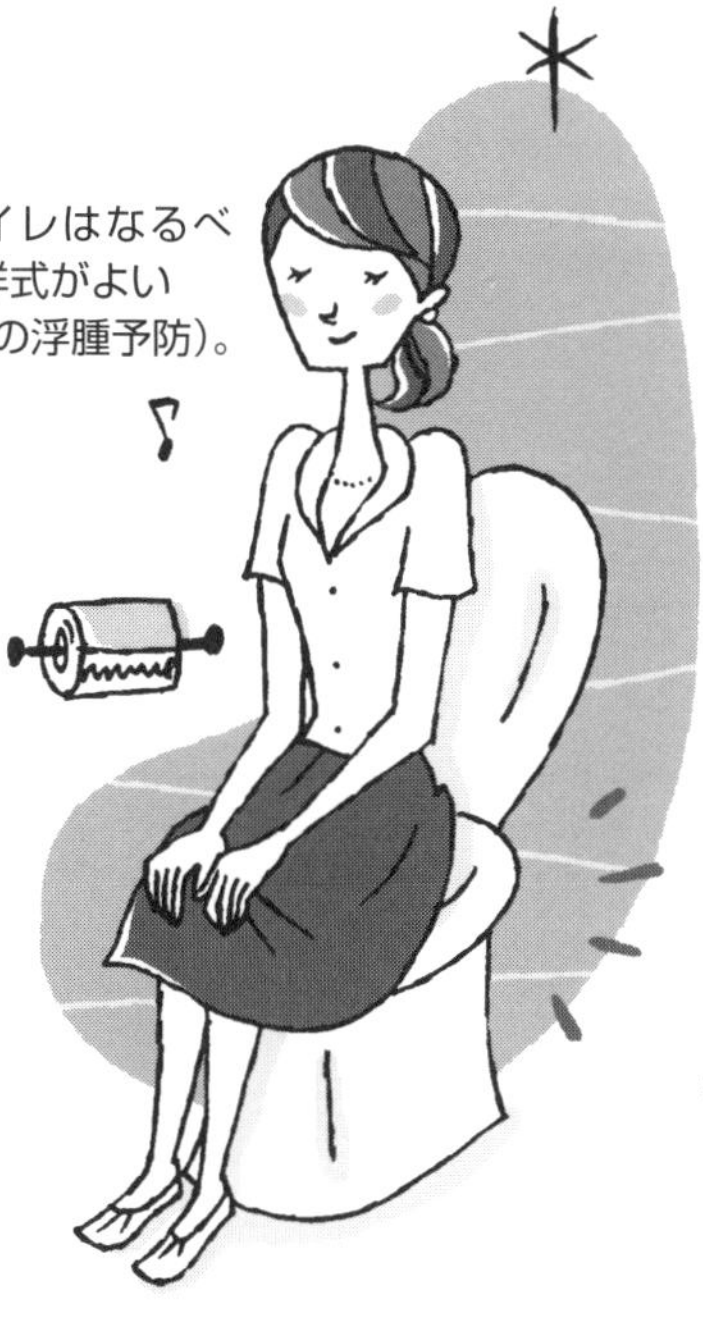

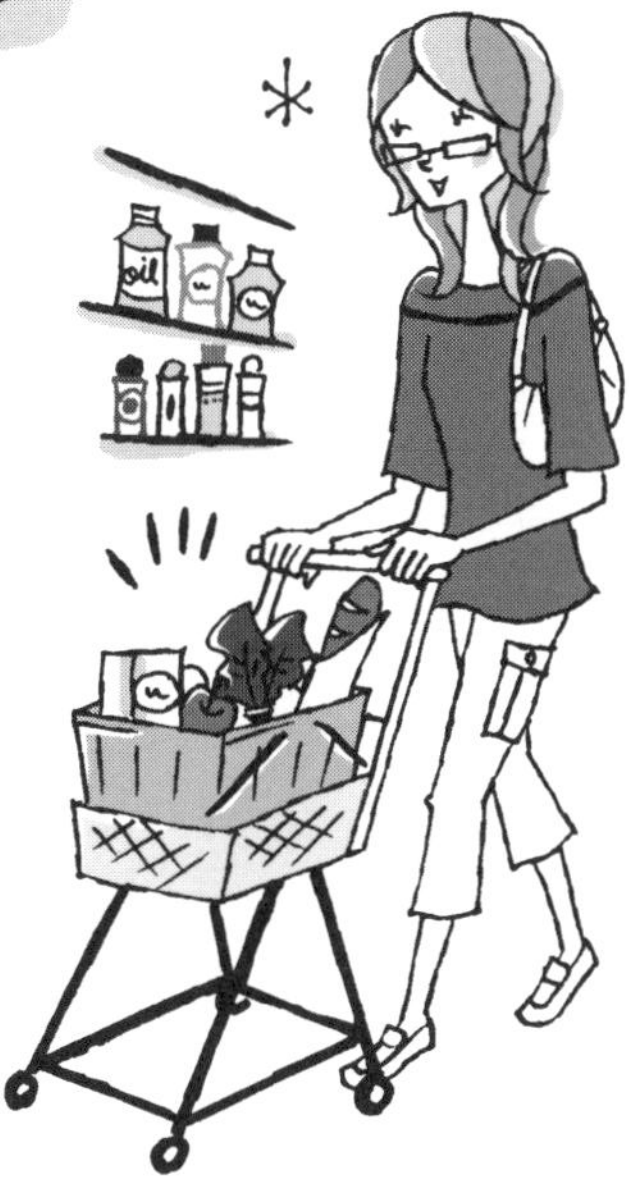

●買い物はカートを利用する。ただし、買い過ぎは帰りの荷物が重くなるので注意。歩いて帰るときは、キャスターつきバッグにするとよい。

■スポーツ・レジャー・趣味の注意例

運動不足はリンパ液の流れを悪くします。適度な運動をし、趣味を楽しんだりしてストレスを解消しましょう。

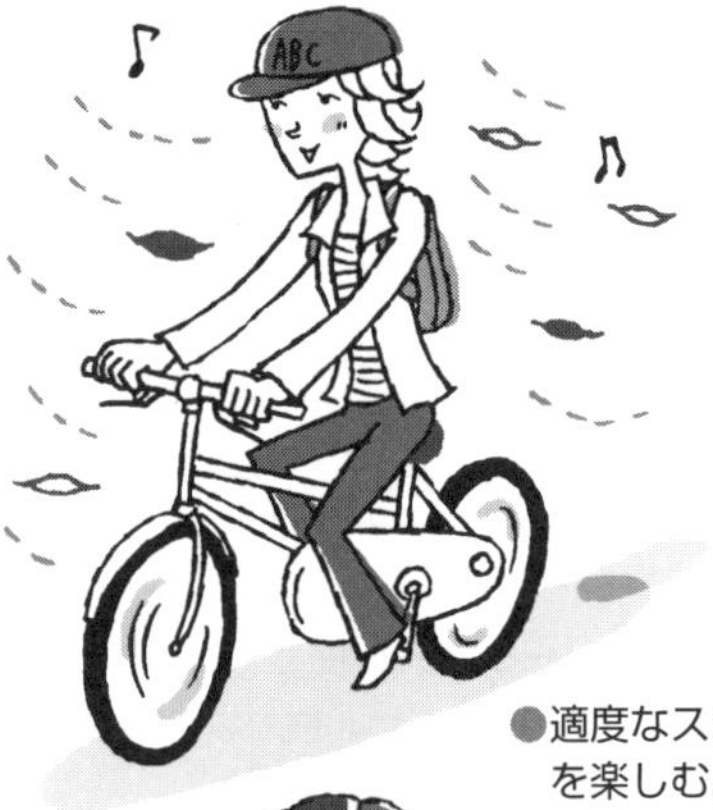

●適度なスポーツを楽しむ。

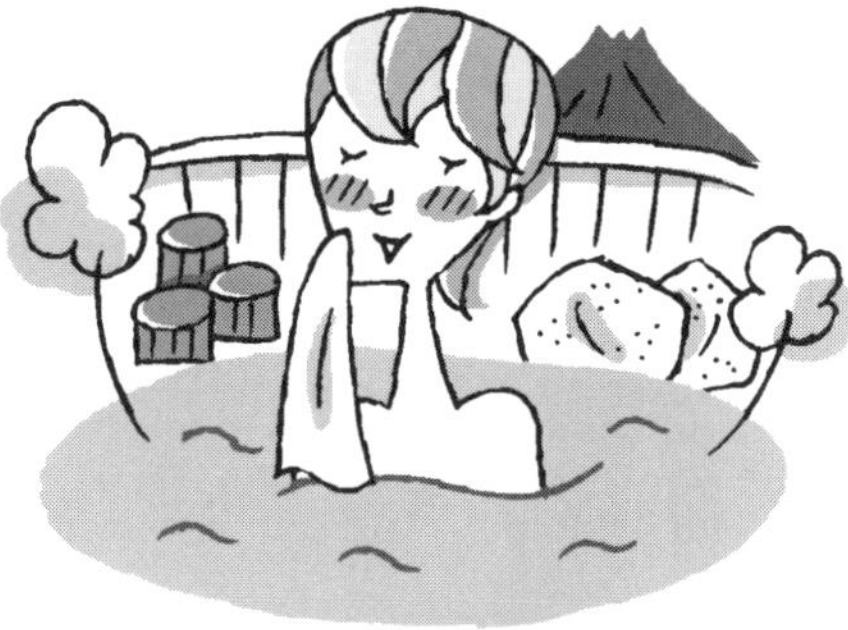

●温泉浴は、短時間で。

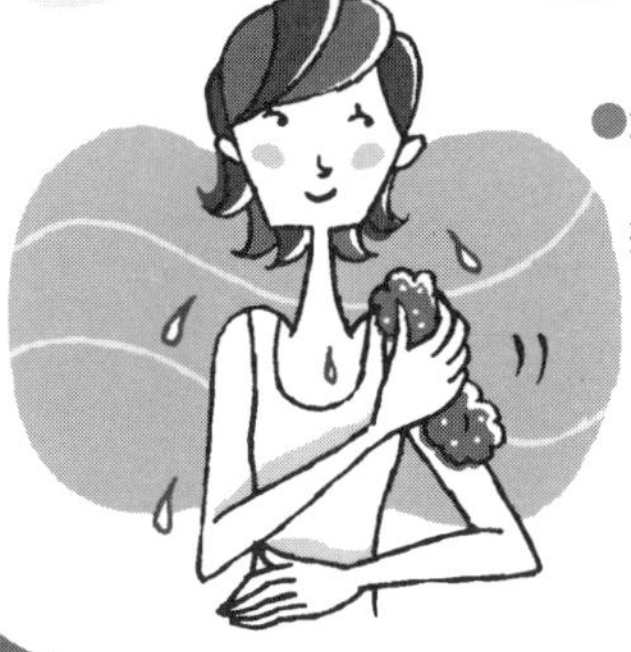

●汗をかいた後は、しっかり拭き取る。

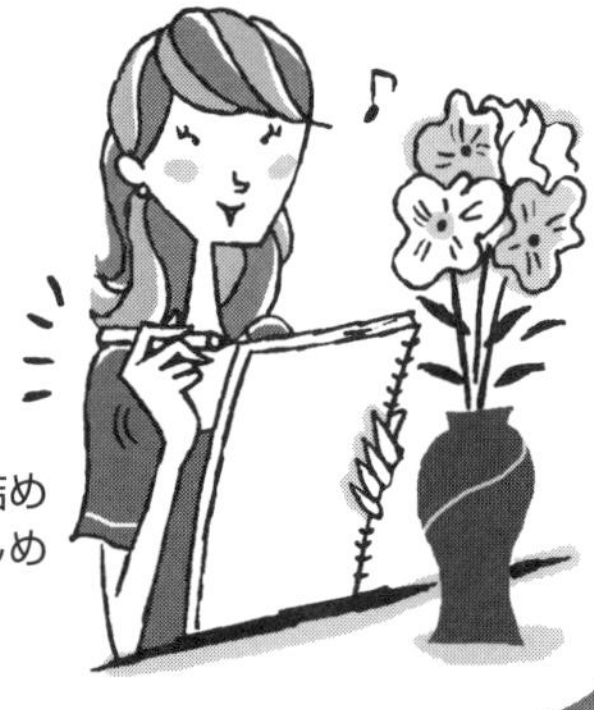

●趣味は根を詰め過ぎず、楽しめる範囲で。

は避ける。

●汗をかいた後はしっかり拭き取る。

●長時間の温泉浴は避ける。

●サウナ浴は避ける。

●楽しみながらできる範囲にとどめる。

●睡眠不足になるようなことは避ける。

●時間を忘れるほど、根を詰めることは避ける。

重労働や根を詰め過ぎないための仕事上の注意

毎日のことですから、同じ姿勢を長時間続けないこと、体に負担をかけないように注意して、根を詰め過ぎないようにしましょう。

●立ち仕事の場合はときどき脚を動かす。また、脚を休める時間を作る。

●座位での仕事の場合は合間に脚の曲げ伸ばしなどをして、同じ姿勢を長時間続けないようにする。

■仕事上の注意例

下記のほか、腕の浮腫予防には、ときどき腕を上に上げてブラブラ動かすなどの工夫を。パソコンなどを使う人は、長時間座りっ放しにならず、ときどき体を動かすように。

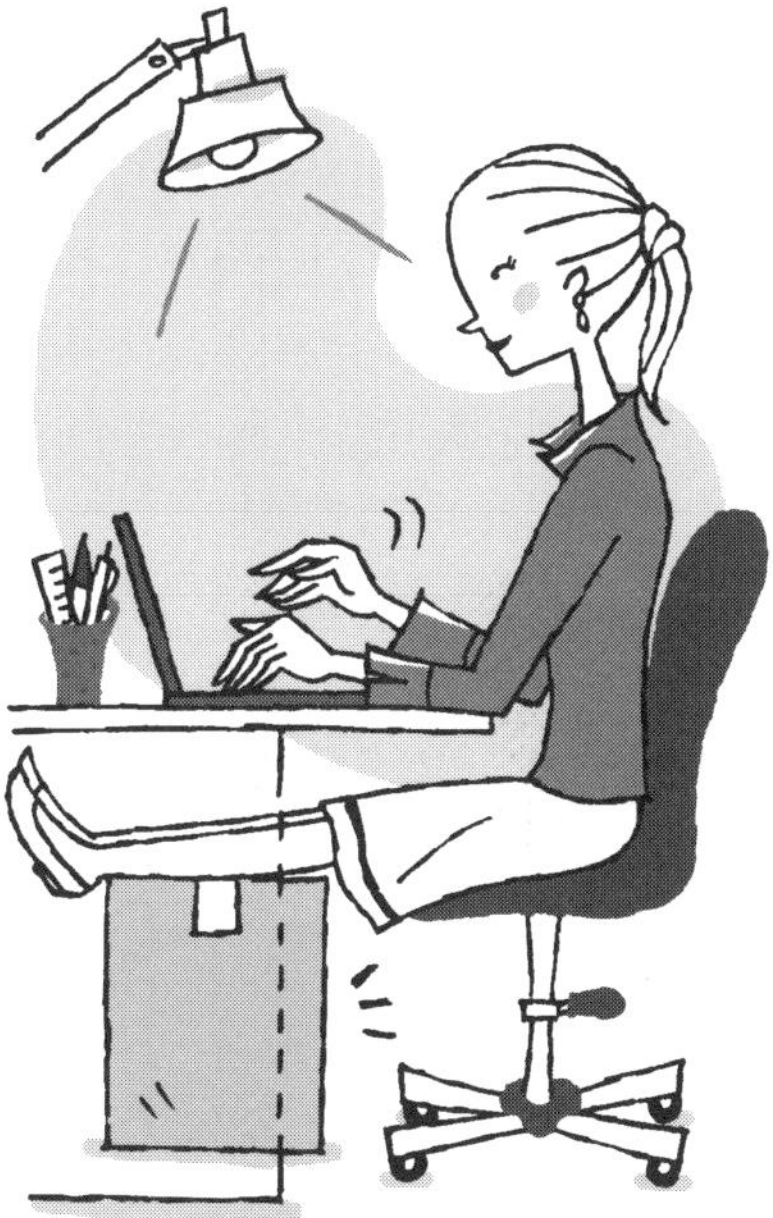

●デスクワークは、机の下に脚を伸ばす台を置く（脚の浮腫予防）。

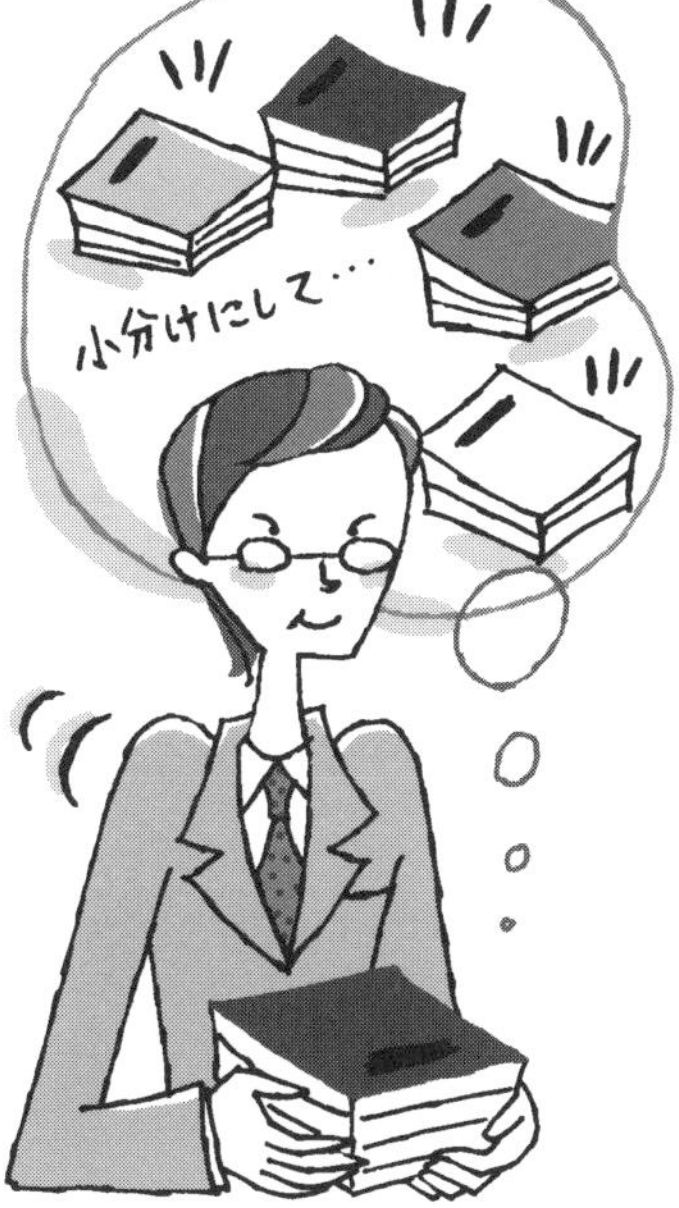

●重いものは小分けにして運ぶ（特に腕の浮腫予防）。

●水仕事が多い場合はゴム手袋を着用し、後でハンドクリームなどで手入れをする。

●作業場ではけがに気をつけて、防具（軍手、鉄板入りの靴など）を着用する。

●重い物は一度に運ばず、小分けして運ぶ。

●窮屈な服装は避け、ゆとりのある服を着る。

●パソコンを使ったり、製図、編物・裁縫など、根を詰める仕事をするときは、30分に1回くらい手を休め、腕を上げて伸ばしたり、脚の曲げ伸ばしをしたり、腕や脚をマッサージする。

●長時間の車の運転は、なるべく避ける。

●過労にならないようにする。

●重い物を運ぶことが多い、不規則

休養・睡眠中の注意例

睡眠時の腕や脚を上げておく方法は、45ページを参照してください。疲労やストレスがたまらないように、十分な睡眠をとり、気分転換を図ってストレスを解消しましょう。

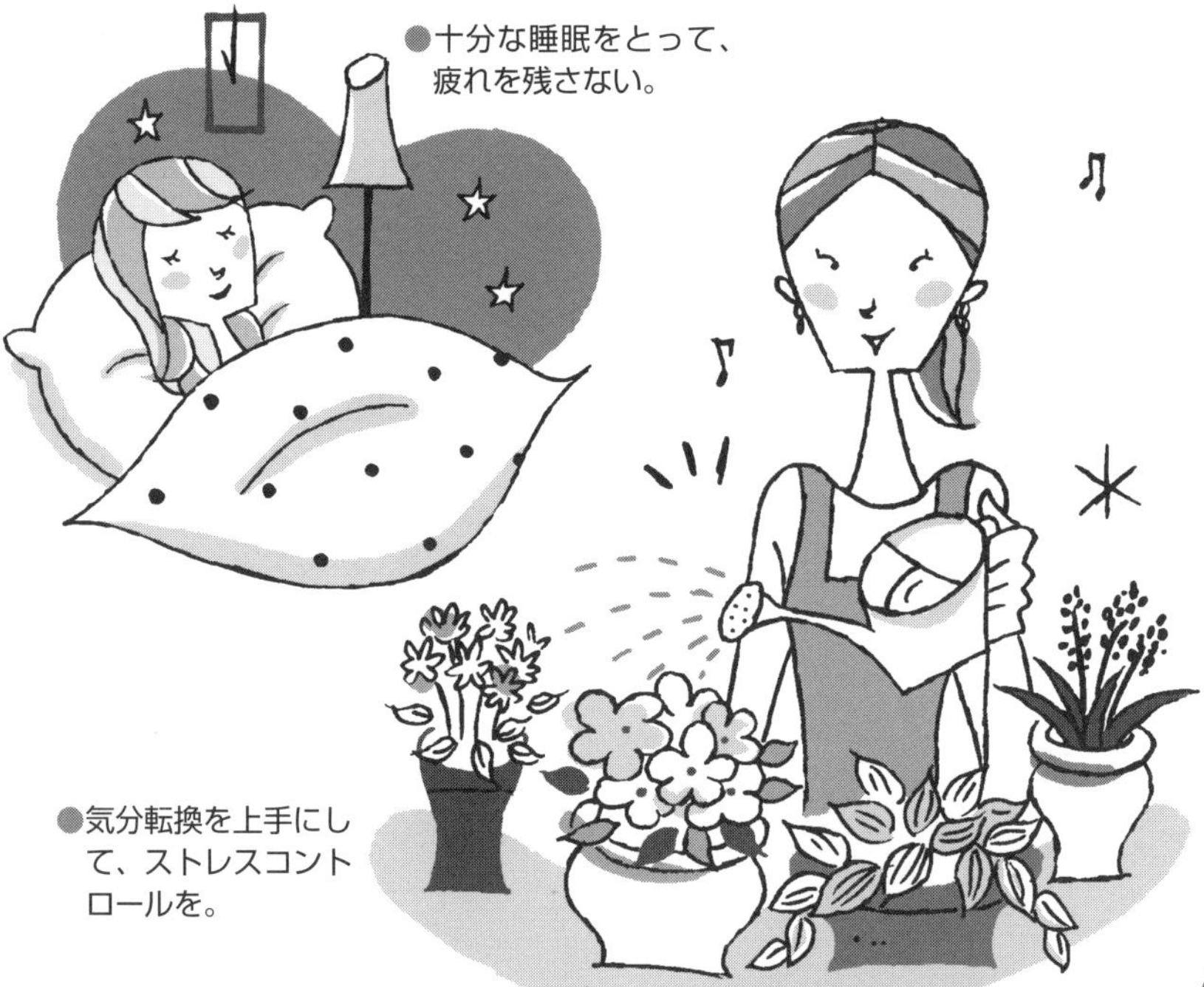
●十分な睡眠をとって、疲れを残さない。
●気分転換を上手にして、ストレスコントロールを。

な時間で働く、長時間勤務が続く、ストレスが強いなどのような場合は、上司に事情を話して、部署を変えてもらう交渉をすることも一つの方法。

ストレスや疲労をためない休養・睡眠中の注意

疲労が続くとリンパ浮腫を起こしやすくなります。適切な休養や十分な睡眠をとり、疲れを残さないようにしましょう。リンパ液は心臓の方向に向かって流れます。睡眠中は少し高低差をつくり、リンパ液が流れやすくなるようにしましょう。

●疲れを残さないように、十分な睡眠をとる。

●ストレスをためないように、上手に気分転換してストレスコントロールする。

食事・栄養上の注意例

いろいろな食材を適量とり、摂取栄養素のバランスのよい食事をとるには、日本型食事の基本「一汁三菜」を目安にすることがコツ。できれば、一人で食べるより、家族や親しい誰かと一緒に、食事を楽しむことも大切です。

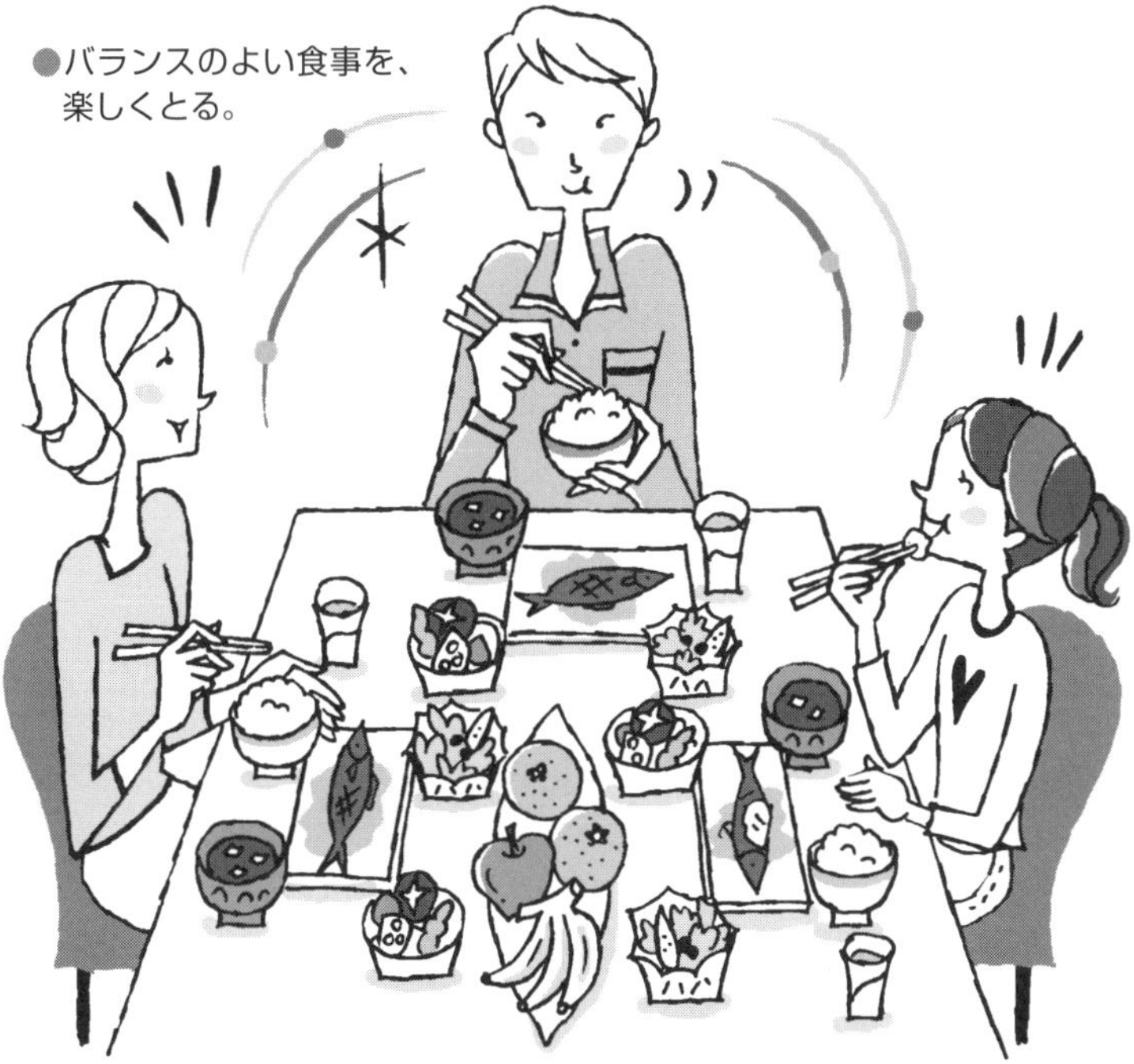

●腕または脚の挙上《きょじょう》のために、腕または脚の下にクッションや座布団などを敷いて寝る。挙上について詳しくは、44～47ページ参照。

肥満や体内の水分増加を防ぐ食事、栄養の注意

肥満があるとリンパ循環は低下します。また、体内の水分量が増加するような食べ物はむくみの原因となります。

●食べ過ぎ、運動不足を改善して、標準体重を保つ。

●脂肪のとり過ぎは肥満のもと。とり過ぎに注意する。

●いろいろな食材を適量とり、摂取栄養素のバランスのよい食事を心がける。

●体内の水分量が増加しないように、減塩を気にかける。

■旅行・移動の際の注意例

リンパ浮腫になるかもしれないと心配し過ぎて、遠出することがおっくうになっては残念です。移動中は同じ姿勢になりがちなので、こまめに体を動かすことに気を配り、遠出も楽しみましょう。

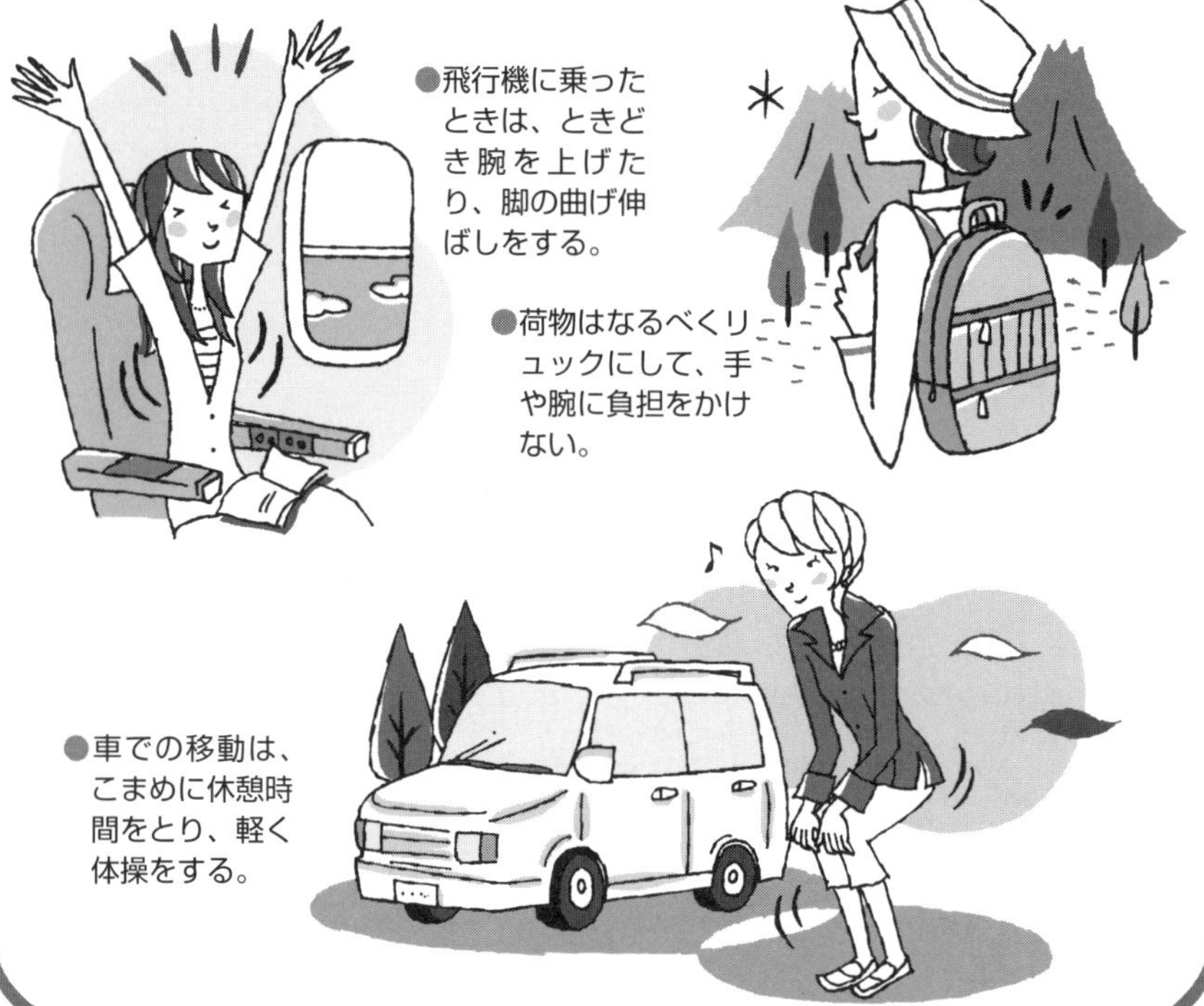

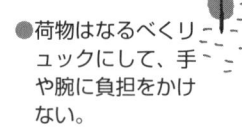

●荷物はなるべくリュックにして、手や腕に負担をかけない。

●刺激の強い食事は、控えめにする。
●アルコールは、適量を心がける。

体に負担の少ないための旅行・移動の際の注意

移動時には長時間同じ姿勢でいることが多く、また、旅行ではついつい無理をしがちです。過度の疲労は体の抵抗力を弱め、浮腫を発症する原因にもなります。

●移動時間が短い交通手段を選ぶ。
●飛行機の中は、気圧の変化で腕や脚がむくみやすいので、ときどき腕や脚の曲げ伸ばしをする。
●乗り物では、長時間同じ姿勢で座らない。足をのせる工夫をする。
●長時間の車の運転は避ける。運転する場合も同乗する場合も、こまめに休憩時間をつくり、車から出て軽く体操したり歩くようにする。

■医療施設や治療院での注意例

腕を強く締めつける血圧測定や、皮膚に針を刺す注射（採血、点滴などを含む）は、腋窩リンパ節を切除した側の腕では避け、反対側で受けます。注射のたびに申し出ましょう。

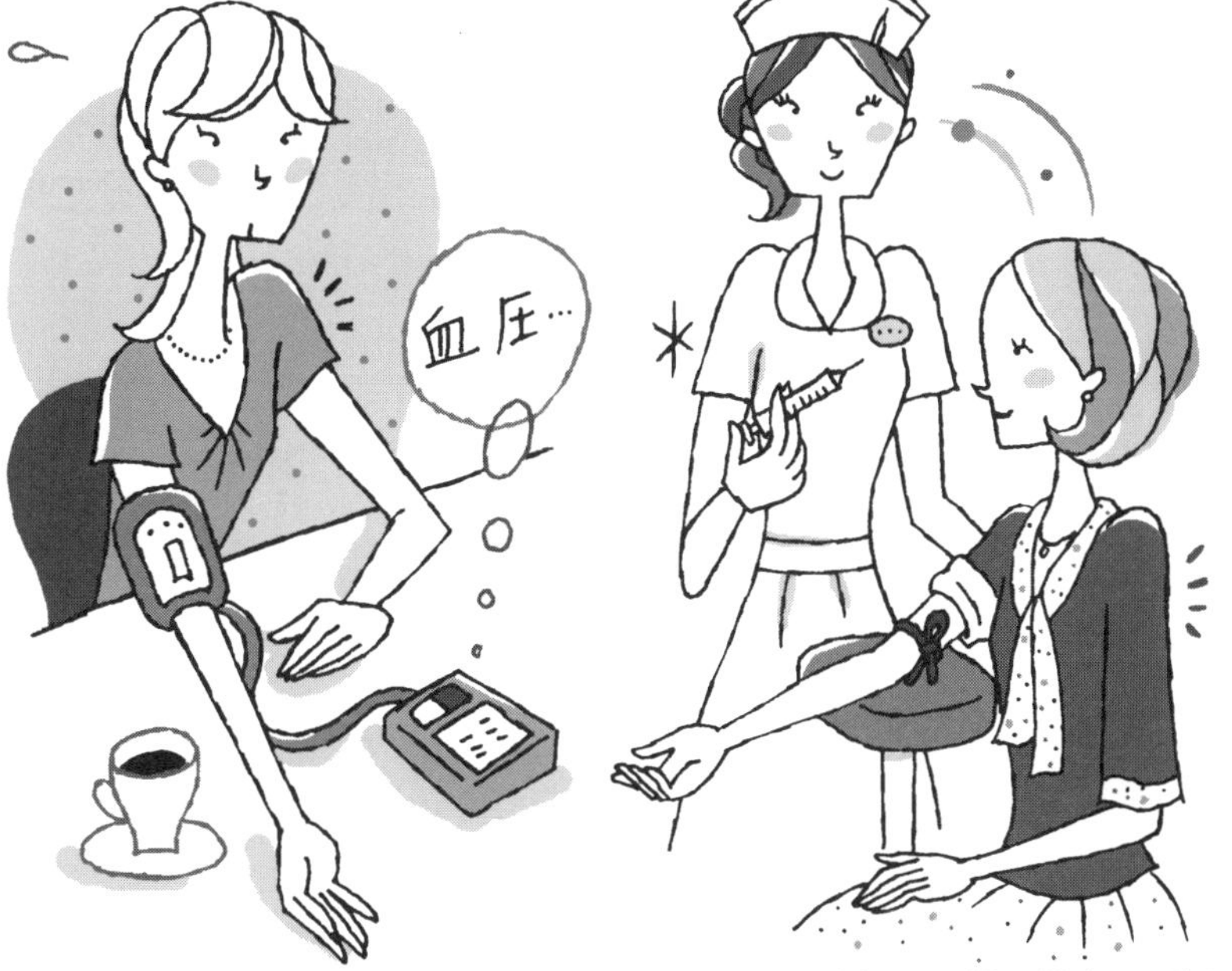

●血圧測定は、腋窩リンパ節を摘出した腕を避け、反対側の腕で（腕の浮腫予防）。

●注射は、腋窩リンパ節を摘出した腕を避け、反対側の腕で（腕の浮腫予防）。

●手荷物は軽くコンパクトに。

●リュックを背負うと両手が自由になるので、腕の浮腫予防の人だけでなく、脚の浮腫予防の人も身軽になって動きやすい。

医療施設や治療院での注意

リンパ浮腫は、多くの場合、がんの手術や放射線治療を受けた側に発症します（脚は両脚が浮腫になることもある）。ダメージを受けた側（患側）を、さらに傷めないように注意しましょう。

●血圧計測・採血・注射・点滴は、健側で受ける（腕のリンパ浮腫予防）。

●手術で切除した、あるいは放射線照射したリンパ節とその所属領域へは、はり治療や強い一般のマッサージは避ける。

心臓に戻るリンパ液を腕や脚を上げて助ける

前述した日常生活上のいろいろな注意点を認識し実践することが、リンパ浮腫予防の大きな決め手です。さらに、腕または脚を挙げる（挙上《きょじょう》）機会を増やして、リンパ液を心臓に戻しやすくする工夫をしましょう。

リンパ節に損傷があるときは心臓へ戻す助けが必要

乳がん治療では、腋窩《えきか》リンパ節を切除したり放射線照射を受けた側の腕について、浮腫の予防を心がけます。子宮がんや卵巣がんなどの婦人科がん、大腸がん、前立腺がん、膀胱がんなどの治療で腹腔内のリンパ節を切除したり放射線照射を受けた場合は、どちらの脚に浮腫が出るか予測できませんので、両脚について浮腫の予防を心がけましょう。

体のすみずみまで回ったリンパや組織液は、最終的に心臓に戻ります。リンパ節の損傷を受けていない場合は、腕や脚を降ろしたままでも、リンパや組織液は自力で心臓まで戻ることができますが、リンパ節の損傷がある場合は、手助けが必要です。

谷間のないゆるやかな傾斜を作る

リンパ液や組織液を心臓に戻しやすくするには、腕や脚を心臓より高く上げておくことが大切です。極端に高く上げる必要はなく、わずかな傾斜で長い時間、腕や脚を上げ続けて少しずつゆっくりリンパや組織液を心臓に戻す方が効果的です。睡眠中および日中の腕や脚の上げ方は、次ページから紹介しましたので、実践してみてください。

いずれの場合も、流れの途中で谷間ができると、そこにリンパ液がたまってしまいます。腕の挙上の場合はひじの部分で、脚の挙上の場合はお尻の部分でVの字の谷間ができてしまうことのないように、注意しましょう。

■睡眠中の挙上のコツ

腕の挙上

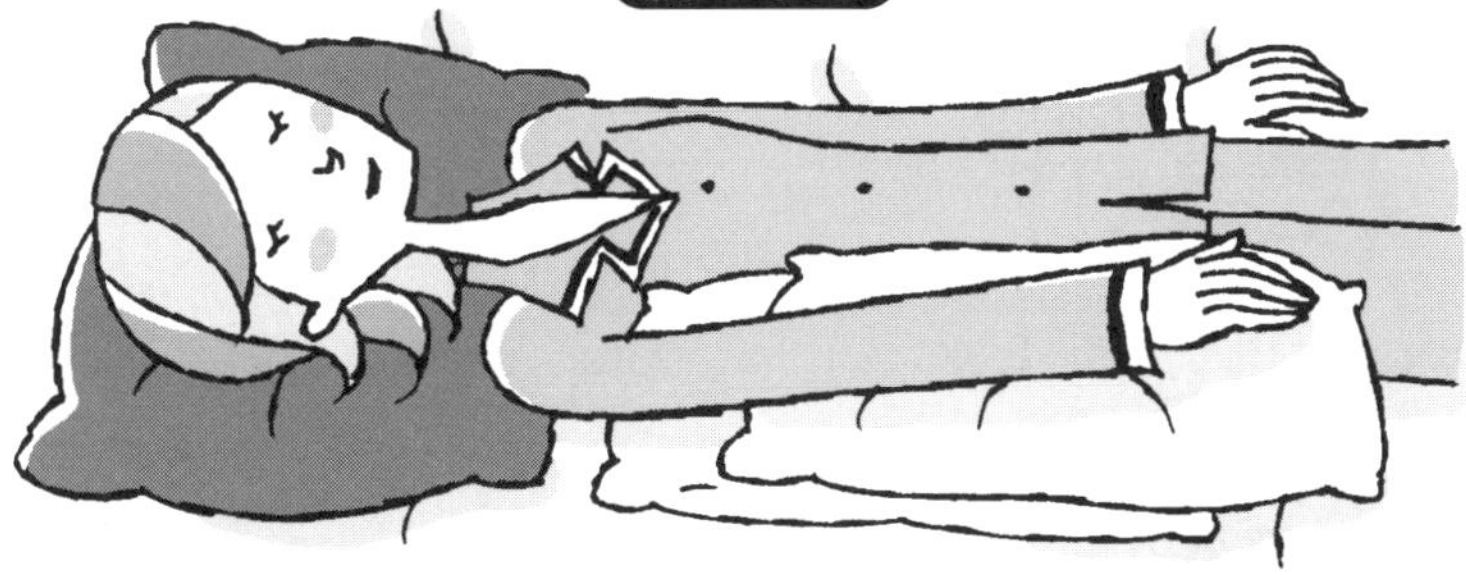

敷き布団の上にクッションや座布団などを２枚、少しずらして重ね、その上に腋窩リンパ節を切除した方の腕を伸ばしてのせる。肩の下から徐々に傾斜を作り、手先が最も高くなるように。肩から手先までどの部分も、心臓の位置より低くならないよう注意を。ひじが曲がってその部分が心臓より低くなると、そこにむくみが生じやすくなる。極端に高く上げる必要はない。傾斜の調節はバスタオルなどでもよい。

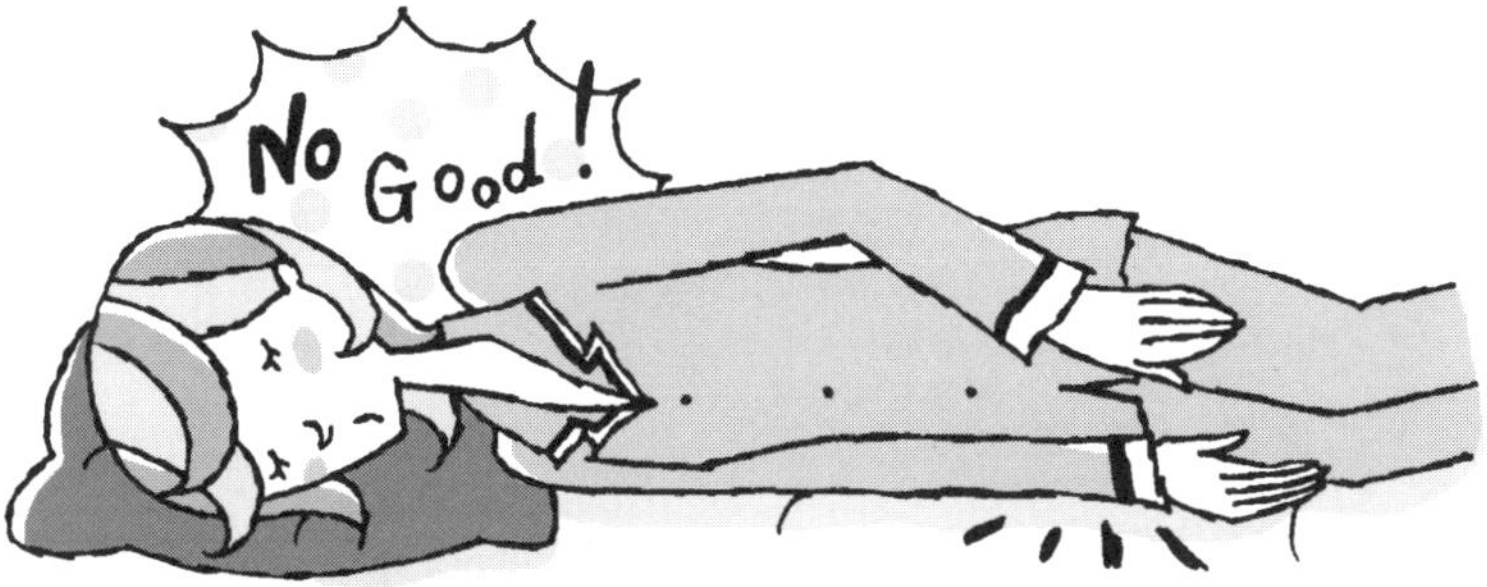

腋窩リンパ節を切除した方の腕が、下になるような横向きの寝方は避ける。また、その腕に体重がのるようなことも避ける。

脚の挙上

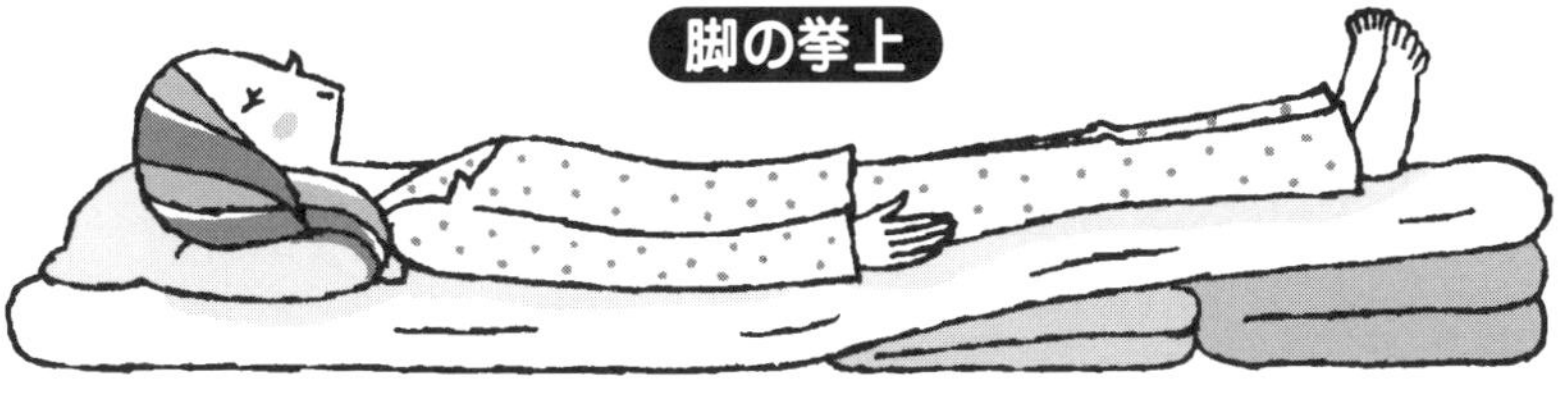

敷布団の下にクッションや座布団、またはタオルケットなどを組み合わせてゆるやかな傾斜を作り、その上に体を十分に伸ばしてあおむけに寝る。お尻が落ち込むと、お尻にむくみが生じやすいので、傾斜は大腿部（もものつけ根）からではなく、お尻の下から徐々に高くなるように。

挙上《きょじょう》のコツ

腕の挙上

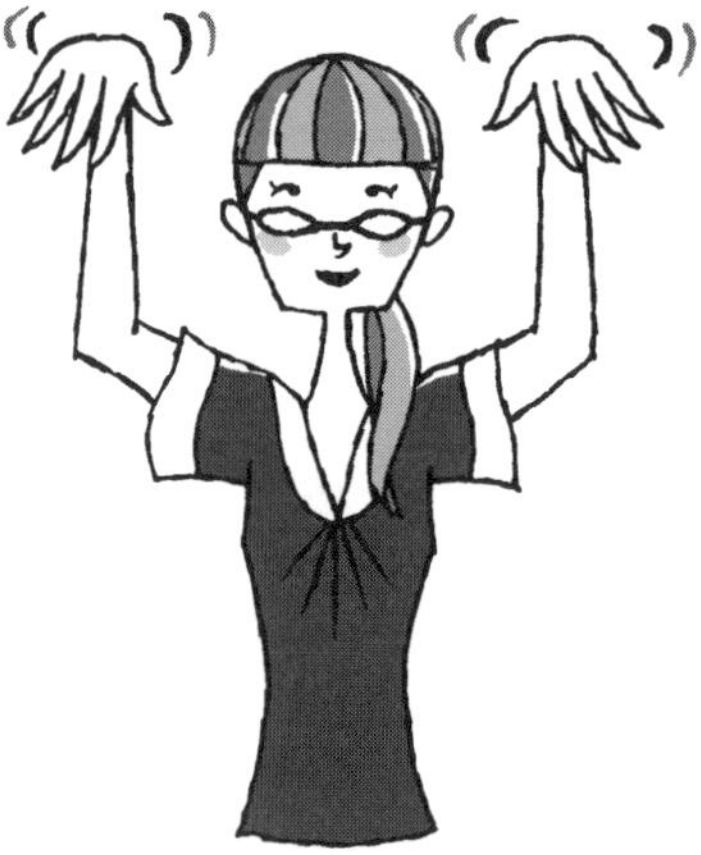

●ときどき、手と腕を上げ、ブラブラ運動をする。仕事を持った人は、トイレに立ったときなど、習慣化するとよい。

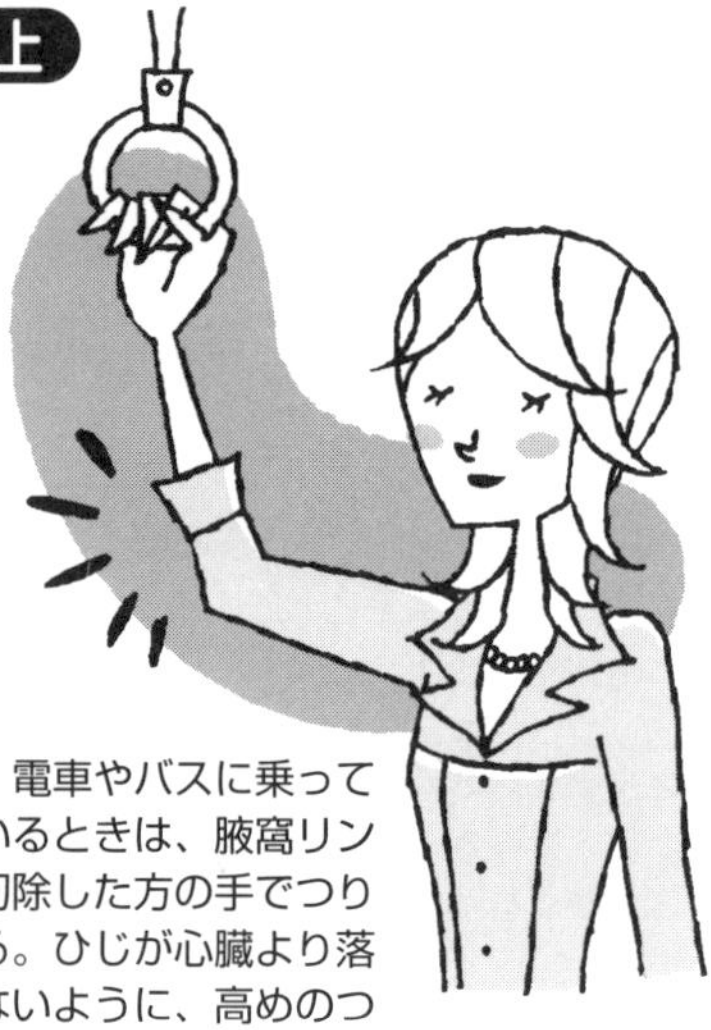

●（通勤）電車やバスに乗って立っているときは、腋窩リンパ節を切除した方の手でつり革を握る。ひじが心臓より落ち込まないように、高めのつり革を選ぶ。

●よく使う食器や調理用品を目線より上方の棚に収納し、手を上げる機会を増やす。

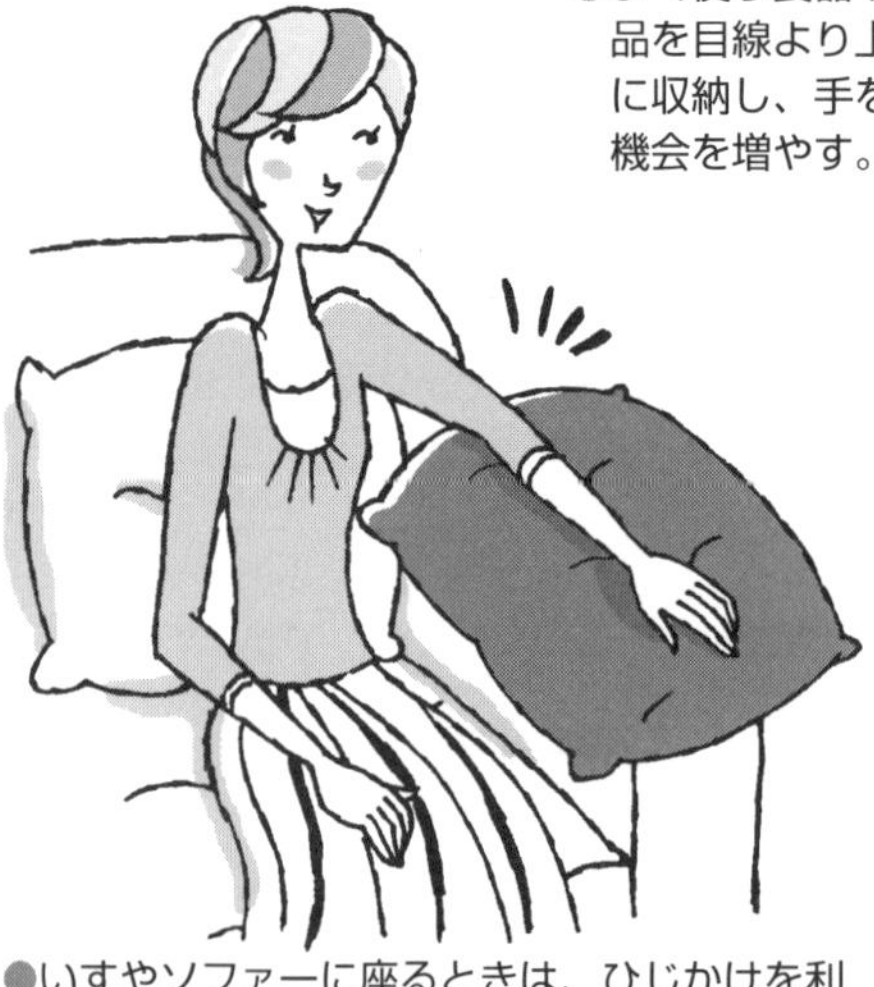

●いすやソファーに座るときは、ひじかけを利用して、その上に腋窩《えきか》リンパ節を切除した方の腕をのせる。のせた腕がなるべく心臓より高くなるように、ひじかけの上にクッションなどを置いて高さを加えるとよい。

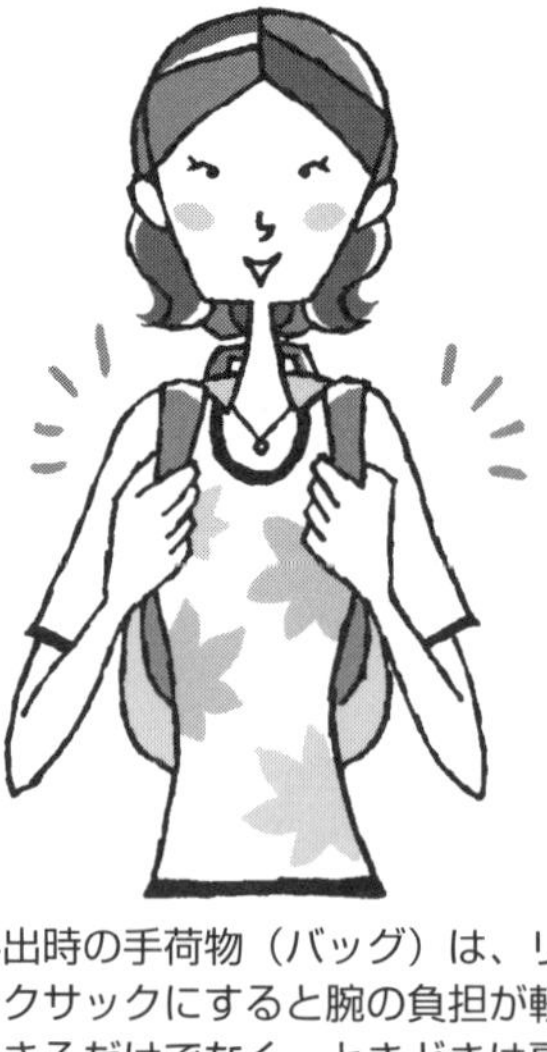

●外出時の手荷物（バッグ）は、リュックサックにすると腕の負担が軽減できるだけでなく、ときどきは肩ベルト部分を握って歩けば、腕を上げる機会が増える。ただし、荷物は軽くし、肩に当たるベルトの位置はときどきずらすこと。

■日常動作に組み入れた

脚の挙上

●いすやソファーに座るときは、前に脚置き用の台(いすなど)を置き、脚をのせる。

●たたみの部屋では、正座や横座りを避け、脚を投げ出して座る。

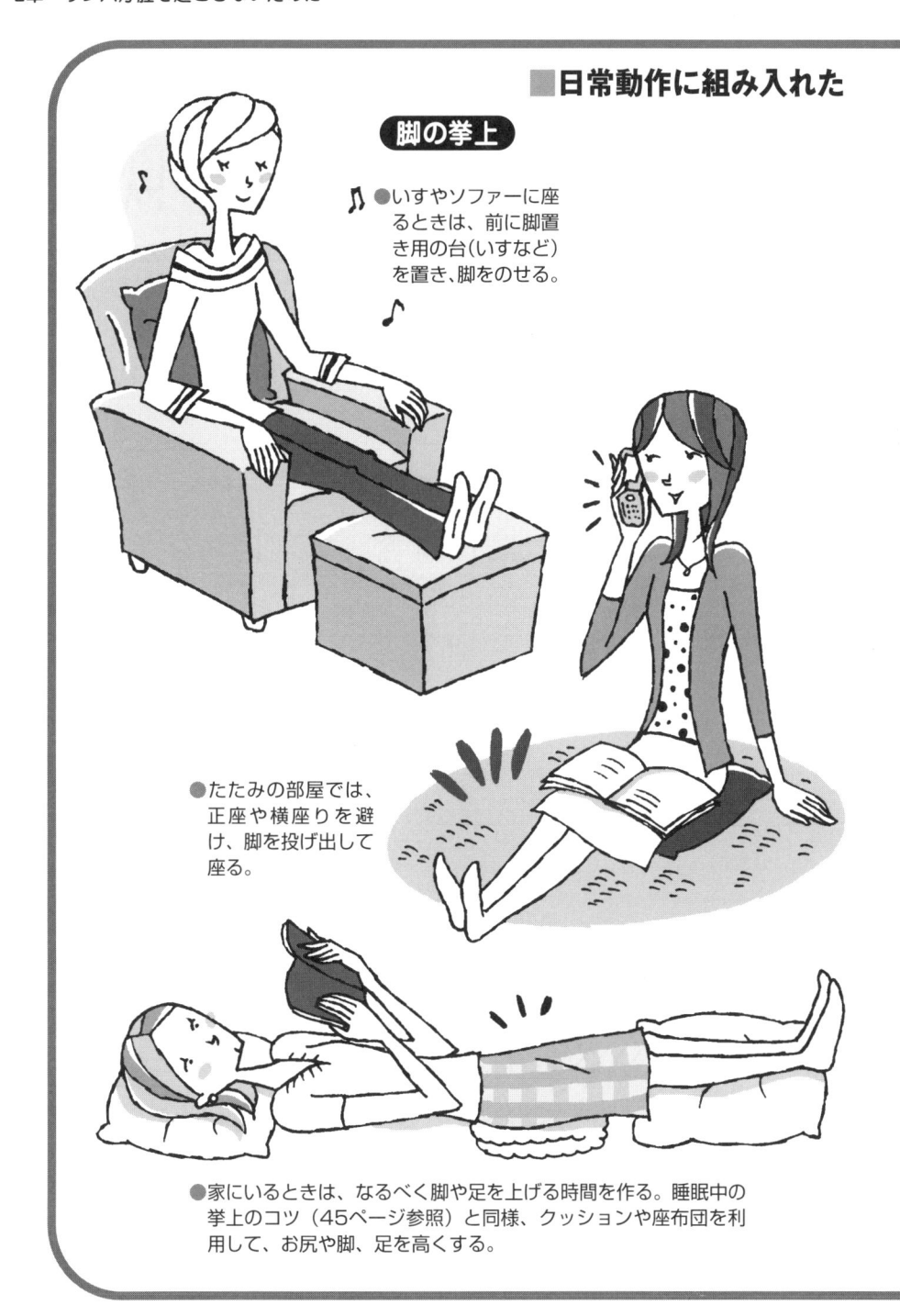

●家にいるときは、なるべく脚や足を上げる時間を作る。睡眠中の挙上のコツ（45ページ参照）と同様、クッションや座布団を利用して、お尻や脚、足を高くする。

マッサージで新しいリンパ液の流れを作って、浮腫予防

　リンパ浮腫を予防するには、前述したような日常生活上の注意を守ることが大切です。さらに、遮断されて機能していないリンパの道を通らず、迂回《うかい》路を作ってリンパ液が新しい道を流れるように、リンパ誘導マッサージをすることも効果的です。

ダメージを受けたリンパ節を迂回する

　二次性リンパ浮腫では、リンパ節切除した周辺あるいは放射線照射によりダメージを受けたリンパ節周辺で、リンパ液の流れが悪くなっています。乳がんでは腋窩《えきか》リンパ節、子宮がん・卵巣などの婦人科がんや大腸がん、膀胱がん、前立腺がんなどの場合は、鼠径《そけい》リンパ節がその主な対象になります。

　これらのいずれかのリンパ節が機能しなくなった場合は、迂回路を作って新しいリンパ液の流れができることにより、リンパ浮腫を予防することができます。

　リンパ液を新しい道に誘導する方法として、「用手《ようしゅ》的リンパドレナージ」または「徒手《としゅ》リンパドレナージ」と呼ばれるリンパ誘導マッサージがあります。ドレナージとは、「排出」、「廃液」という意味で、この方法が研究され広められたドイツをはじめとするヨーロッパ諸国では、セラピストと呼ばれる専門家にマッサージしてもらうことが大前提となっています。

目標となるリンパ節に向けて流れを作っていく

　全身を巡ったリンパ液は、体の中央部を背骨に沿って上方に流れるリンパ本管（胸管）に注ぎ込むなどして、最終的には首の付け根（頸静脈角）から静脈に合流して心臓に戻ります。この途中で、頸部リンパ節、鎖骨上リンパ節、腋窩リンパ節、鼠径リンパ節といった重要な関所にあたるリンパ節を通過します。

■手指の動かし方

リンパ浮腫予防のためにマッサージを行う場合、自分で行うことが主になるでしょうから、手が届く範囲で行える方法を紹介します。実際には次ページからの方法を参照してください。手指の動かし方も、自分で行える基本の動かし方を紹介します。

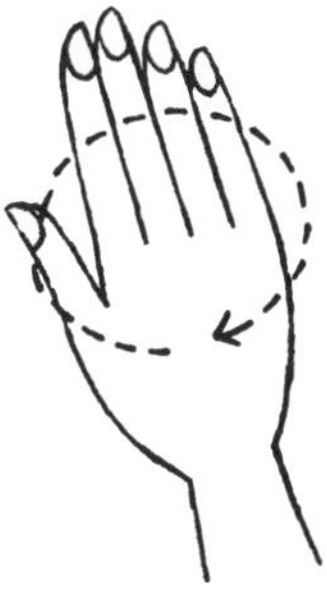

●広い面は、手のひらと指全部を使って、大きな円を描く。

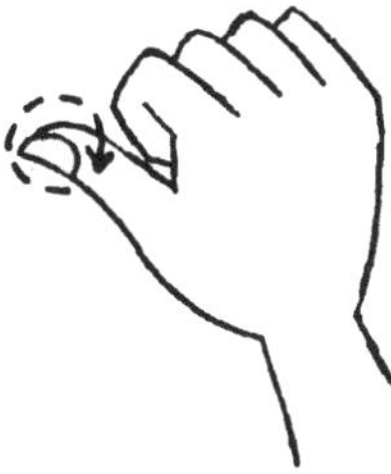

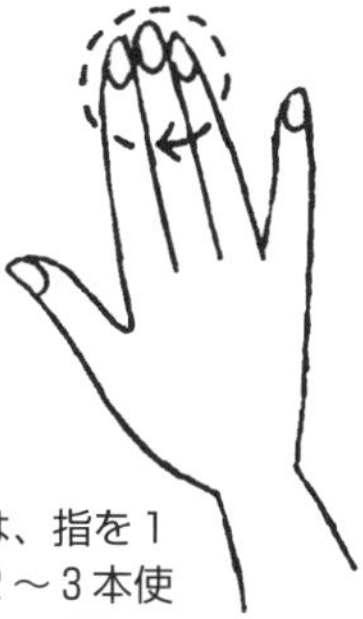

●溝やくぼみは、指を1本あるいは2～3本使って、小さな円を描く。

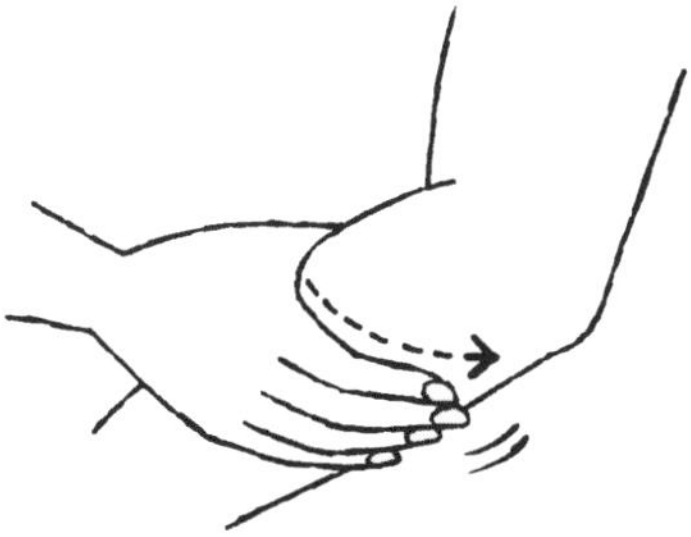

●手首からひじまでは、腕を軽く握って外側向きのらせん状に回転させる。

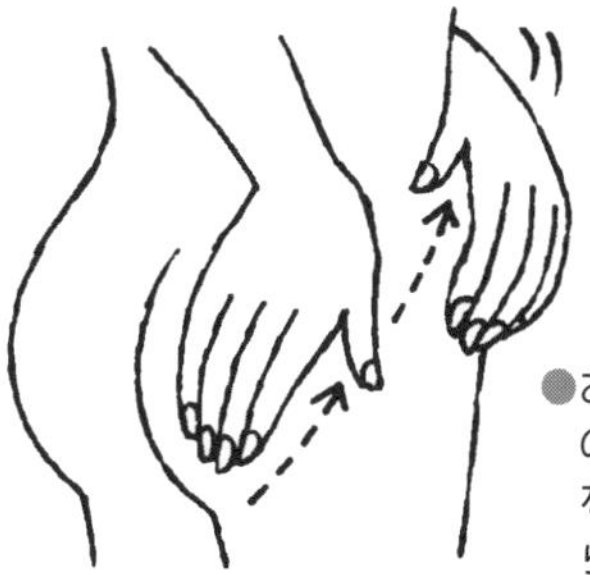

●お尻は両手の手のひらと指全部を使い、お尻から腰骨の方に引き上げる。

しかし、そのいずれかの関所が機能していなければ、ほかの重要な関所を通って心臓を目指すことになります。

リンパ液を誘導するために適した迂回路は、どのリンパ節がダメージを受けているかによって異なります。最終的にどこのリンパ節から心臓に戻してあげるか、目標とするリンパ節を決め、そこに向かってリンパの流れが活性化するように働きかけます。

マッサージの方法は、3章で紹介する治療のためのリンパ誘導マッサージと同様に行うのが基本です。しかし、ここでは「まだ症状は出ていないけれど、予防のために行いたい」と思う人のために、効率よく略式化したセルフマッサージの方法を紹介しましょう。

リンパ誘導マッサージ（対象：乳がん治療を受けた人）

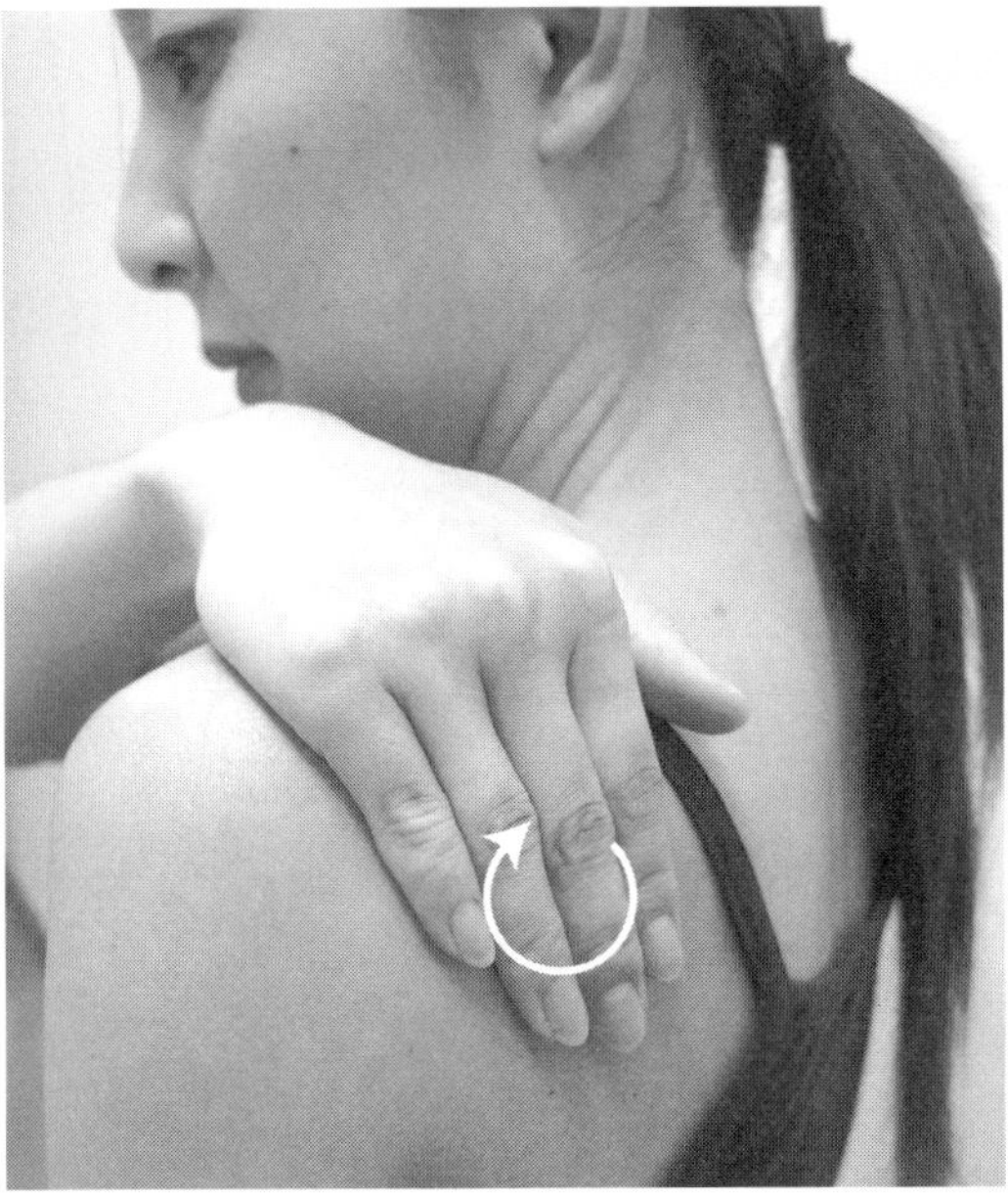

❸肩甲骨のマッサージ

自分の手の届く範囲で、患側（リンパ節切除した方）の肩甲骨の上に指をそろえて置き、大きく円を描く。

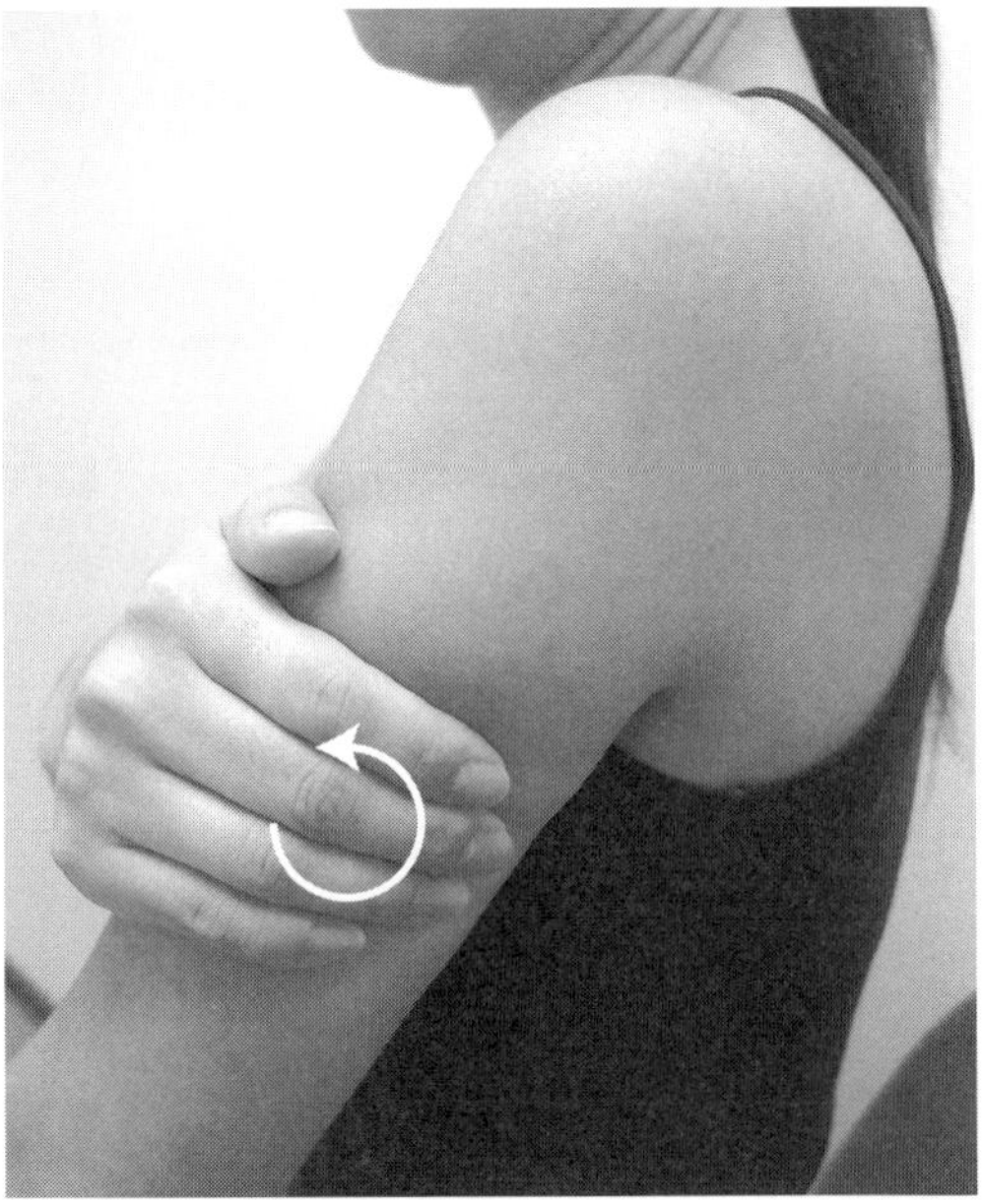

❹患側の上腕のマッサージ

患側の上腕（二の腕）を肩近く（a）、中ほど（b）、ひじ近く（c）に3分割する。手のひらと指の全部をaに当て、大きな円を描くように、皮下組織をずらしながら、肩の後ろから肩甲骨側に向かって引き上げる。上腕の内側は手の当て方を変えて円を描く。同様にb、cの順でマッサージを。ひじまでいったら、ひじから肩までを、c、b、aの順でもう一度マッサージする。

上肢（腕の）リンパ浮腫予防のための

切除やダメージを受けた脇窩リンパ節とは反対の、健康な脇窩リンパ節を目標に、肩甲骨の上を通る迂回《うかい》路を作ります。

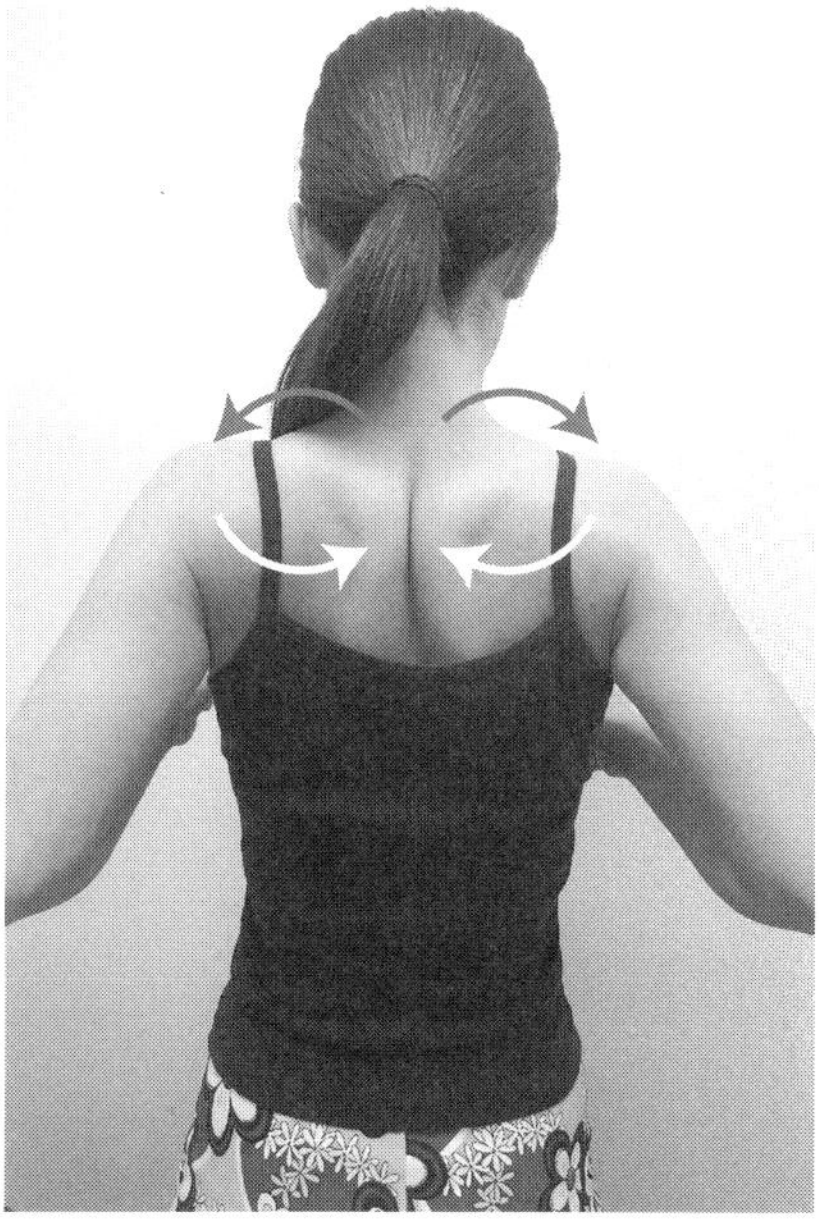

❶肩回し

浮腫が起こる可能性のある腕のマッサージに入る前に、その腕から誘導してくるリンパ液が肩甲骨の上を流れやすくなるように、肩回しをする。

肩の力を抜き、左右の肩甲骨をつける感じで、腕のつけ根の関節を大きく回す。前回しと後ろ回しをそれぞれ20回ずつ。健側（リンパ節切除をしていない方）の脇の下のリンパ節を活性化させる効果もある。

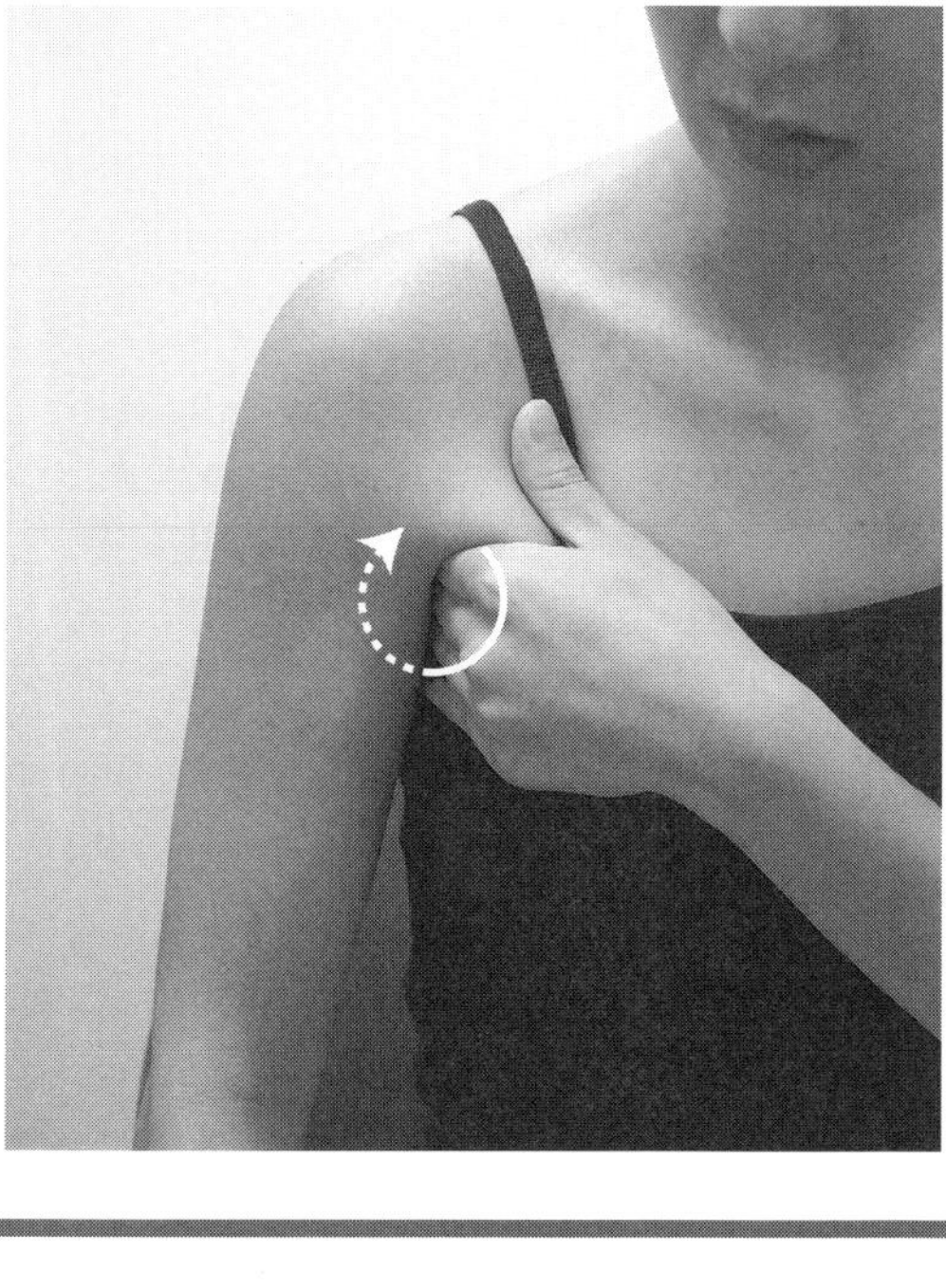

❷腋窩リンパ節のマッサージ

健側の脇の下に、反対側の手の指をそろえてくぼみに当て、軽く押し込むように圧を加えて、円を描く。10回くらい。

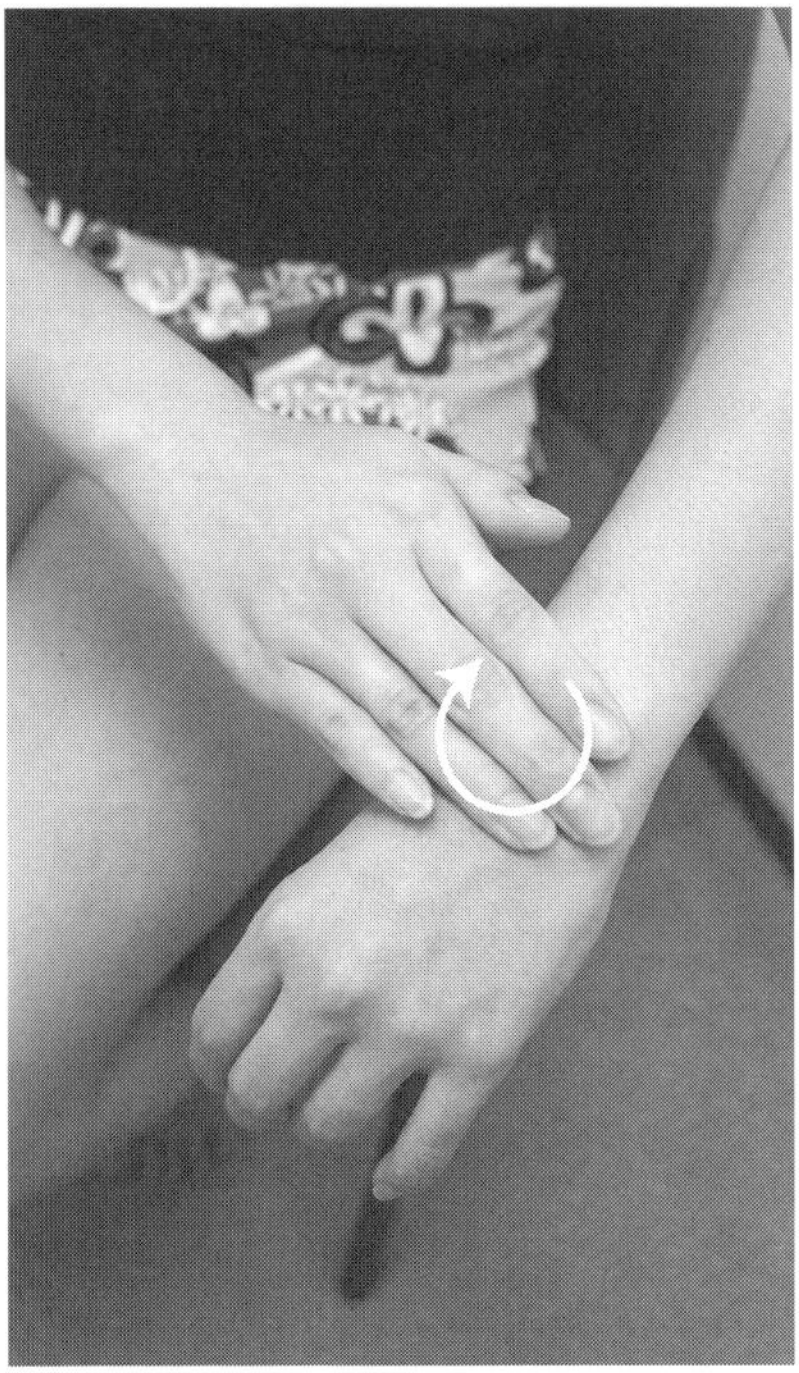

❼手首のマッサージ

　手の甲側で手首の中央に、指２～３本をそろえて置き、軽く圧をかけて円を描く。手首は指や手のひら、手の甲のリンパ液の関所となっているので念入りに。

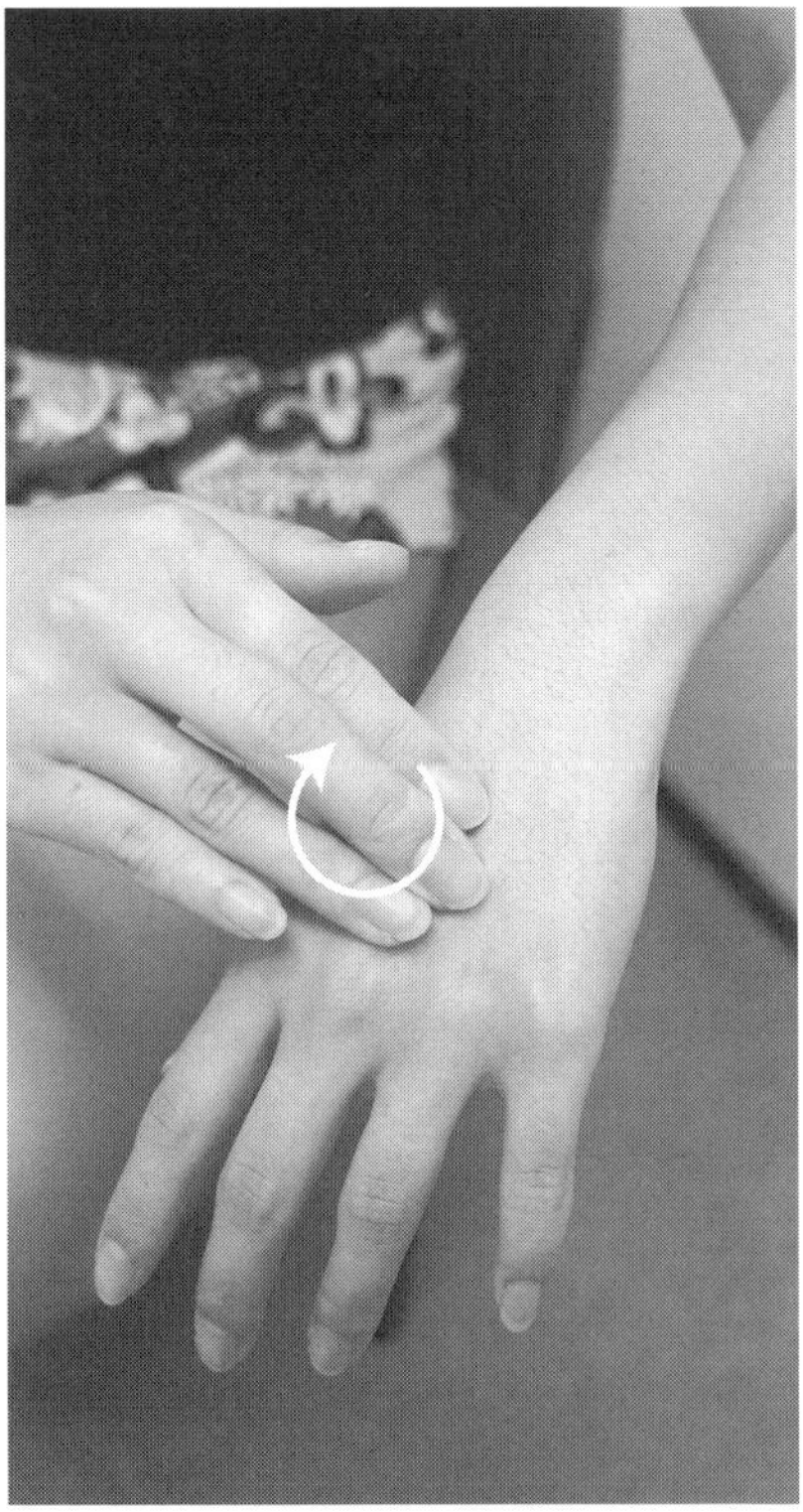

❽手の甲側の指の間

　隣り合う指と指の間、つまり骨と骨の間の溝を反対側の指１～３本くらいを軽く当て、小さな円を描くように皮下組織をずらす。

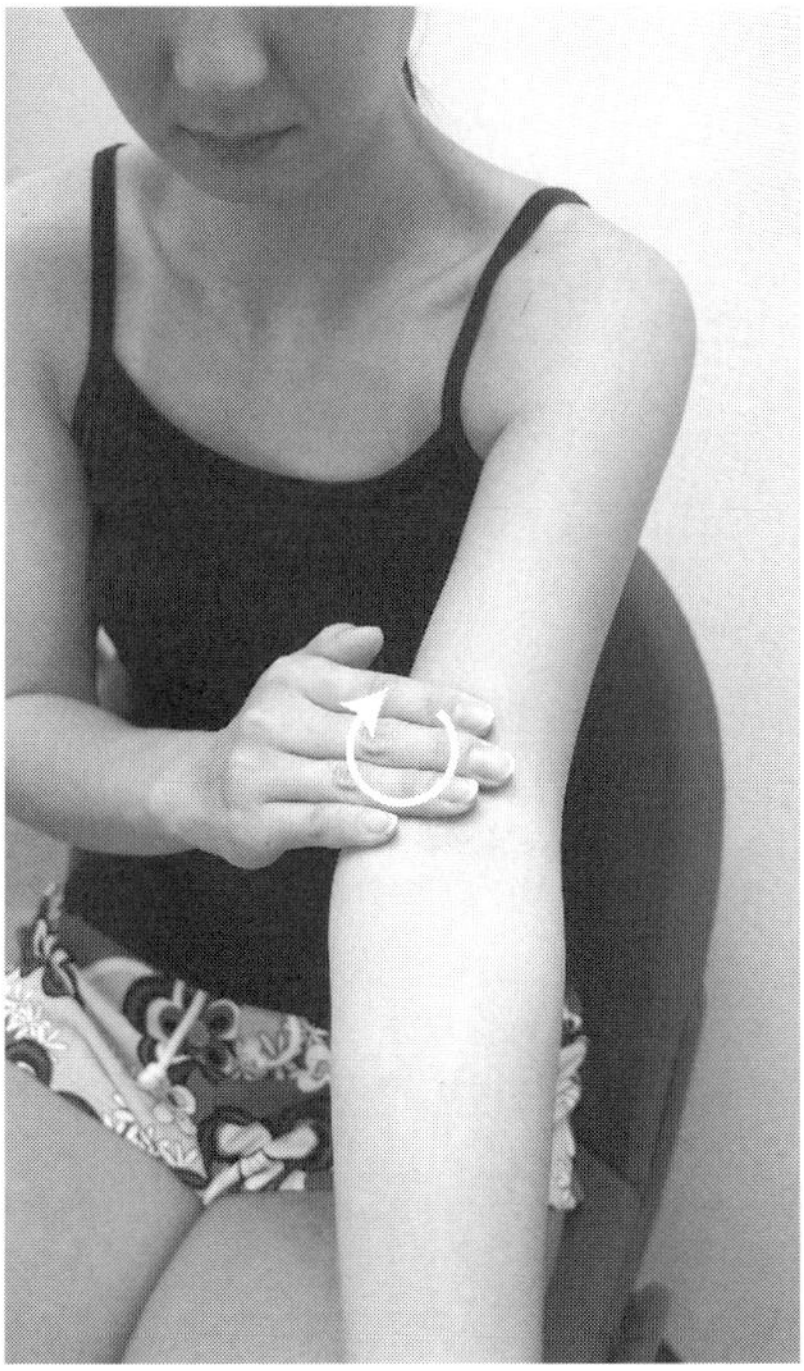

❺ひじの内側のマッサージ

ひじの内側のくぼみに指をそろえて当て、軽く押し込むように圧を加えて、皮下組織をずらすように円を描く。

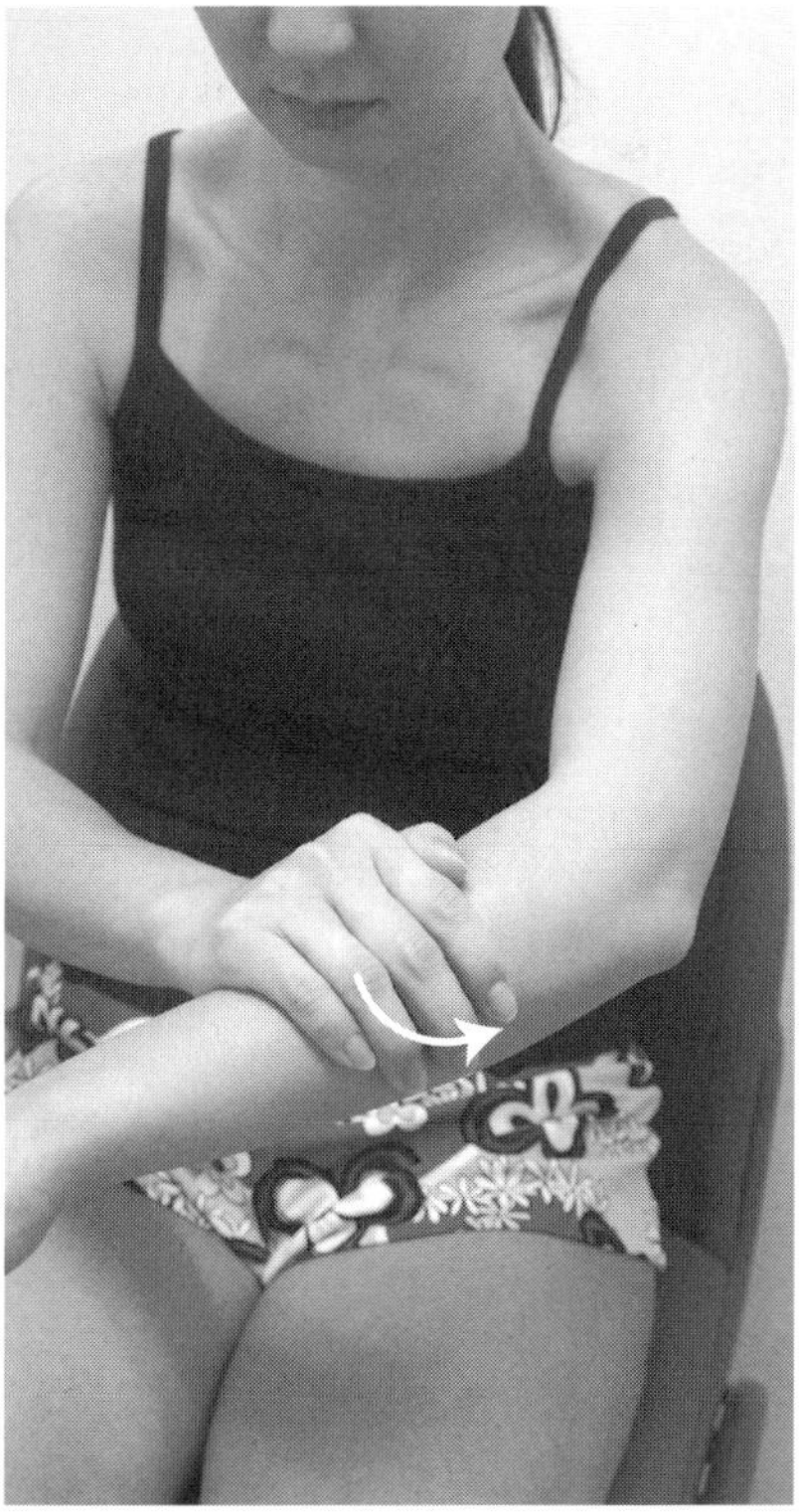

❻前腕のマッサージ

前腕は細いので、つかむようにして手を当て、ひじ近く（a)、中ほど（b)、手首（c）に３分割し、aのあたりに軽く圧を加え、皮下組織をずらして上げるようにマッサージする。同様にb、cの順でマッサージしたら、手首からひじまでもう一度マッサージする。

（対象：子宮がん・卵巣がんなどの婦人科がん、膀胱《ぼうこう》がん、
前立腺がんなどの治療を受けた人）

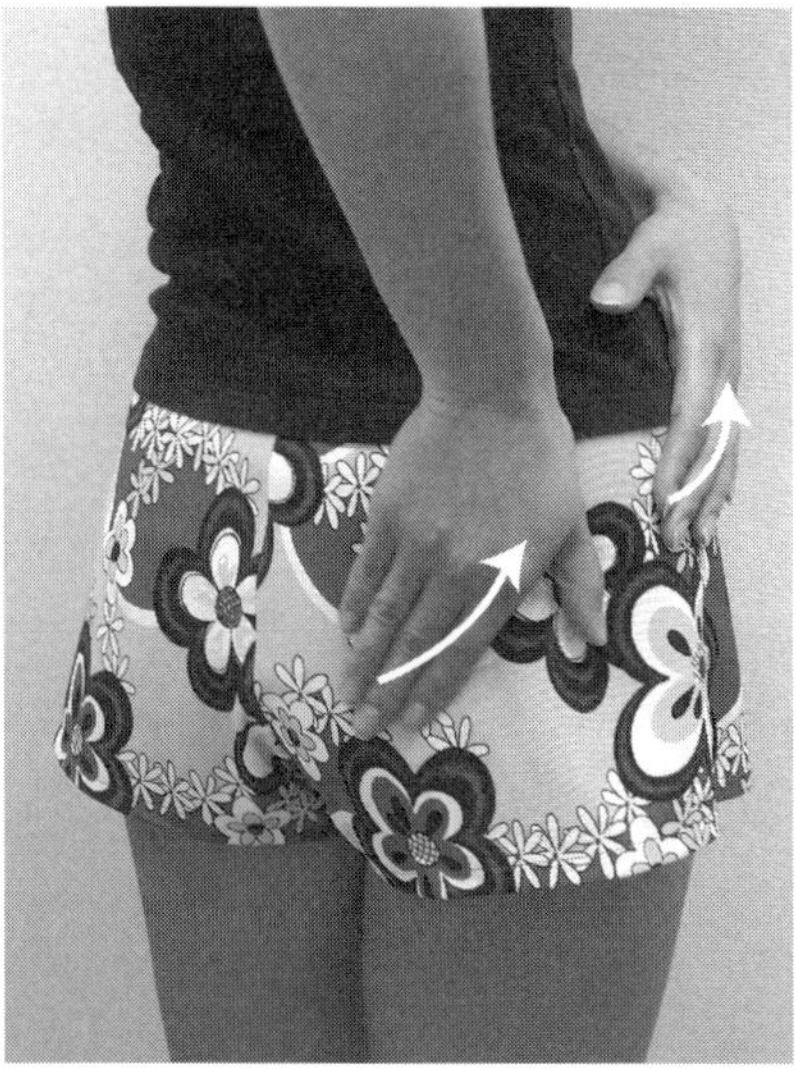

❷お尻のマッサージ

両手を使って、手のひらと指をお尻に当て、腰骨の方に向かって引き上げるように、皮下組織をずらす。

❸もものマッサージ（内側）

ももは、太もも（a）、中ほど（b）、膝《ひざ》近く（c）に３分割する。aの内側～前側～外側の順に、手のひらと指を全部当て、お尻の方に向かって、大きな円を描くように皮下組織をずらす。b、cの部分も同様に。

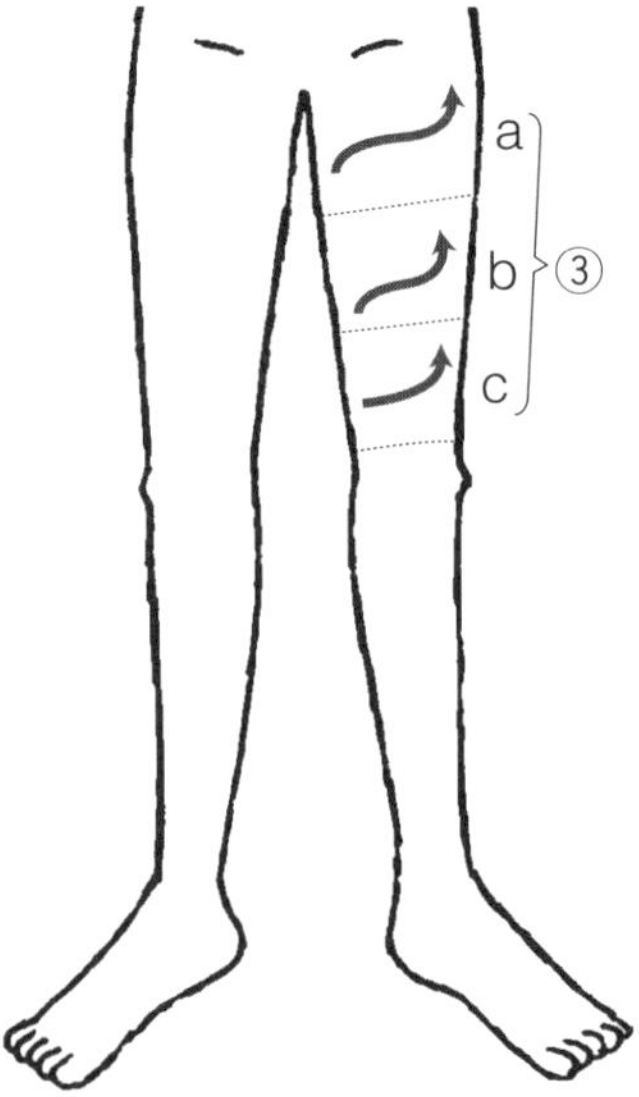

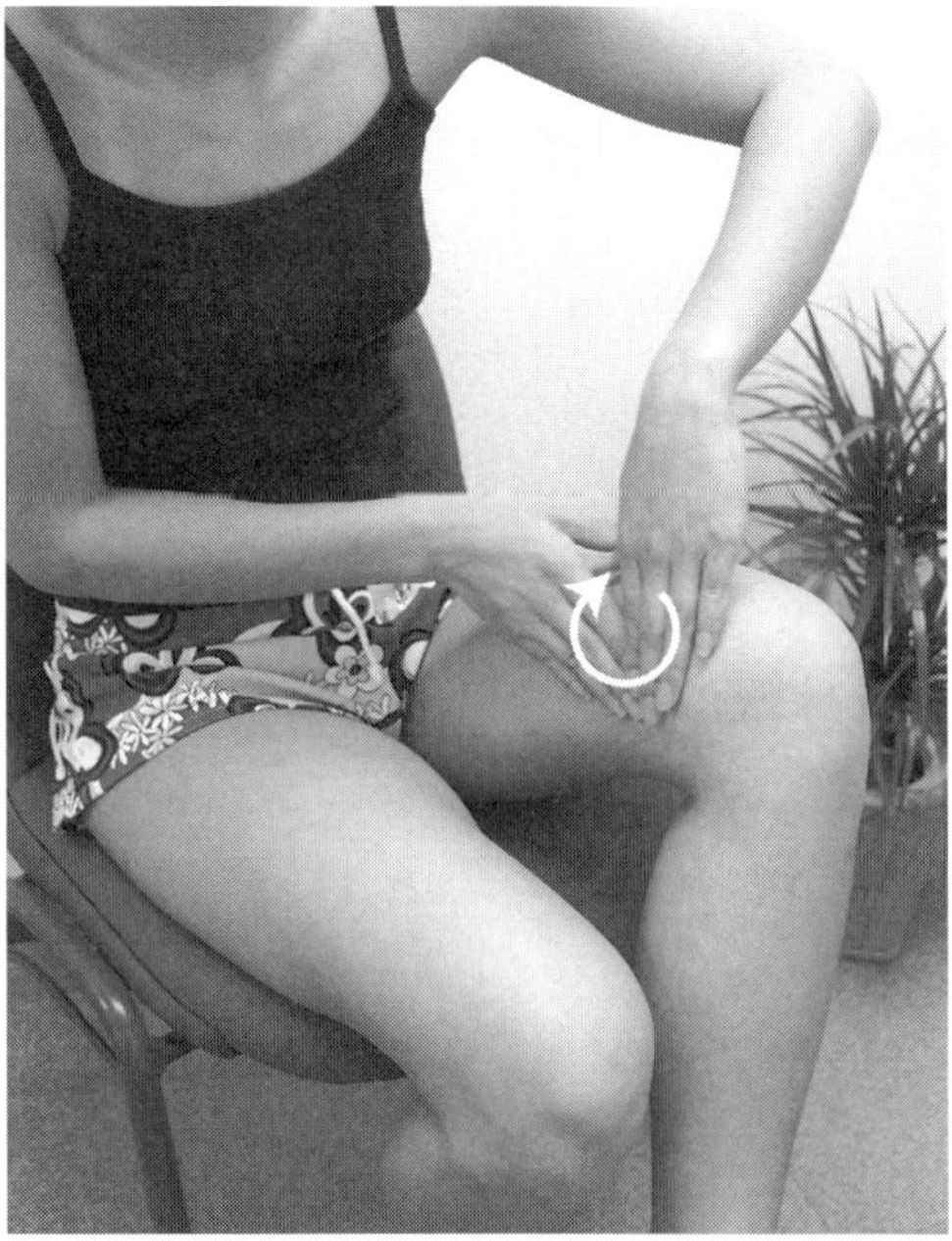

下肢(脚の)リンパ浮腫予防のためのリンパ誘導マッサージ

切除やダメージを受けていることが多い鼠径《そけい》リンパ節を避け、お尻の方に迂回《うかい》路を作り、背中を通って最終的な目標を腋窩《えきか》リンパ節とします。セルフマッサージが可能な範囲はお尻くらいまでですが、誰かの助けを得られれば、背中のマッサージを頼むことも。どちらの脚に浮腫が起きるかわからないので、両脚をマッサージします。

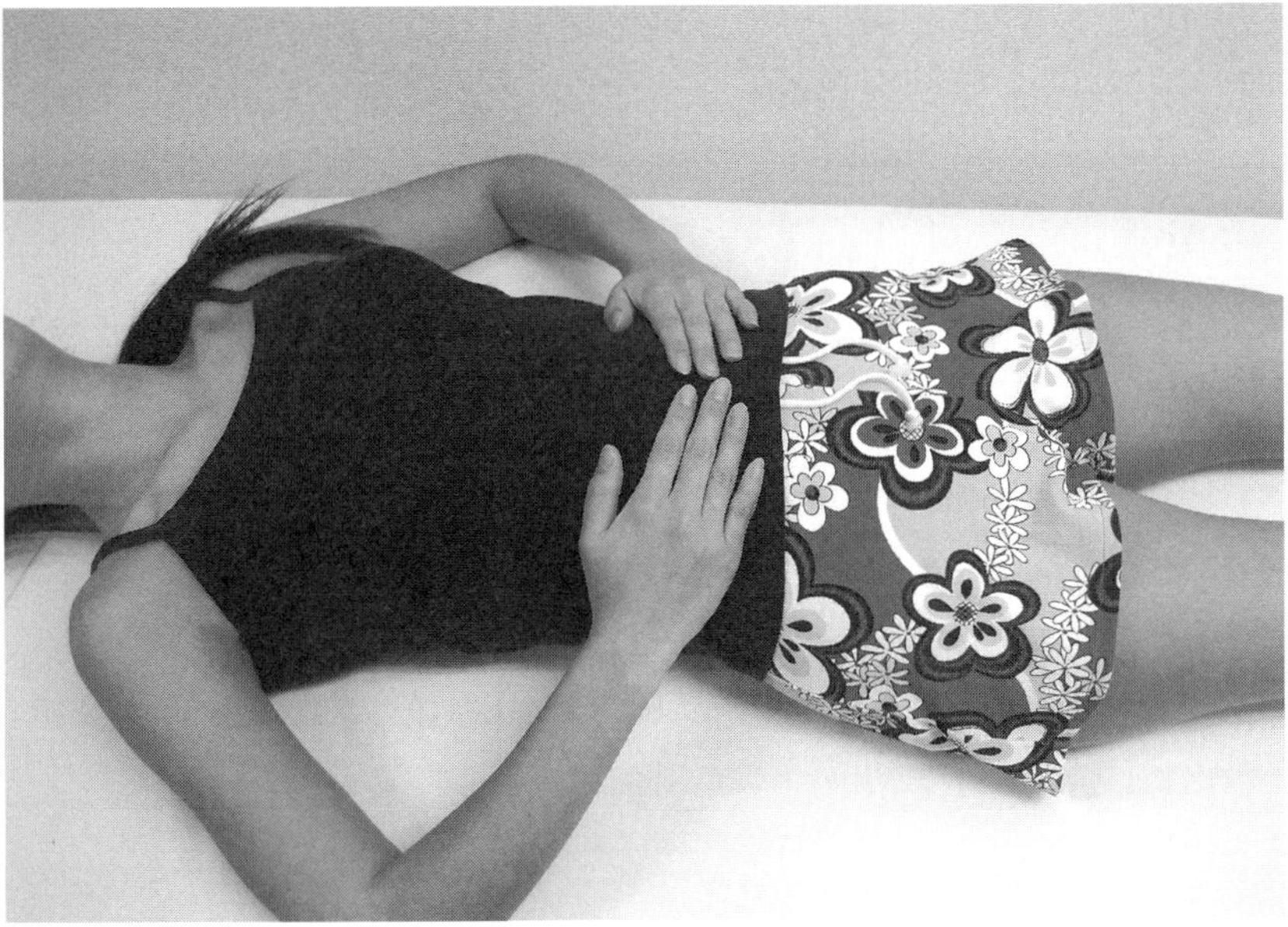

❶腹式呼吸

下肢のマッサージに入る前に、腹部の奥にあるリンパ節を活性化させる。息を吐きながら下腹部をへこませ、息を吐き切ったら、息を吸いながら腹部をふくらませる。仰向けに寝るかリラックスして座り、腹部に手を当てて行うと、ふくらんだりへこんだりしているかを確認しやすい。ゆっくり深呼吸して20回。

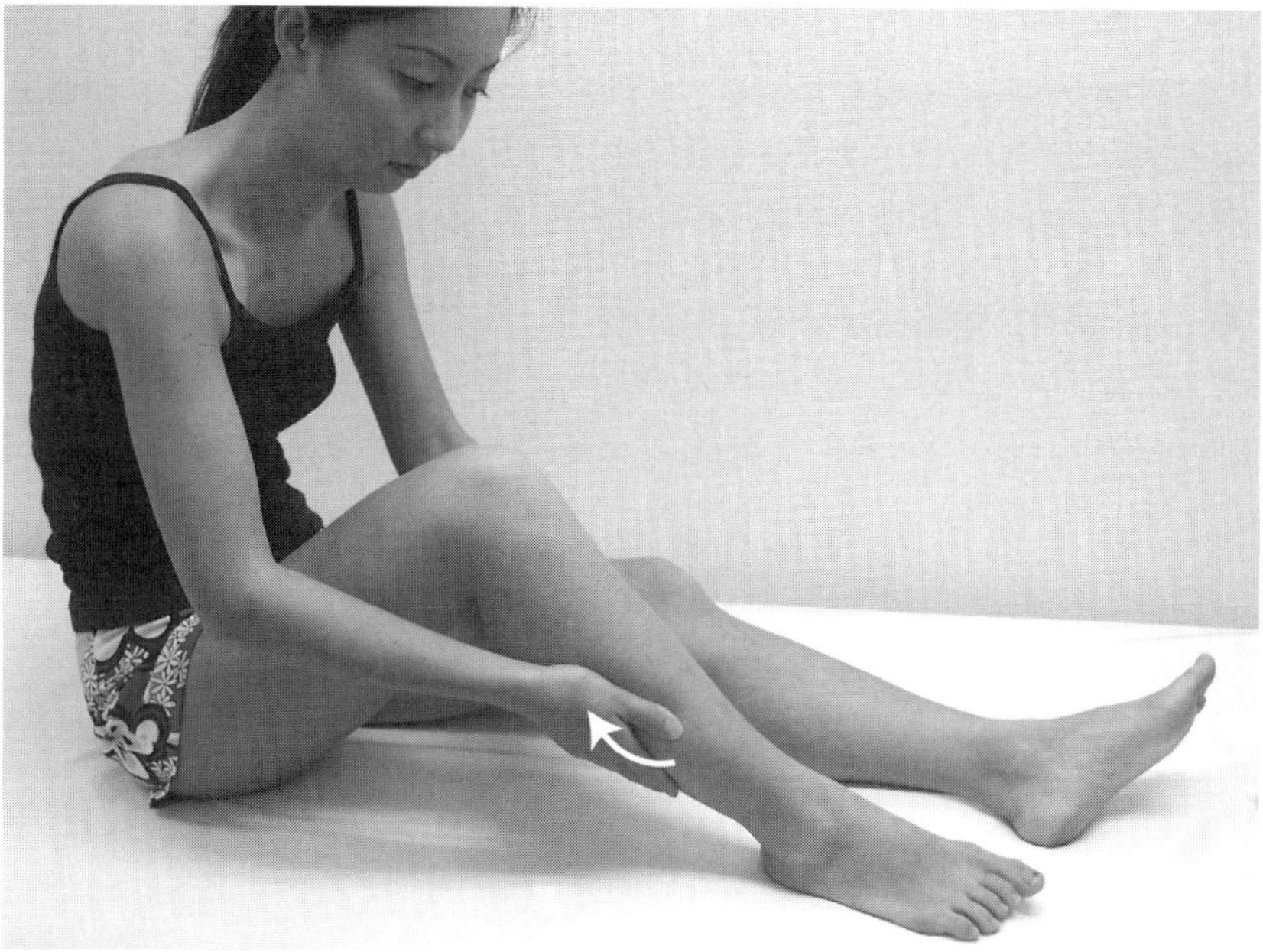

❻膝下のマッサージ

膝下は、膝のすぐ下（a）、ふくらはぎ（b）、足首近く（c）に3分割し、aのあたりを両手ではさみ込むようにし、皮下組織をずらすようにして、引き上げる。

b、cのあたりも同様にマッサージする。cまで行ったらc、b、aの順でもう一度マッサージする。

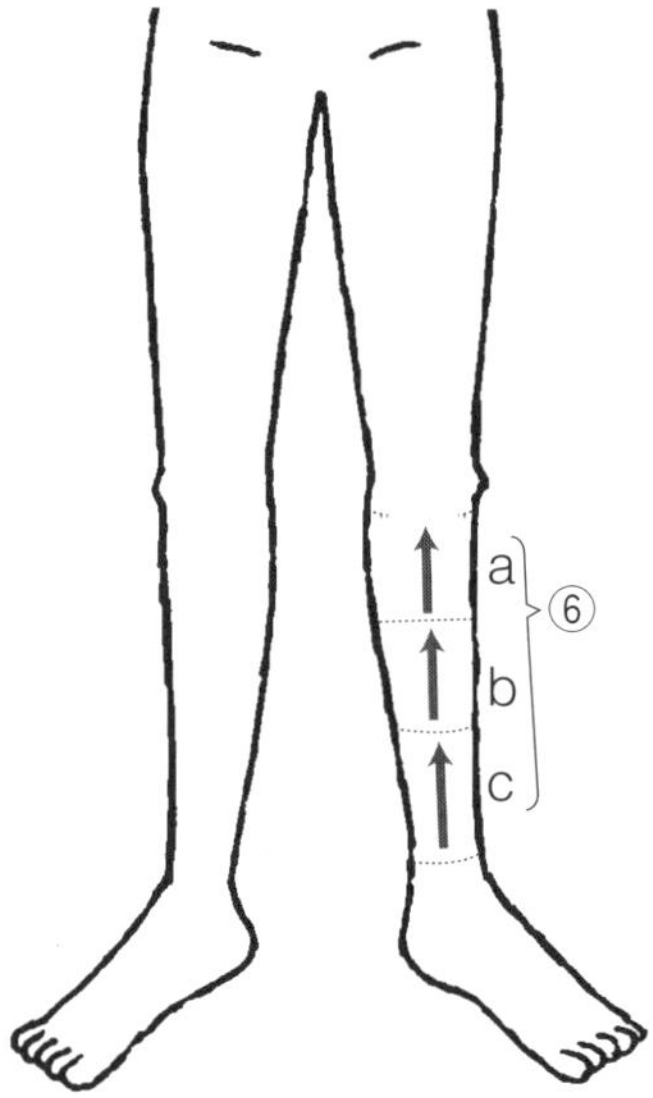

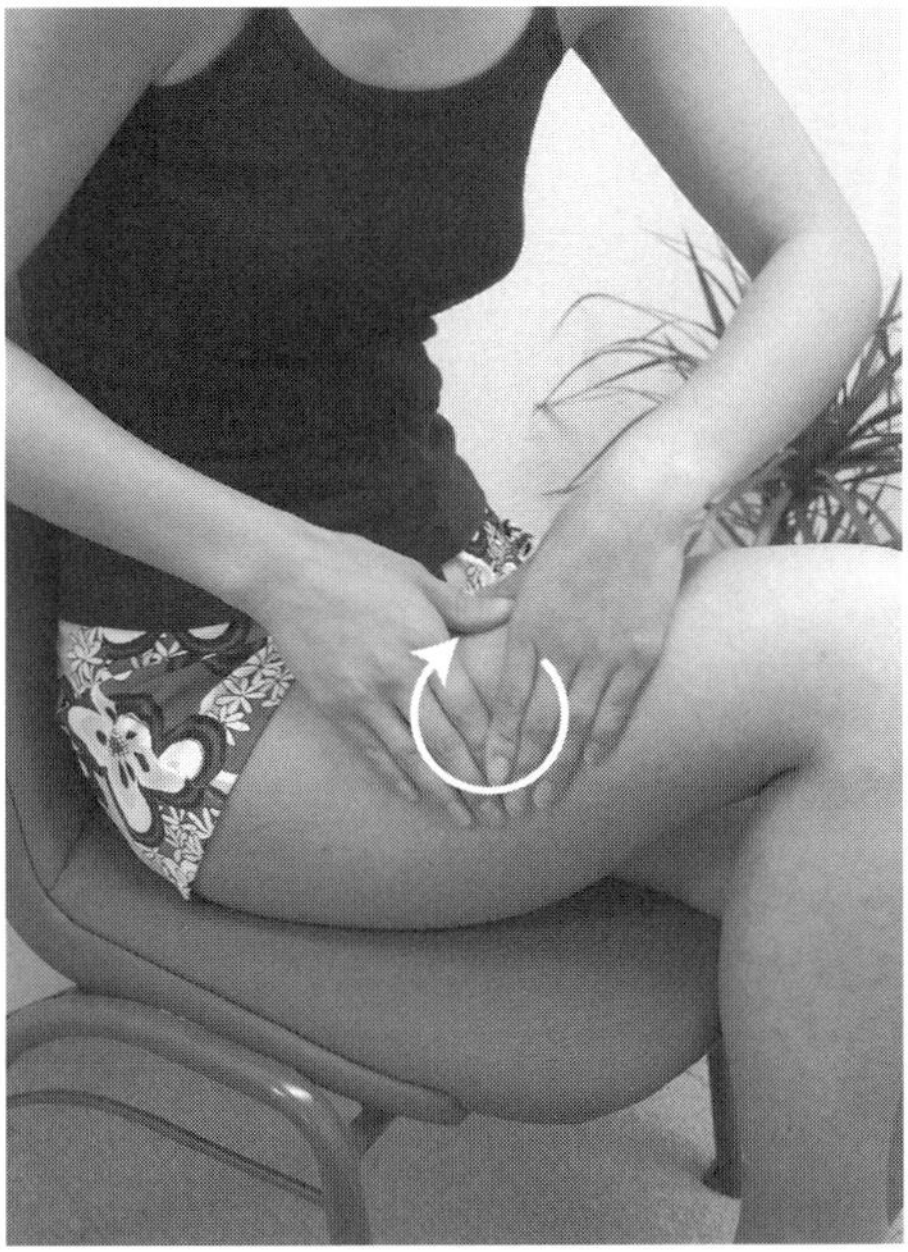

❹もものマッサージ（外側）

③のマッサージの中で、ももの外側に手を当てる方法。③同様に大きな円を描く。

ももの後ろ側は手をもも下に当て、同様にマッサージする。

❺膝《ひざ》裏のくぼみのマッサージ

膝裏のくぼみは、両手の指を当て軽く圧をかけて押し込むように円を描く。

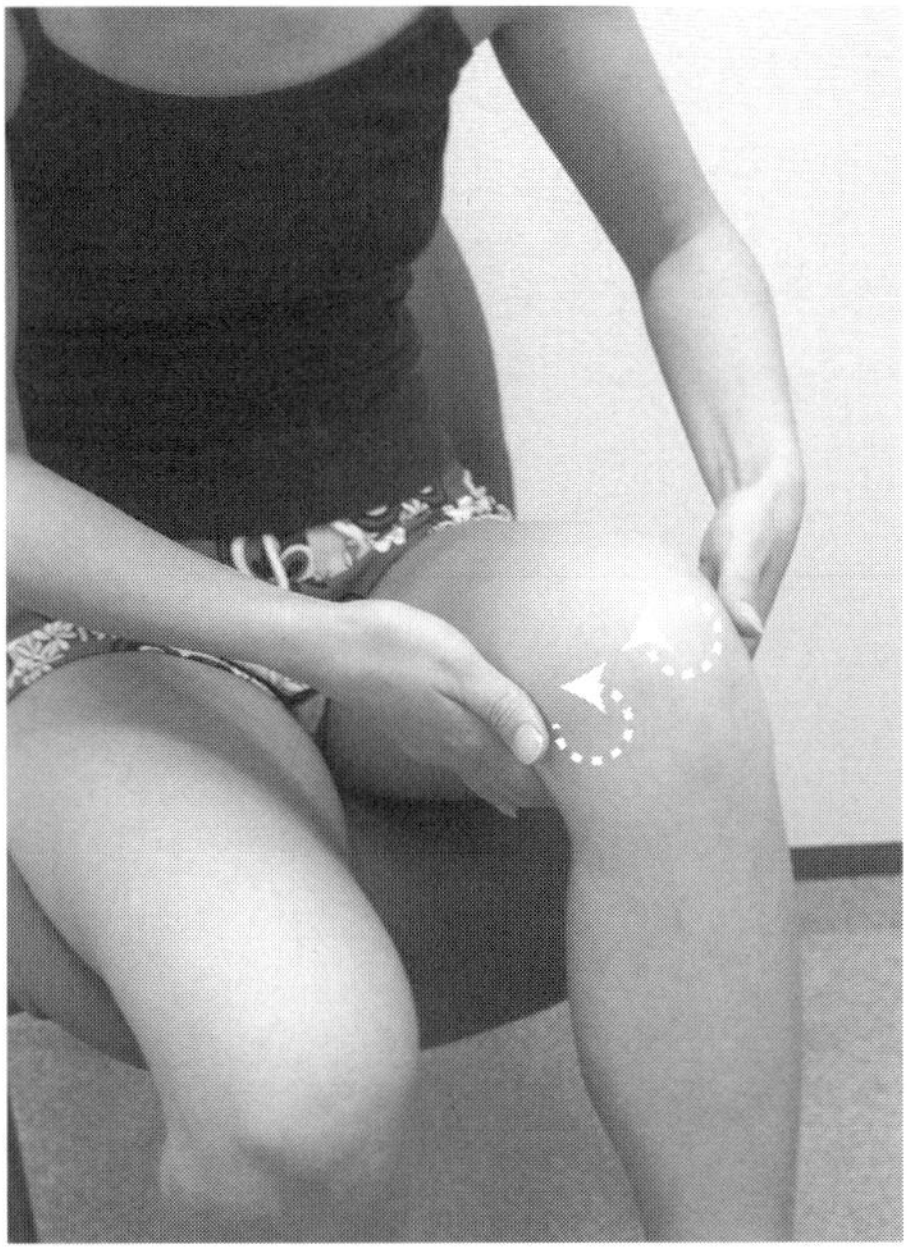

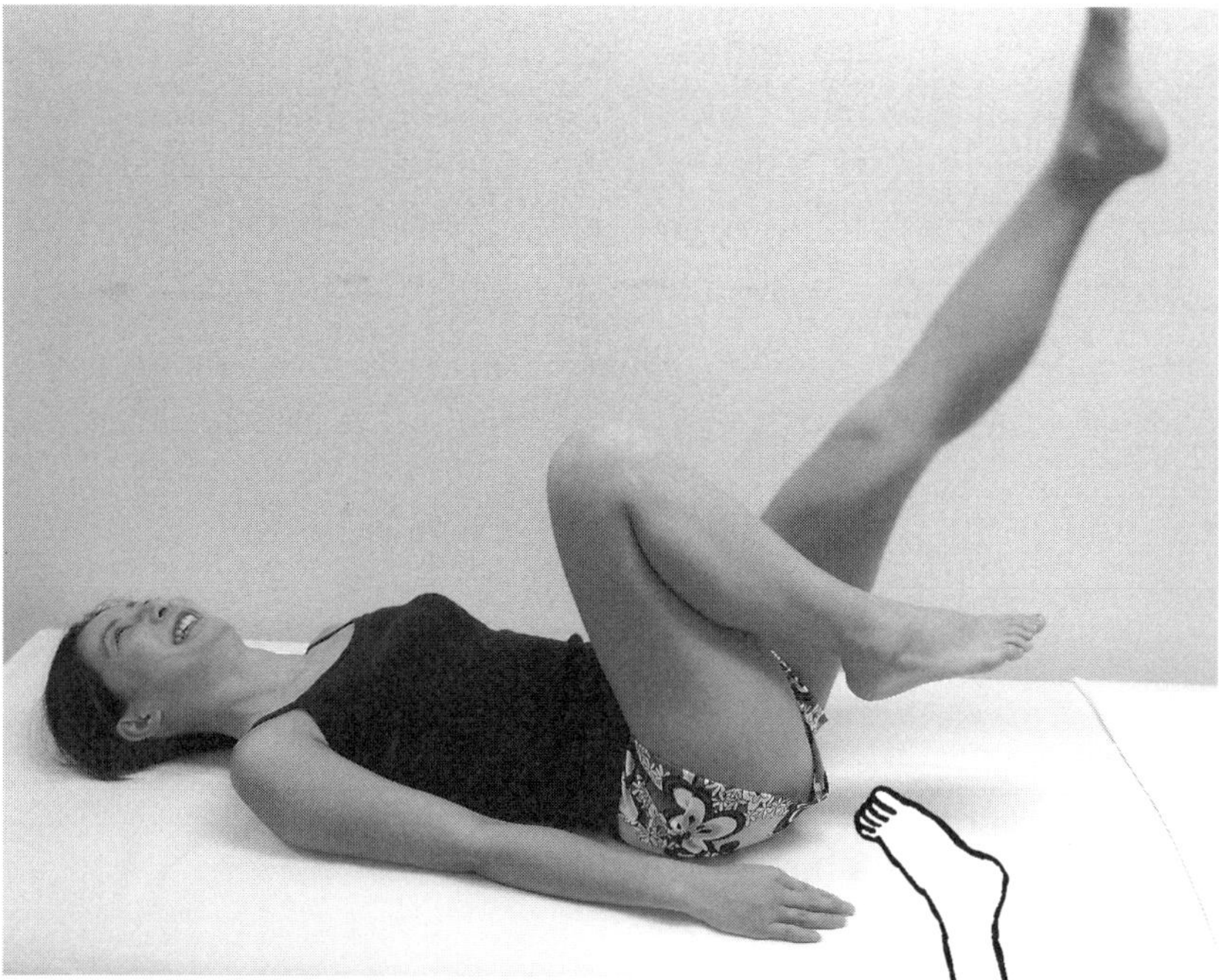

マッサージと一緒にこんな運動をすれば、なお有効。

●あおむけ自転車こぎ体操

脚の筋肉を大きく動かしながら、腹筋を刺激して鍛える運動。あおむけになることで脚にたまりがちになるリンパ液が上半身に流れるので一石二鳥。30回くらいを目標に。

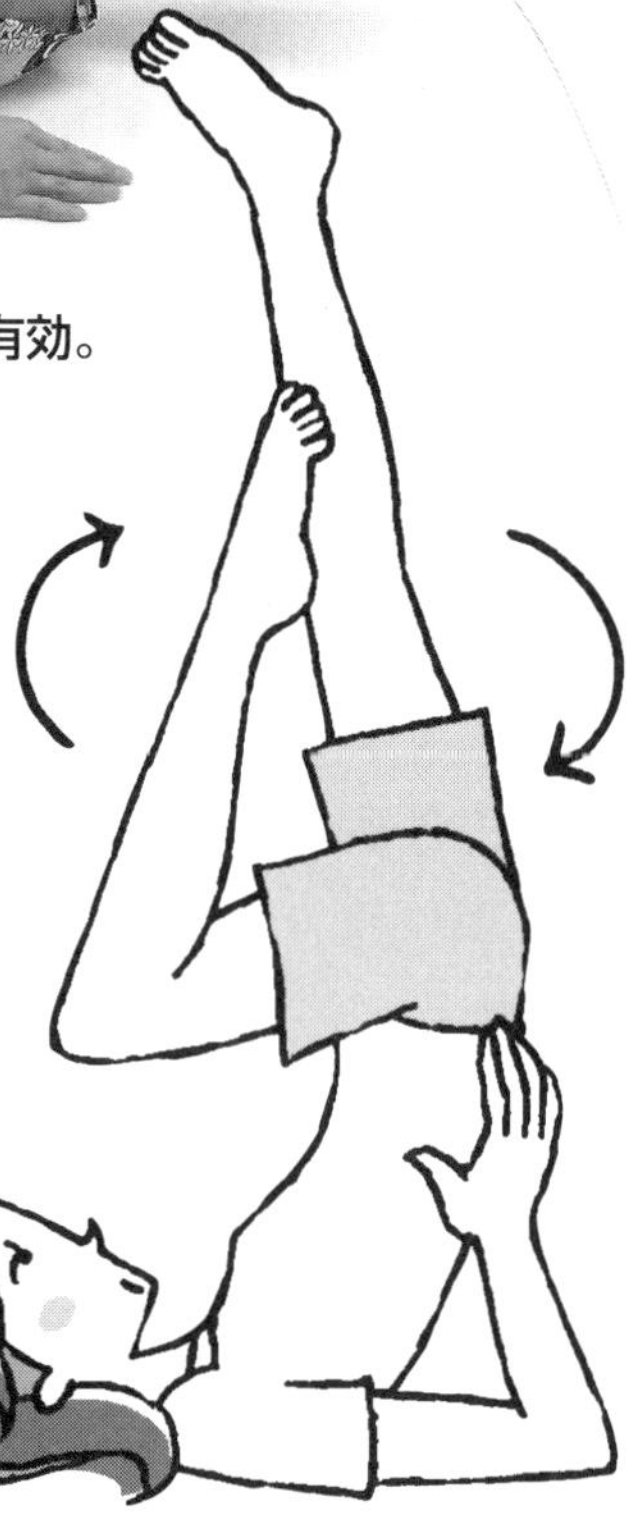

※腰を両手で支えた方が、こぎやすい。逆回転も行う。

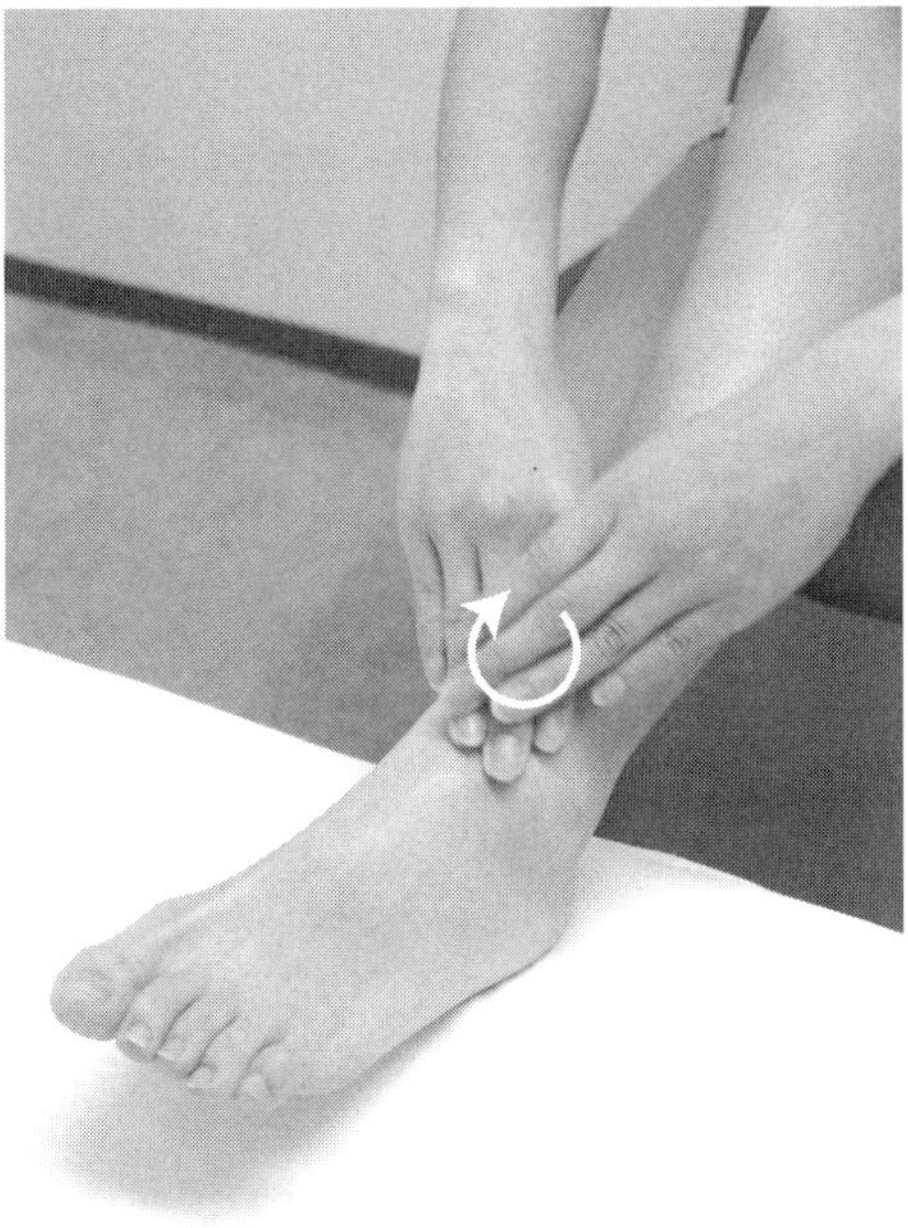

❼足首のマッサージ

足首の前面、骨と骨の間のくぼみに両手の指を重ねて当て、皮下組織をずらすように小さな円を描く。足首は指や足の裏、足の甲のリンパ液の関所となっているので念入りに。

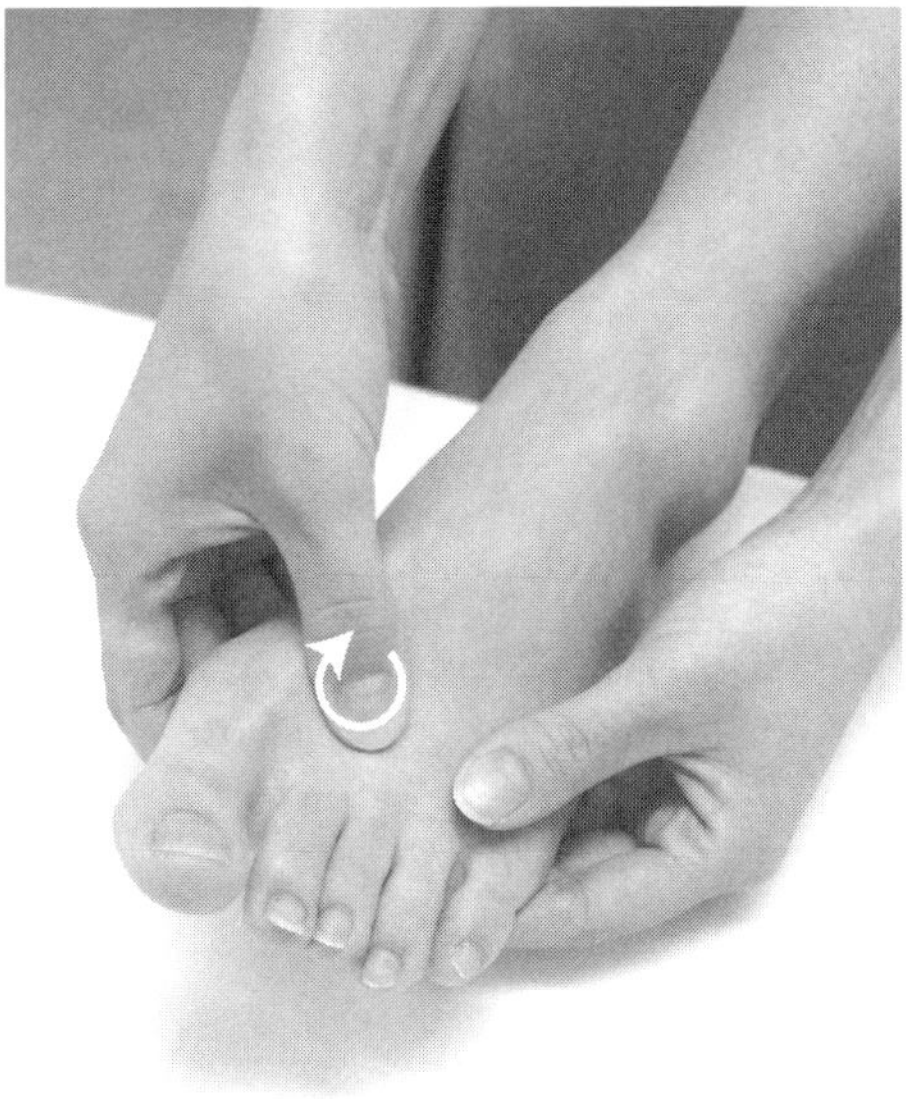

❽足の甲側の指の間のマッサージ

隣り合う指と指の間、つまり骨と骨の間の溝を指1～2本くらいを軽く当て、皮下組織をずらすように小さな円を描く。

適度な運動で、リンパ浮腫を予防する

　リンパ液の流れをスムーズにするために運動も大変有効です。筋肉強化の運動とは異なり、さまざまな関節部を大きく動かす運動が適しています。ただしやり過ぎは禁物です。日々の中で楽しくて続けられるような運動を取り入れて、習慣化しましょう。

適度に、楽しく、自分に合った運動を

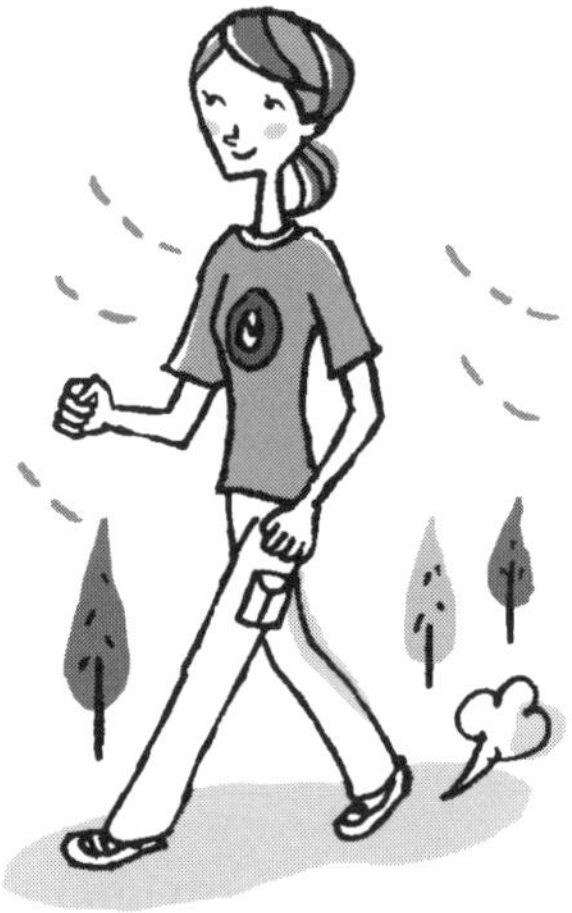

　運動がリンパ液の流れを促進するため、リンパ浮腫の予防には重要であることは述べました。がんの手術や放射線照射による治療を受けた場合は、術後どのくらいで運動を始められるのかを医師に確かめておきましょう。術後のリハビリテーションの際に、むくみ予防の運動プログラムを相談できればよいでしょう。

　関節を大きく動かすような運動が効果的です。散歩、サイクリングなどがその例です。水泳もよいと言われています。ただし運動がよいといっても、過度の運動は逆効果です。個人差があるため「適度な運動」の具体的な目安はありませんが、様子を見ながら自分にとって疲れない程度を目指すとよいでしょう。

　運動によってストレスを感じることはよくありません。

- **疲れる前にやめる**
- **嫌になったら（飽きたら）やめる**
- **頑張らない**
- **人と競争しない**

　などを気にとめた上で、楽しく続けられるような運動を選びましょう。

　運動をするときにはけがをしないように注意し、日焼けなどで肌を傷めることのないような服装で行うことも大切です。

■上肢（腕の）リンパ浮腫予防に効果のある体操

❶手首から先を手のひらを開いた状態で、上下に振る。

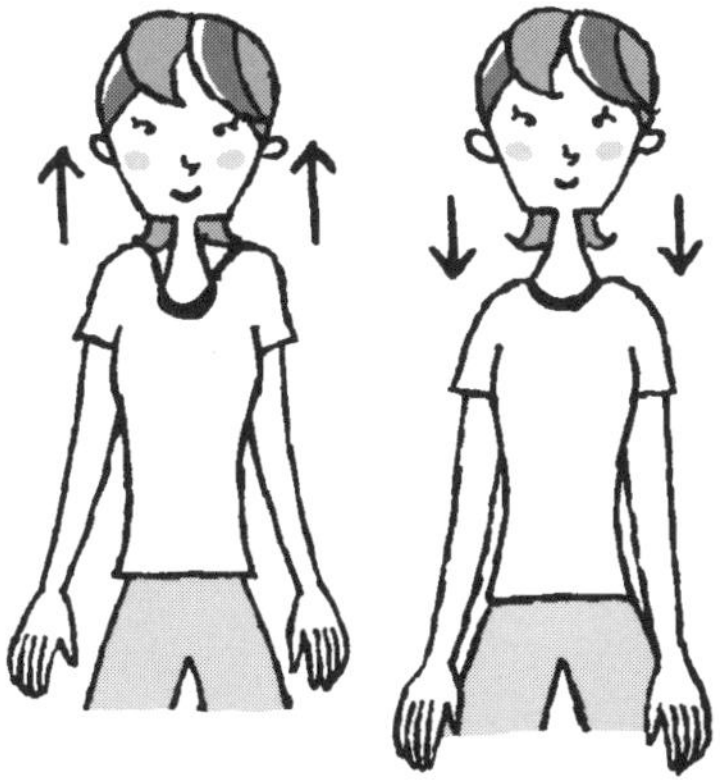

❷肩を上げたり下げたりする。

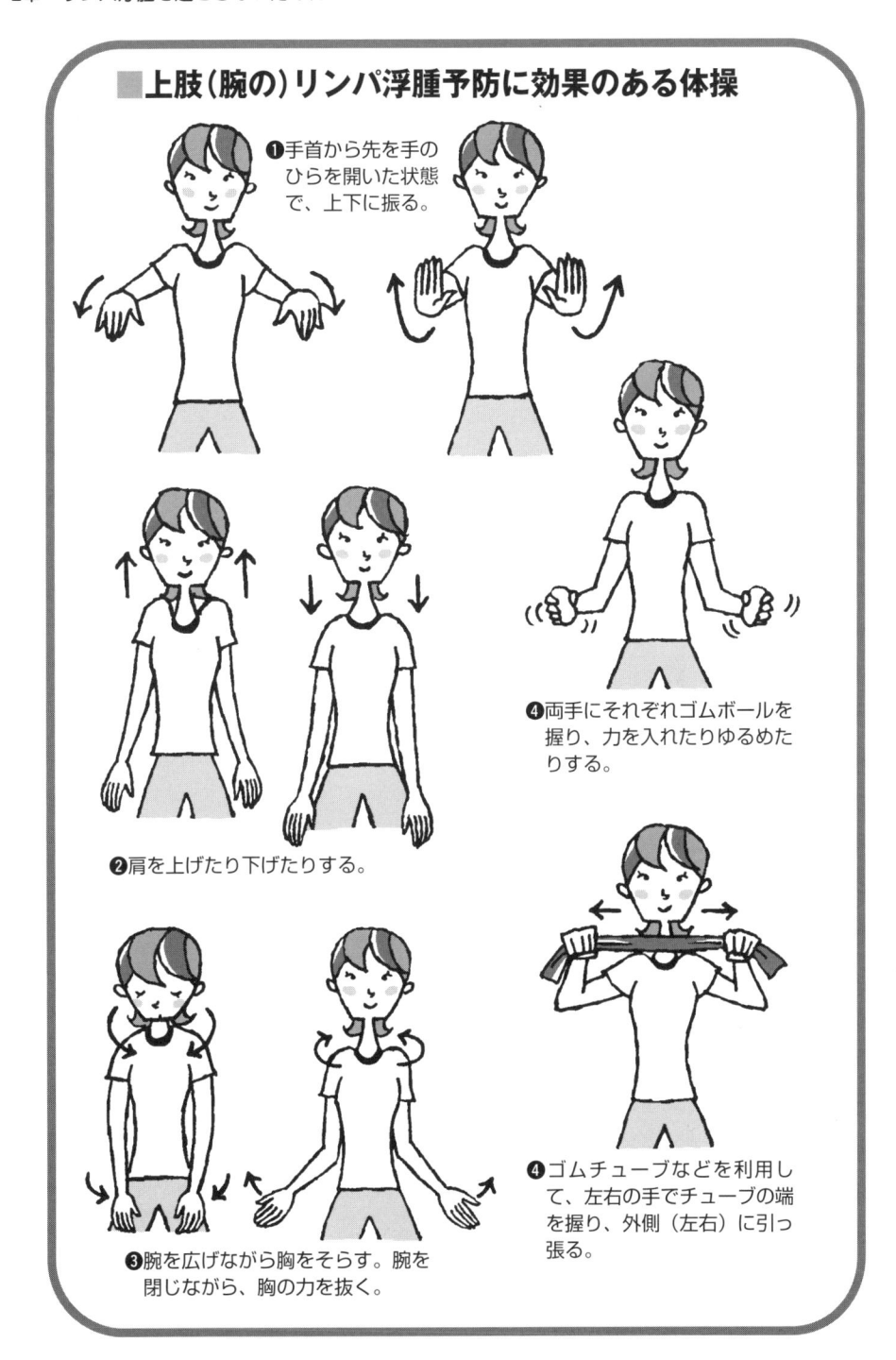

❸腕を広げながら胸をそらす。腕を閉じながら、胸の力を抜く。

❹両手にそれぞれゴムボールを握り、力を入れたりゆるめたりする。

❹ゴムチューブなどを利用して、左右の手でチューブの端を握り、外側（左右）に引っ張る。

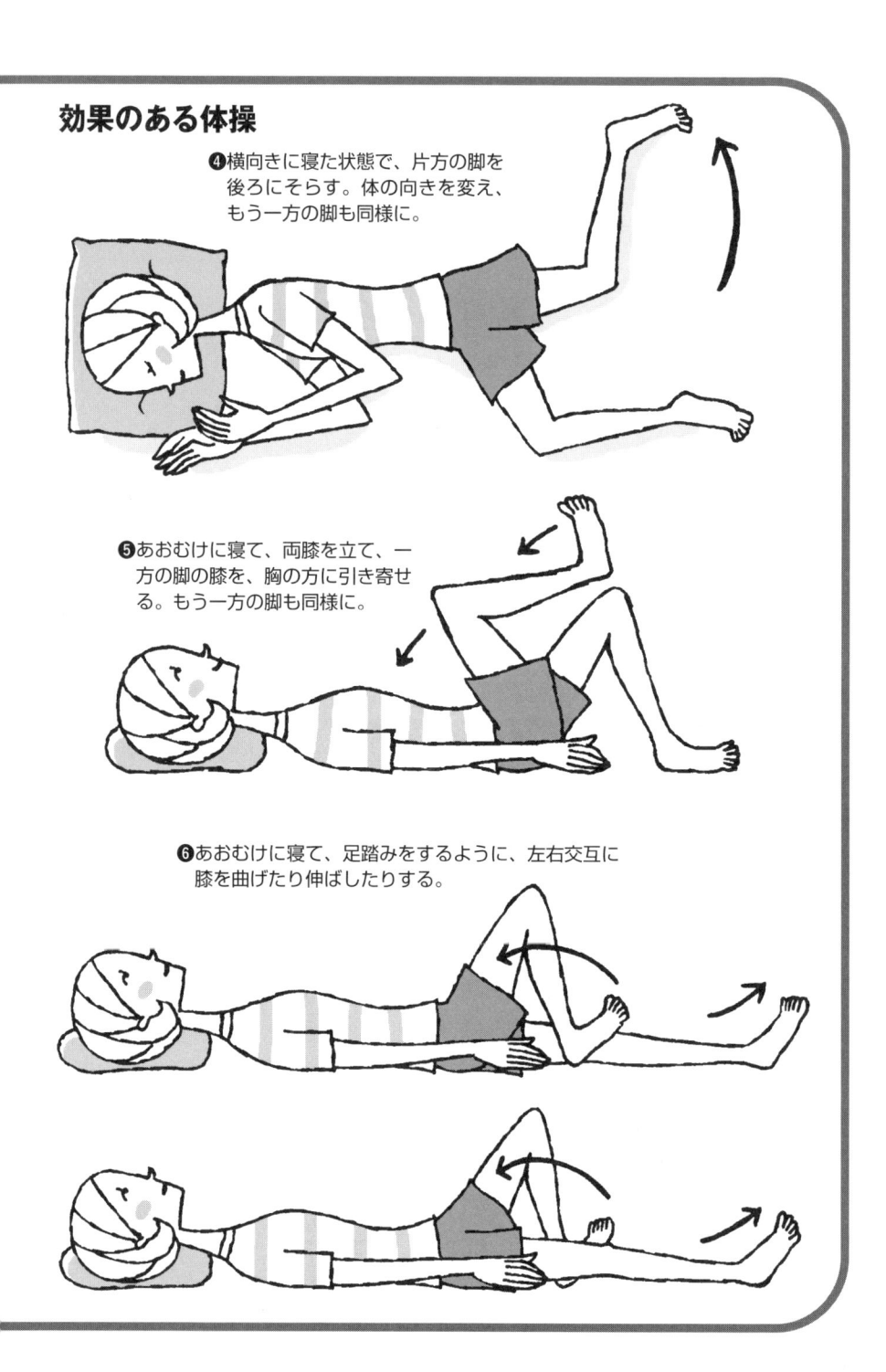

効果のある体操

❹横向きに寝た状態で、片方の脚を後ろにそらす。体の向きを変え、もう一方の脚も同様に。

❺あおむけに寝て、両膝を立て、一方の脚の膝を、胸の方に引き寄せる。もう一方の脚も同様に。

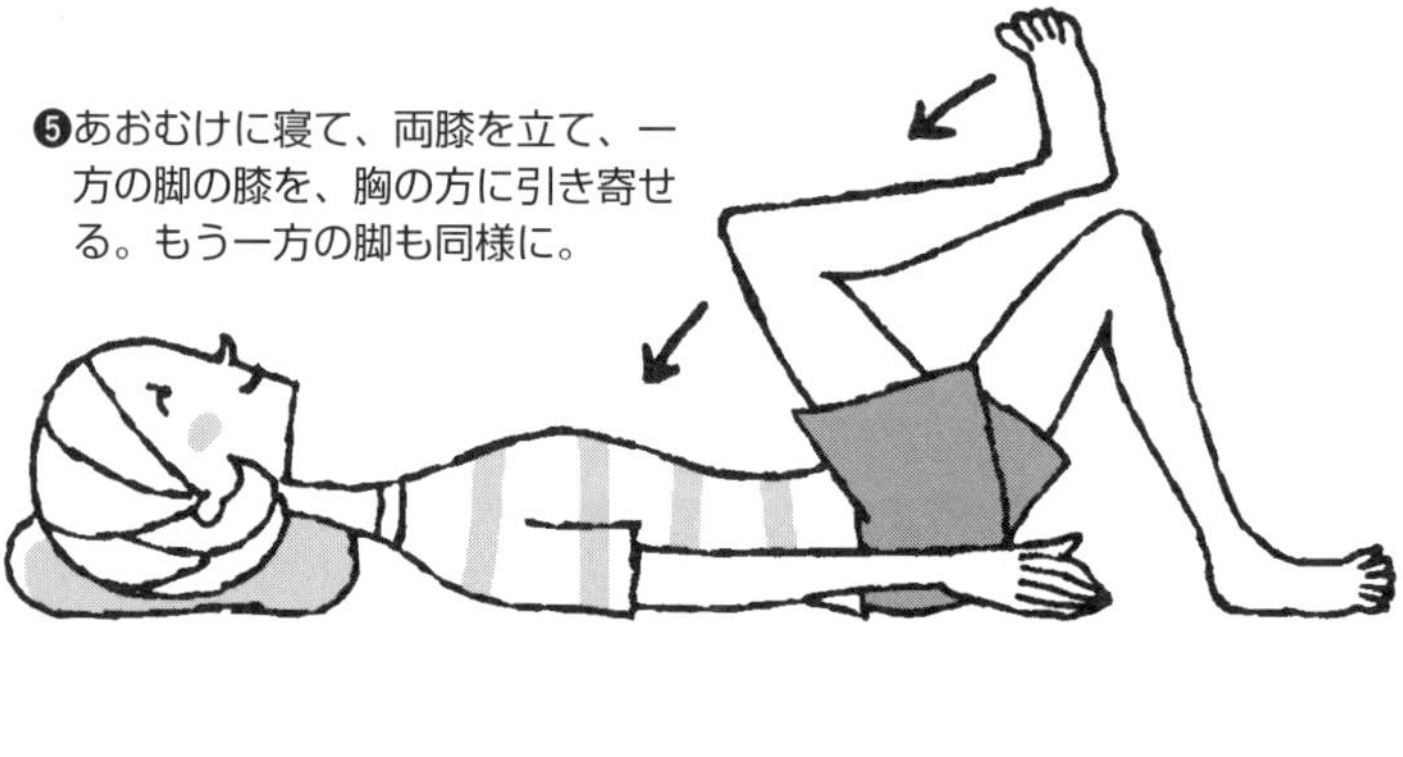

❻あおむけに寝て、足踏みをするように、左右交互に膝を曲げたり伸ばしたりする。

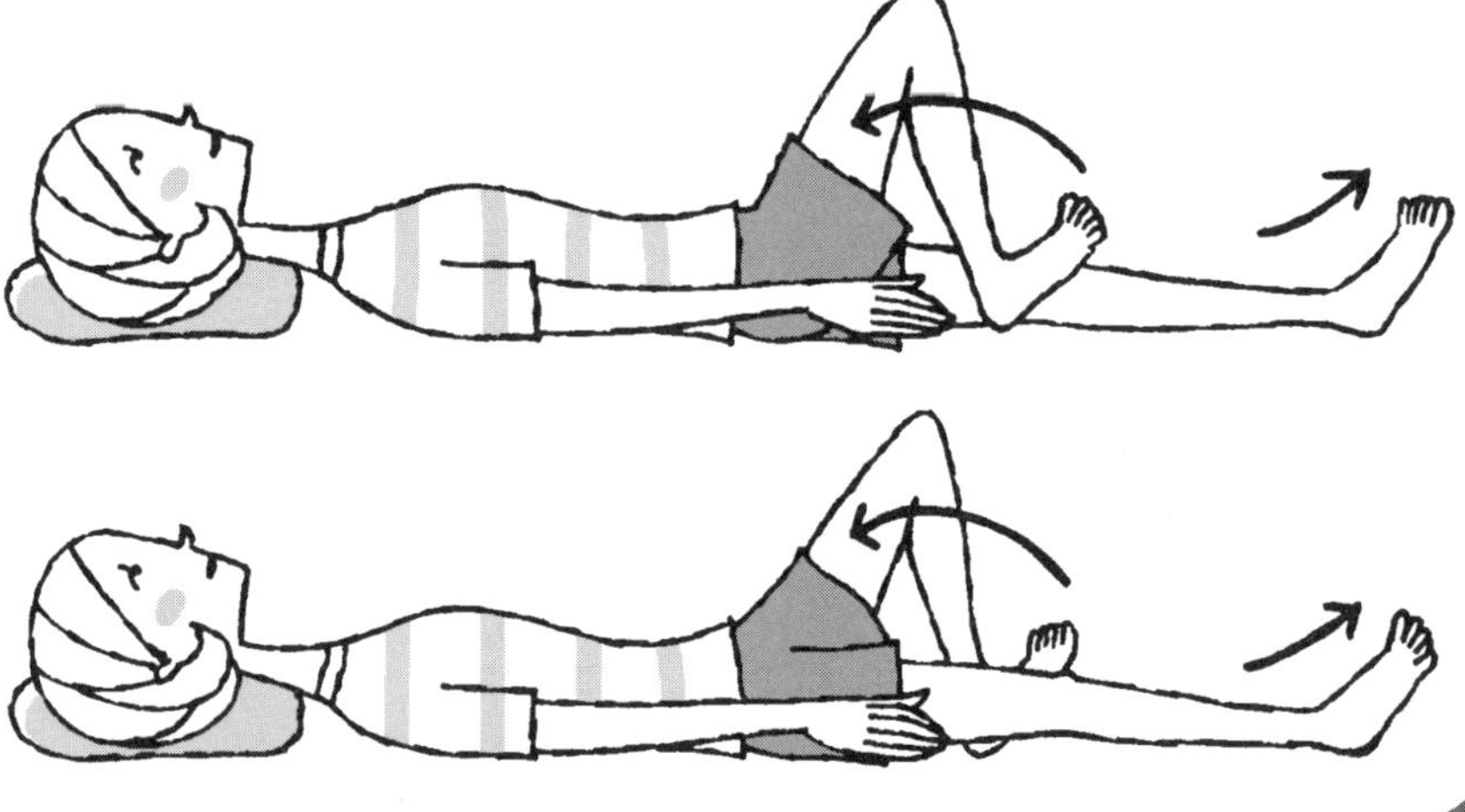

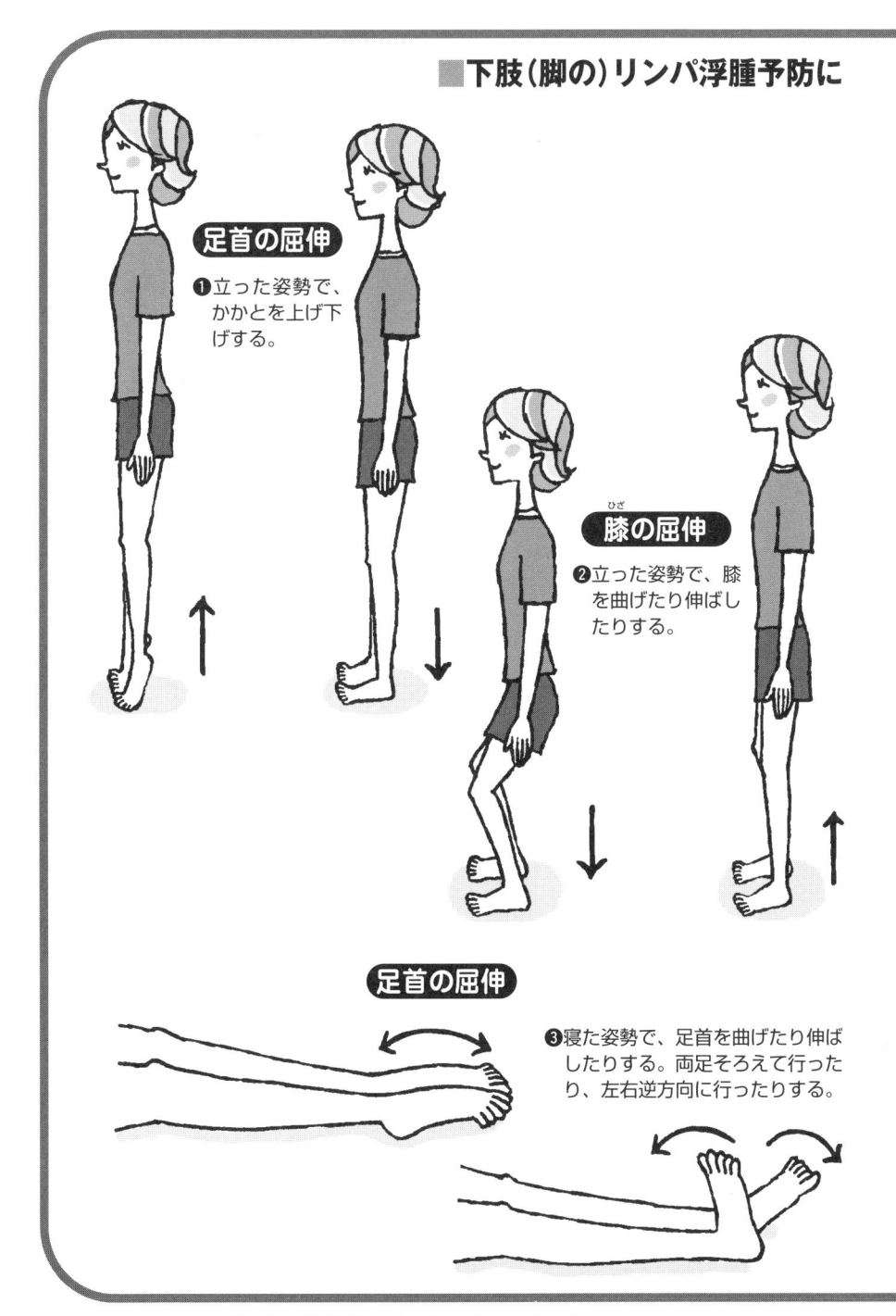

■下肢（脚の）リンパ浮腫予防に

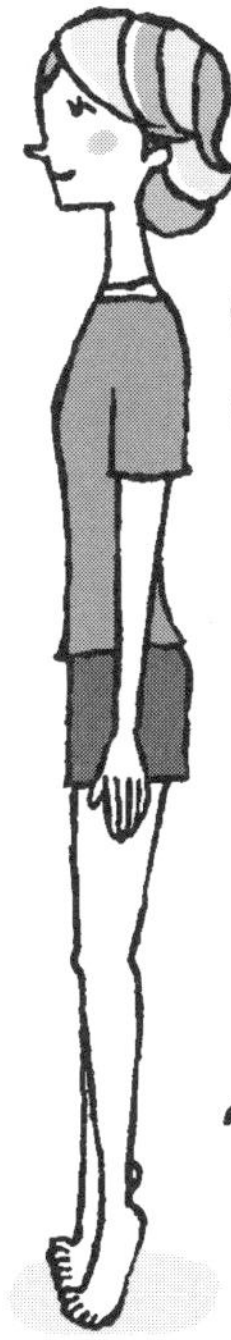

足首の屈伸

❶立った姿勢で、かかとを上げ下げする。

膝《ひざ》の屈伸

❷立った姿勢で、膝を曲げたり伸ばしたりする。

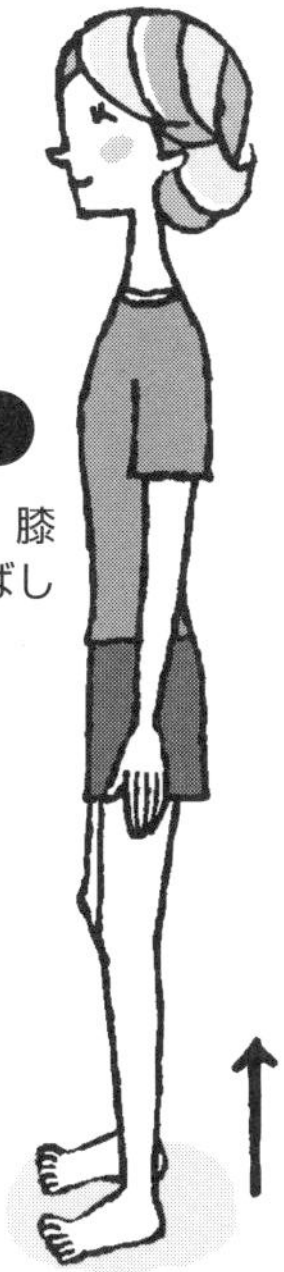

足首の屈伸

❸寝た姿勢で、足首を曲げたり伸ばしたりする。両足そろえて行ったり、左右逆方向に行ったりする。

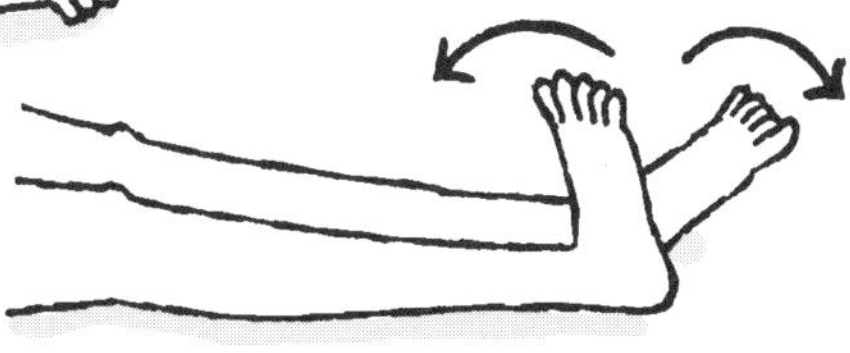

61～63ページの体操の参考資料＝Foeldi M, Foeldi E:Das Lymphoedem Vorbeugung und Behandlung, 7 Auflage, Urban & Fisher

体が発する小さなサインを見逃さないで！

急にリンパ浮腫が起こった人でも、その前兆としてけっこう前から体の小さな変調があったり、日常生活上の諸注意を怠っていたりします。その小さな変調や怠りを放置することなく、早めに対処しましょう。

日常生活上の諸注意も、そのうち気を抜きがちに

手術や放射線療法を受けて間もない時期は、日常生活上の諸注意や挙上などにまじめに取り組んでいた人も、順調な回復をみせ、1年2年と経過していくにつれ、気を抜いてしまいがちです。あるいは、再発またはほかの病気の発症、重大な出来事などがあると、自分の体を思いやる心の余裕がなくなってしまうことも多いものです。

きっかけは、引っ越し 睡眠不足、過労……

リンパ浮腫が起きた人のお話をうかがうと、次ページに挙げたようなことがきっかけとなっていることが多いようです。こういう状況は、なるべく避けたいものですが、現実問題としては避けられないこともあります。なるべく腕または脚、体調に負担がかからないような工夫や心がけが必要になります。

例えば、

● 引っ越しのときは重い物はほかの人にお願いして、軽い物を運んだり、別なことを担当する。

● お葬式や法事などの会場がたたみの部屋ならば、隅の席にしてもらい脚を伸ばすか、いすを借りる。ちなみに、結婚式などではいす席のことが多く、あいさつして回るなど、座ったままでいることが少ないので、比較的に浮腫のきっかけになることは少ないようである。

● 過労ぎみ（疲労が続く）や寝不足、根を詰めることが続いているときは、その状態を続けたままにせず、

■リンパ浮腫が起こりやすいきっかけ

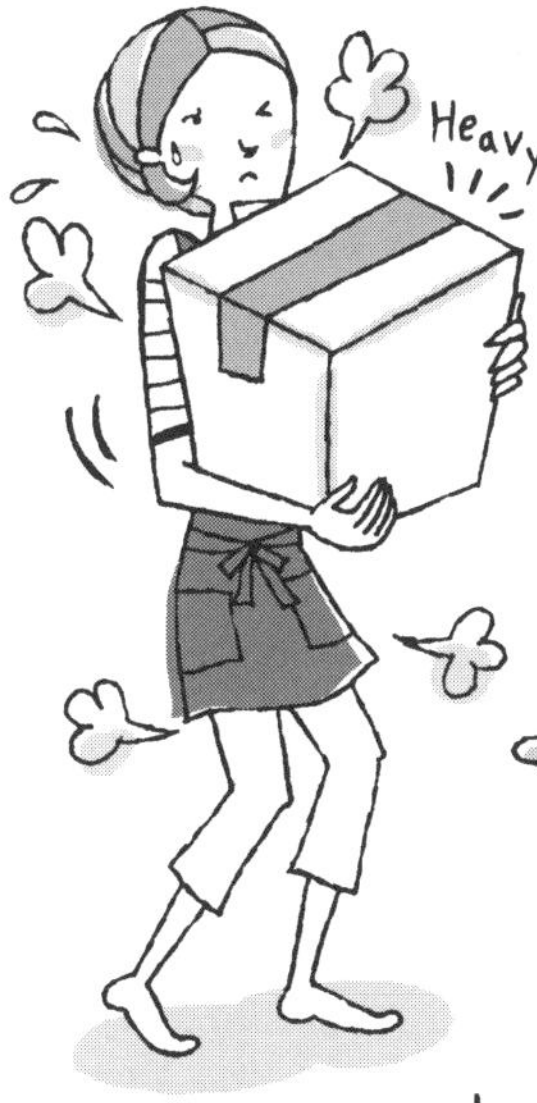

●引っ越しをした。

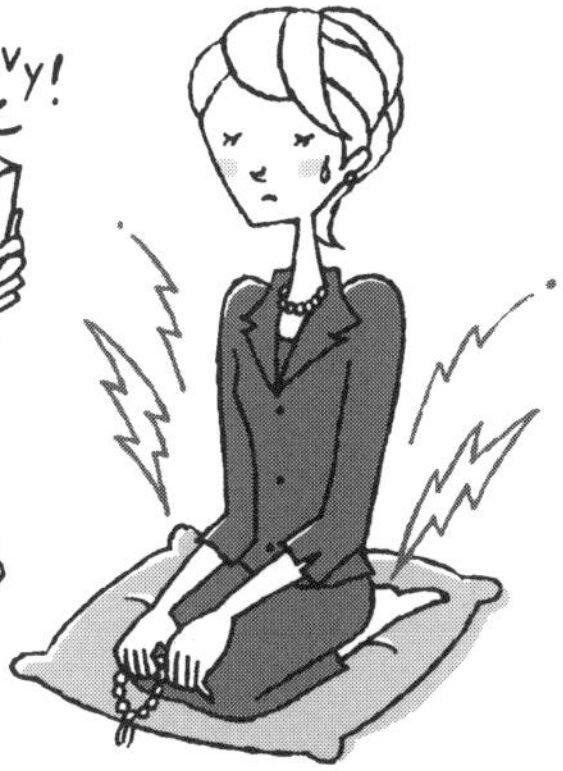

●お葬式や法事などで長時間正座した。

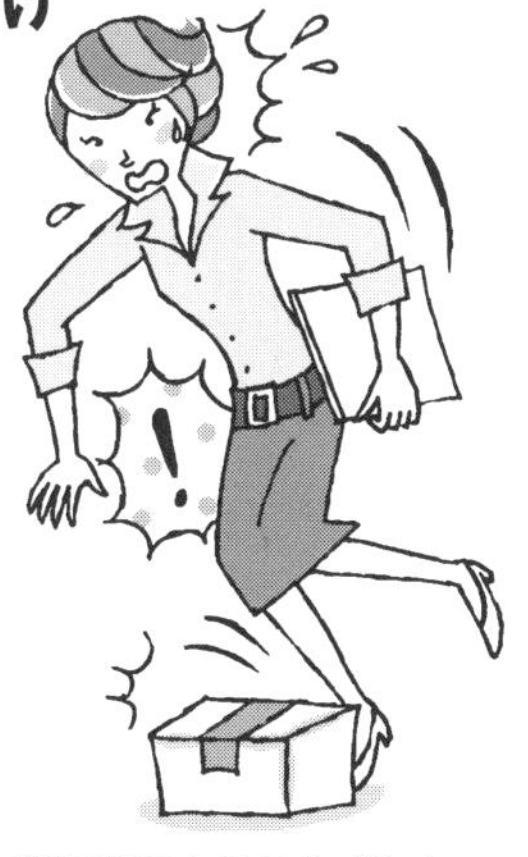

●転倒によりねんざしたり、足首をくじいたり、打撲やけがをした。

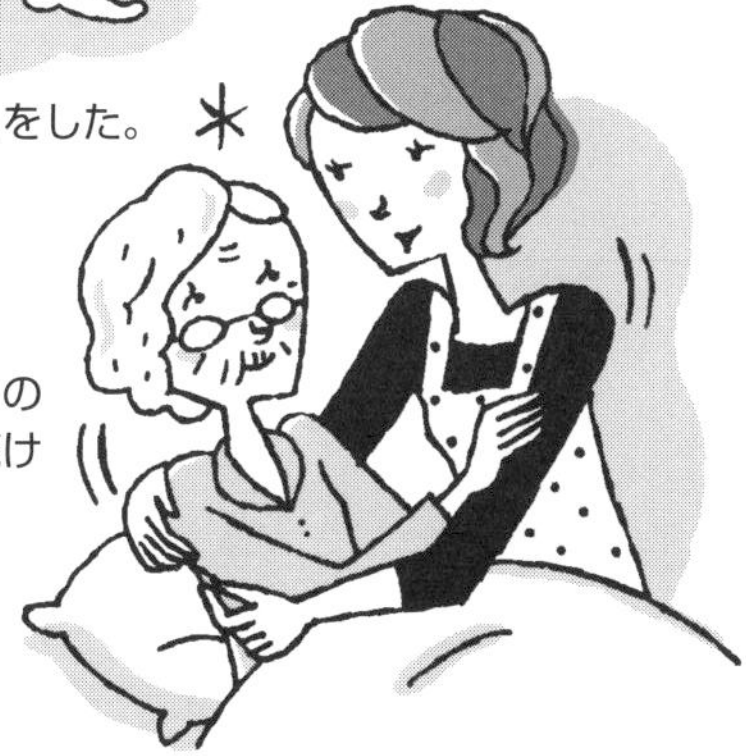

●お年寄りの介護を続けている。

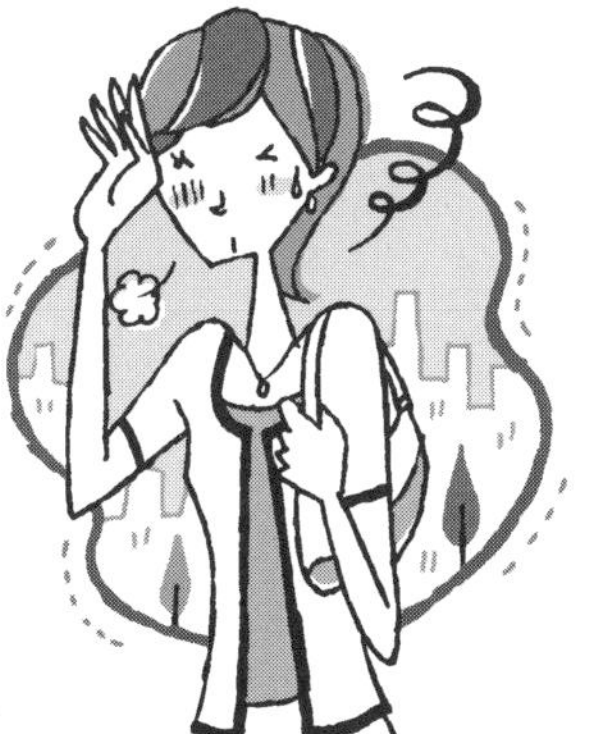

●過労ぎみになった。

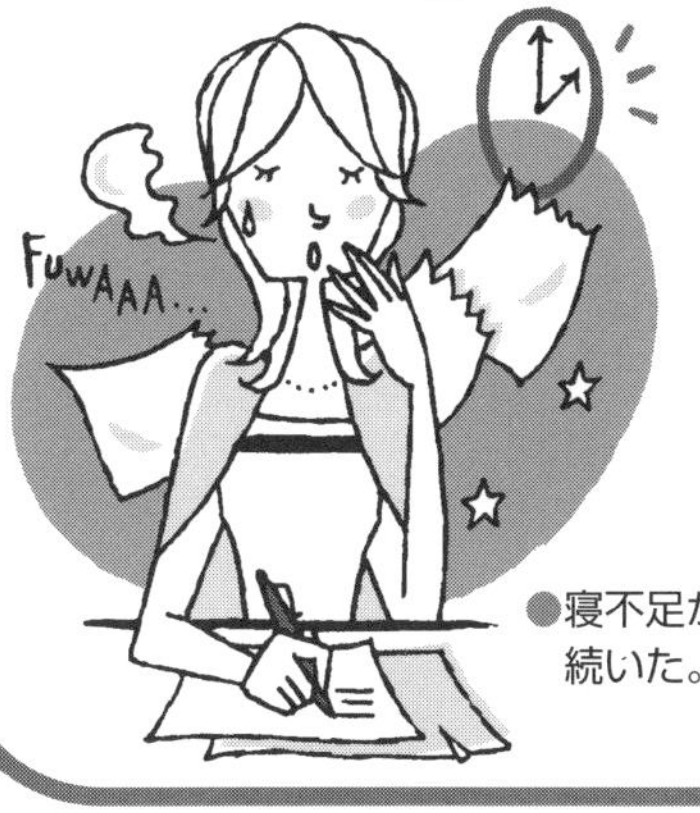

●寝不足が続いた。

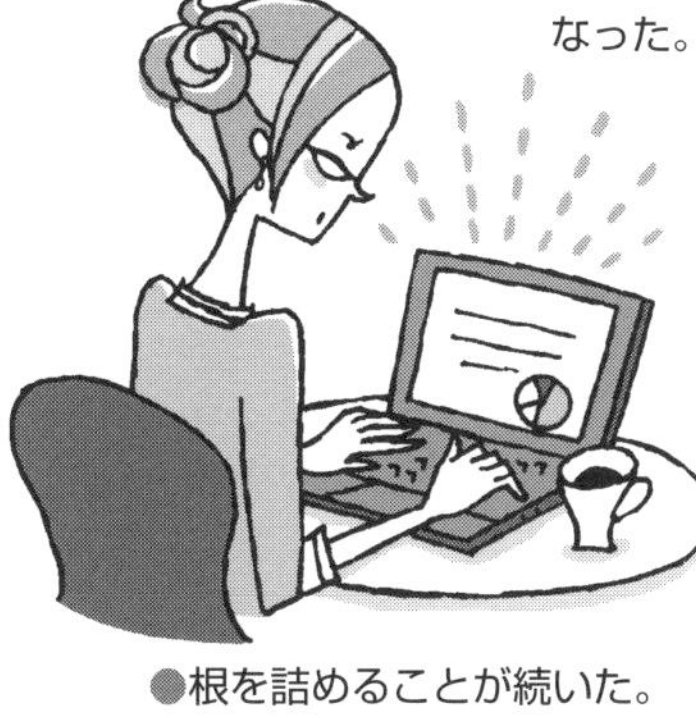

●根を詰めることが続いた。

早い段階でいったん十分な睡眠をとる日を設け、体を休めてリフレッシュした上で再開し、また途中でリフレッシュするなどして調節する。

●お年寄りの介護では、大人の（重い）体を抱えることが多いことや、夜中の排泄の世話などでの睡眠不足、そのほか心身の疲労を招くことが多いために浮腫のきっかけになりやすい。介護を一人で背負わないで、家族や親族と分担する、介護サービスを受ける、便利なグッズを活用するなど、心身の負担をなるべく軽くするように。

むくむ前の小さなサインに心の耳を傾けて

目に見えてむくんでいるようには思えない場合でも、小さな変調を感じ取る人もいます。

患肢が腕ならば、二の腕（上腕）、脇の下の下方から背中に向けての一帯、肩、鎖骨の上あたりに、患肢が脚の場合は、もも（大腿部）や下腹部、股間（外陰部周辺）あたりに、「だるさ」や「微妙なブヨブヨ感」、「なんとなくの痛さ」などを感じる人も少なくありません。

この状態を放置すれば、いずれ浮腫が起きる可能性があります。しかし、いつもと違う変調を感じたらすぐに対応して本格的な浮腫が起きることを食い止めることができます。

まず、セルフケアとして、

●リンパ誘導マッサージをする。

●肩回しや腹式呼吸そのほか、リンパの流れをよくする体操や、水中歩行、ウォーキングなどの運動をする。

●睡眠中や日中の挙上《きょじょう》を実行する。

などを積極的に行いましょう。また、予防的に専門のマッサージを受けることも有効で、

●リンパ浮腫の治療を専門とするマッサージ治療院で、リンパ誘導マッサージを受ける。

以上のようなことで、新しいリンパ液の流れを早く作り、浮腫の発症を抑えることが可能です。また、正しいマッサージの方法を習得することにもなります。

一方、自分の生活習慣を見直して、不規則な生活、睡眠不足、疲労、食生活の乱れ、過重なストレスなどがないかをチェックし、あれば、改善するようにしましょう。

また、「日常生活上の諸注意」を怠ってはいないか再確認して、初心に戻って浮腫予防を心がけましょう。

3章

リンパ浮腫が起こったら

リンパ浮腫の治療法

リンパ液の流れをよくし、リンパ浮腫の改善と改善状態の維持を図る

むくみを減らすためには、リンパ液の流れをよくすることが必要です。ここでは、滞ったリンパ液の流れをよくする方法や医学的な療法を紹介します。専門家の適切な治療や、指導に基づいた患者さん自身の積極的な実践が改善の大きなカギになります。

目的はむくみを軽減したり現状より悪化させないこと

リンパ浮腫の治療の目的は、

- むくみを軽減して日常生活に支障のない状態に近づけること
- 現在の状態をそれ以上悪化させないこと（合併症を起こさないこと）

そして

- 外見を目立たなくすること

にあります。

保存療法の基本中の基本はむくんだ腕や脚の「挙上《きょじょう》」

そのための治療の基本は、リンパ浮腫の症状に対する保存的療法です。中でも基本中の基本は、むくんだ腕や脚を心臓より高い位置に上げる「挙上」で、自分でできる最も簡便な方法です。

4つの理学療法を併用する複合的理学療法の実践

そして、以下の4つのような理学的な療法を併用する複合的理学療法と呼ばれる治療が行われます。

①医療徒手リンパドレナージ

一般には「リンパ誘導マッサージ」と呼ばれます。患肢に滞ったリンパ液を最終的には静脈内に誘導するマッサージです。

②圧迫療法

リンパ誘導マッサージによって改善された浮腫の状態を維持する、あるいはより改善するために、患肢に弾性包帯を巻いたり、弾性スリーブや弾性ストッキングを装用することで圧迫した状態を維持します。

③圧迫した上での運動療法

患肢を圧迫した上で（この場合は

■挙上・複合的理学療法の実践と日常生活上の注意の遵守が統合されて改善度アップ！

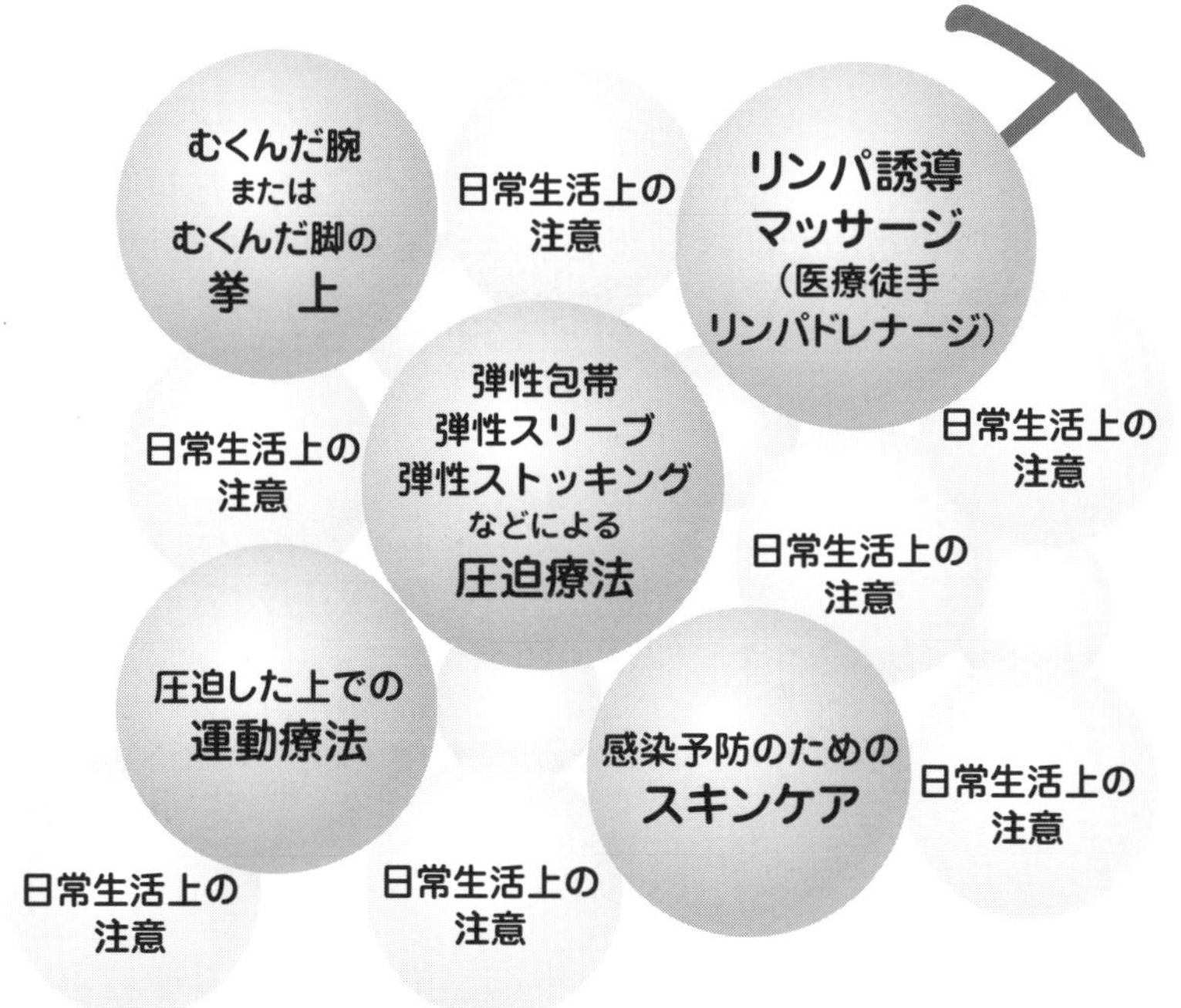

弾性スリーブや弾性ストッキングの装用）、運動を行うことによって、筋肉ポンプの作用をより有効にして、リンパ液の流れをよくします。

④感染予防のためのスキンケア

主に細菌感染を防ぐために患肢の清潔と保湿に気を配り、スキンケアに努めます。もし水虫や皮膚炎、潰瘍などが生じていたら、その治療を行います。

理学療養を受けながら日常生活上の注意を守る

前記の療法を受けつつ、●日常生活上の注意点を守ることを認識し、継続的に実践することで大きな治療効果を期待することができます。

以下に、それぞれの方法を詳しく説明します。

むくんだ腕または脚を上げることが、むくみ改善の基本中の基本

液体が高いところから低いところに流れる性質を利用して、リンパ液を心臓まで流れやすくするために、むくんだ腕または脚を上げる「挙上《きょじょう》」の、正しい方法を実践しましょう。睡眠中の挙上のほか、日常の動作の中に挙上を組み入れる方法をご紹介します。

わずかな傾斜をゆっくり流れるような姿勢

腋窩《えきか》リンパ節（腕のむくみの場合）または腹腔内のリンパ節（脚のむくみの場合）の切除あるいは放射線照射によるダメージにより、主要路を通れなくなったリンパ液は、細いバイパスを通ることになります。ですから、挙上するとは言っても、高い位置から勢いよく流れたところで、流れは滞ってしまいます。細い管に見合った量が少しずつ流れるという流れ方が適しています。

　したがって、わずかな傾斜で長時間、腕または脚を上げ続けた方が良いことになります。実際にはいつも腕または脚を上げ続けておくことはできないので、睡眠中はむくんだ腕または脚をわずかに上げる（心臓より高くなる程度）姿勢を心がけてください。具体的な方法は、次ページを参考にしてください。

　もう一つ大事なことは、流れの途中でV字の谷間を作らないことです。リンパ液は血管のように拍動することなく、細くゆっくりとした流れです。流れに谷間があれば、リンパ液はそこに流れ込み抜け出せずにたまってしまうことになります。

　腕の場合は、ひじが下がってしまうケースが多く、ひじ関節の外側がより大きくむくむ傾向があります。脚の場合は、お尻が落ち込みやすくその結果、お尻や大腿部、下腹部、外陰部がより大きくむくむことが多くなります。

　また、日中でもなるべく、むくんだ腕または脚を上げる機会を増やす工夫（72～73ページ参照）をしましょう。

■睡眠中の挙上のコツ

腕の挙上

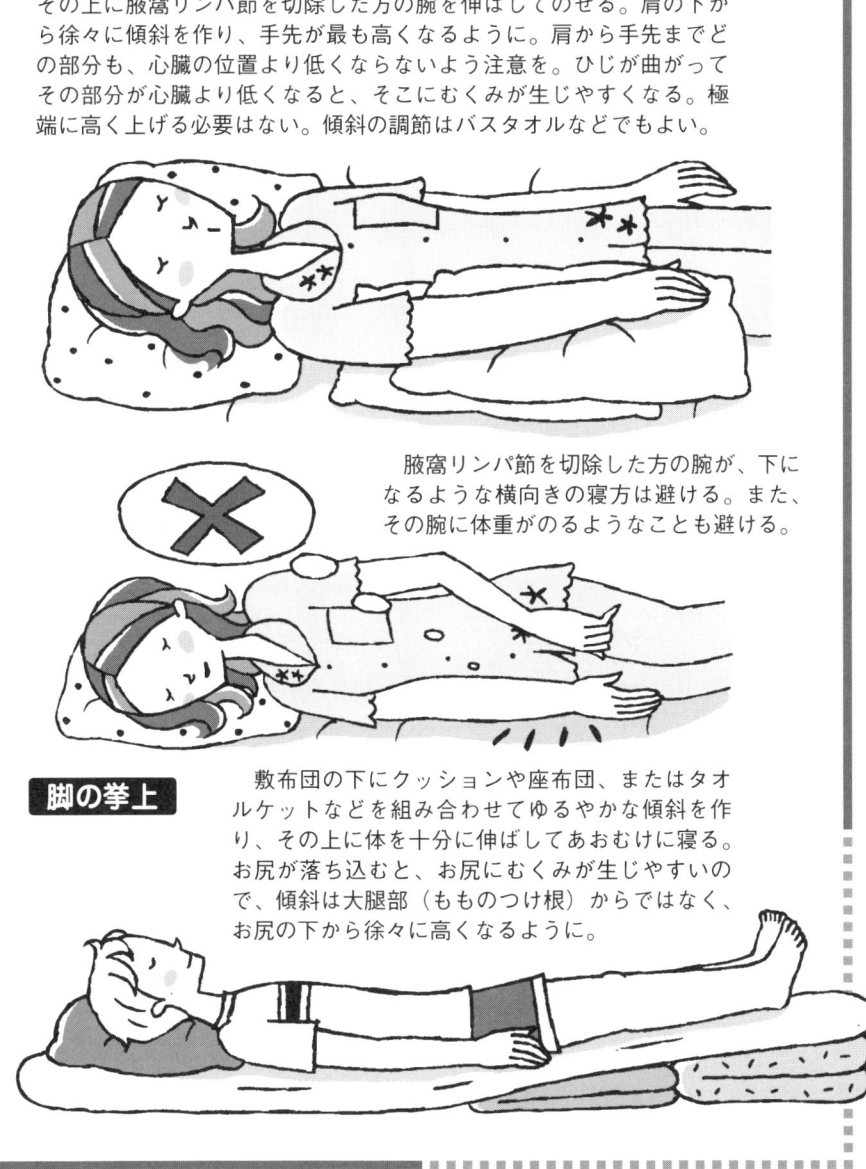

敷き布団の上にクッションや座布団などを２枚、少しずらして重ね、その上に腋窩《えきか》リンパ節を切除した方の腕を伸ばしてのせる。肩の下から徐々に傾斜を作り、手先が最も高くなるように。肩から手先までどの部分も、心臓の位置より低くならないよう注意を。ひじが曲がってその部分が心臓より低くなると、そこにむくみが生じやすくなる。極端に高く上げる必要はない。傾斜の調節はバスタオルなどでもよい。

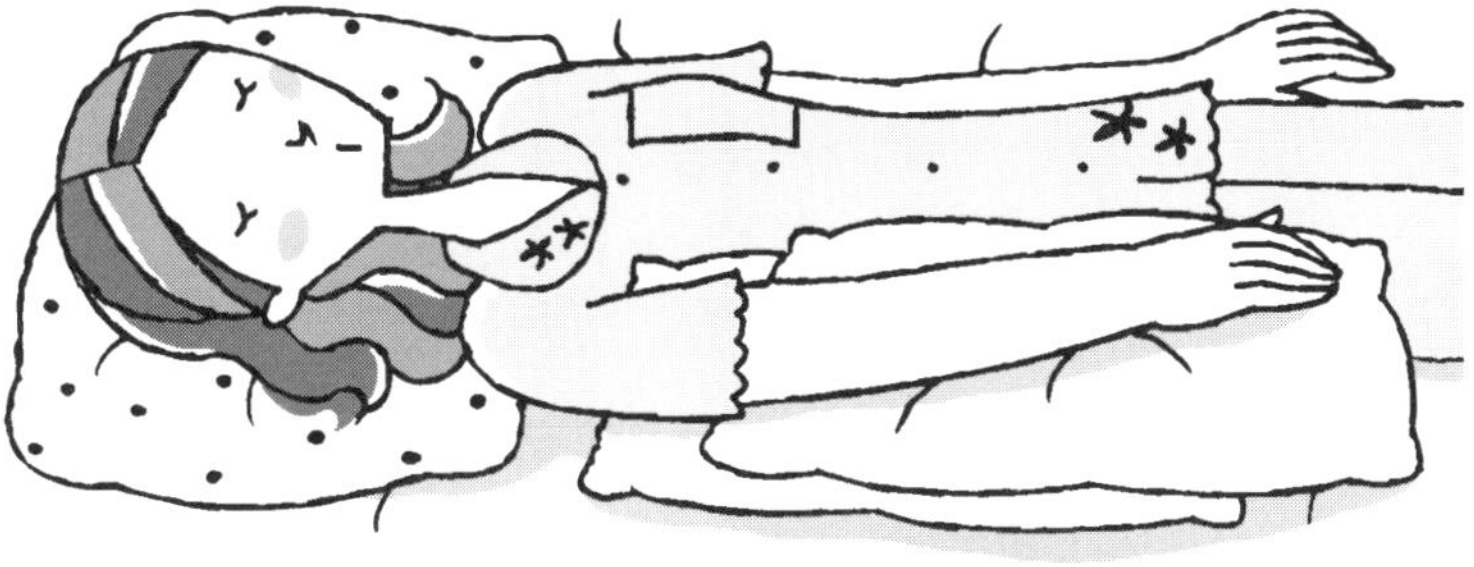

腋窩リンパ節を切除した方の腕が、下になるような横向きの寝方は避ける。また、その腕に体重がのるようなことも避ける。

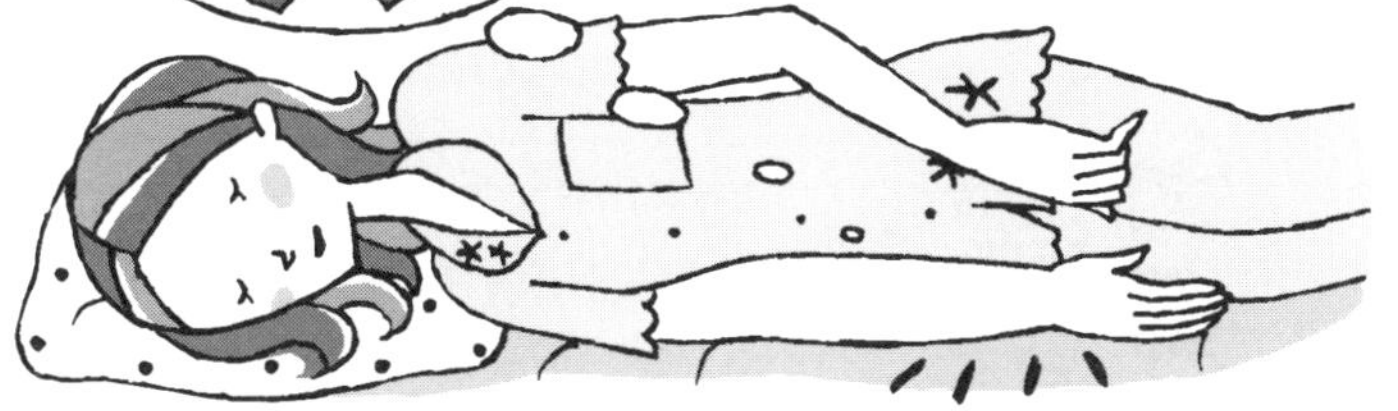

脚の挙上

敷布団の下にクッションや座布団、またはタオルケットなどを組み合わせてゆるやかな傾斜を作り、その上に体を十分に伸ばしてあおむけに寝る。お尻が落ち込むと、お尻にむくみが生じやすいので、傾斜は大腿部（もものつけ根）からではなく、お尻の下から徐々に高くなるように。

腕の挙上

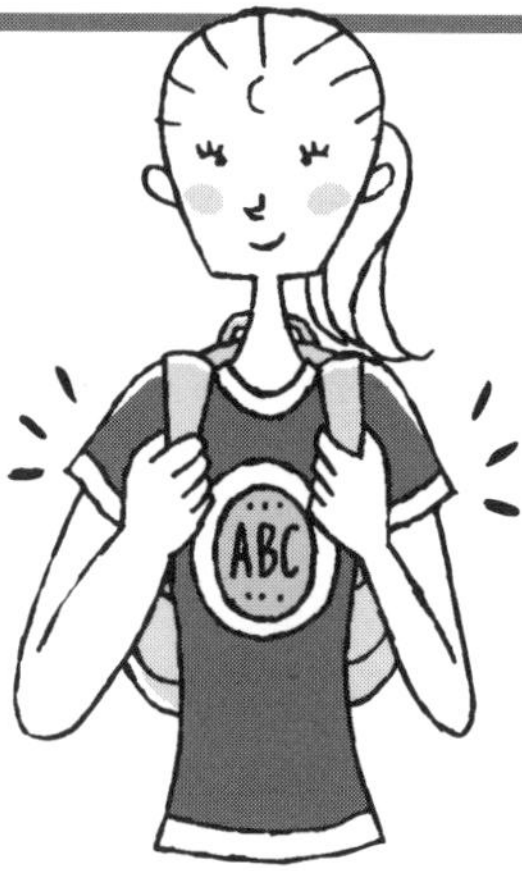

●外出時の手荷物(バッグ)は、リュックサックにすると腕の負担が軽減できるだけでなく、ときどきは肩ベルト部分を握って歩けば、腕を上げる機会が増える。ただし、荷物は軽くし、肩に当たるベルトの位置はときどきずらすこと。また、長時間、ひじを曲げ続けないこと。

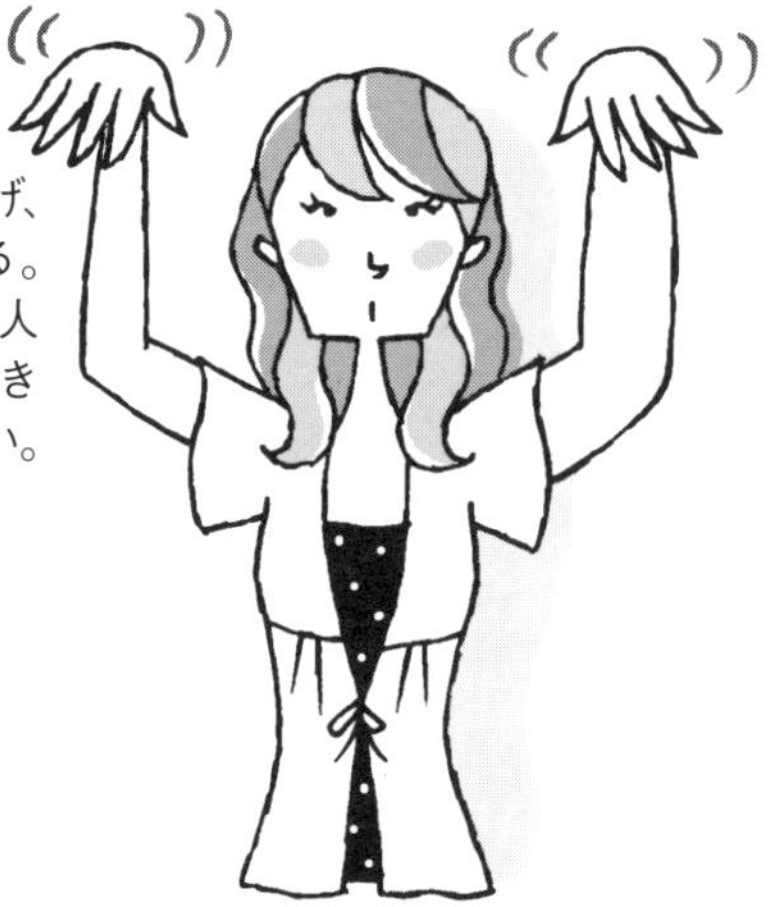

●ときどき、手と腕を上げ、ブラブラ運動をする。仕事を持っている人は、トイレに立ったときなど、習慣化するとよい。

●(通勤)電車やバスに乗って立っているときは、腋窩リンパ節を切除した方の手でつり革を握る。ひじが心臓より落ち込まないように、高めのつり革を選ぶ。

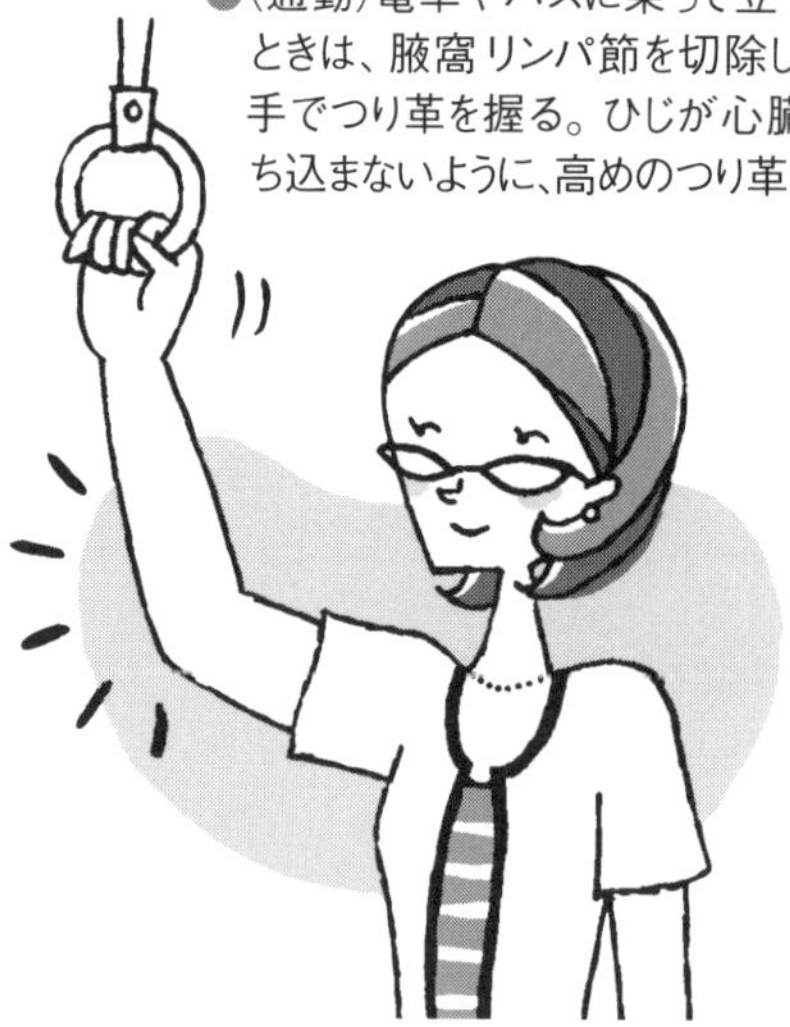

●よく使う食器や調理用品を目線より上方の棚に収納し、手を上げる機会を増やす。

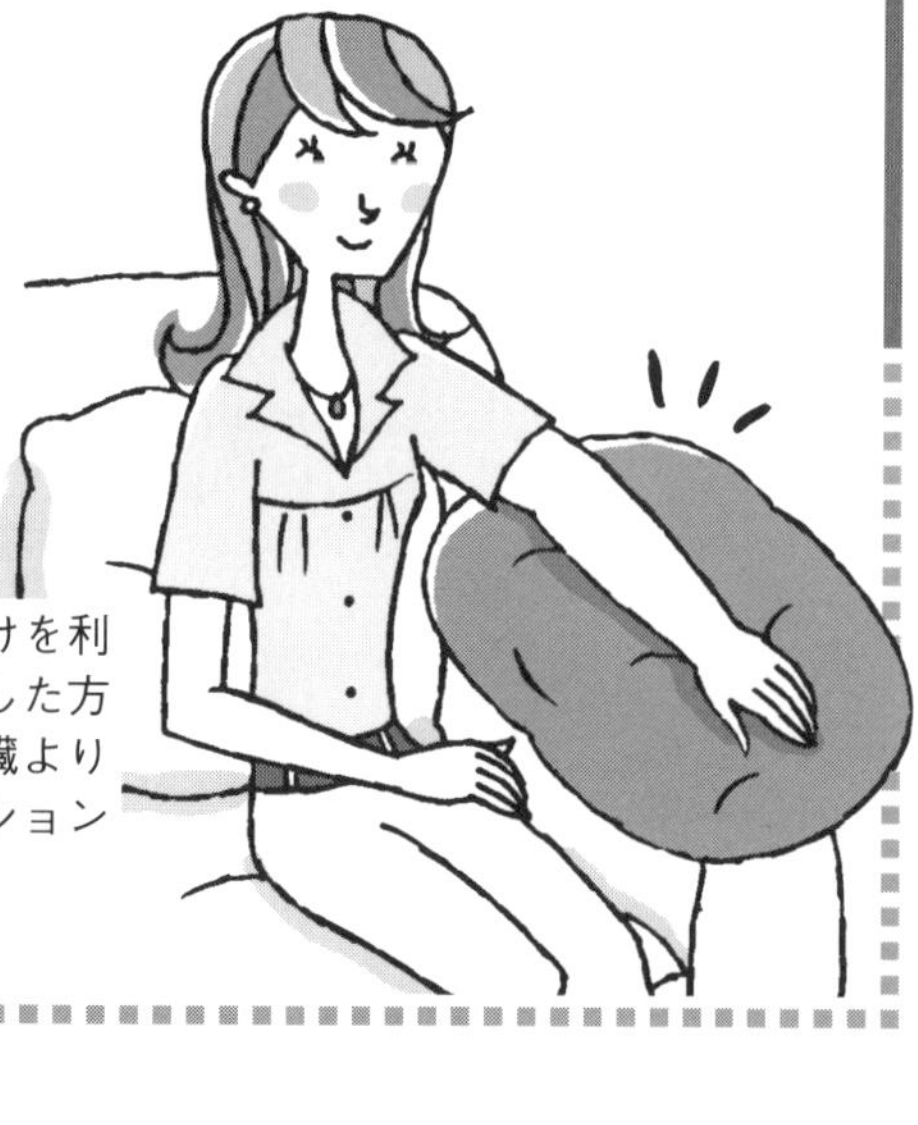

●いすやソファーに座るときは、ひじかけを利用して、その上に腋下リンパ節を切除した方の腕をのせる。のせた腕がなるべく心臓より高くなるように、ひじかけの上にクッションなどを置いて高さを加えるとよい。

日常動作に組み入れた挙上のコツ

脚の挙上

●たたみの部屋では、正座や横座りを避け、脚を投げ出して座る。

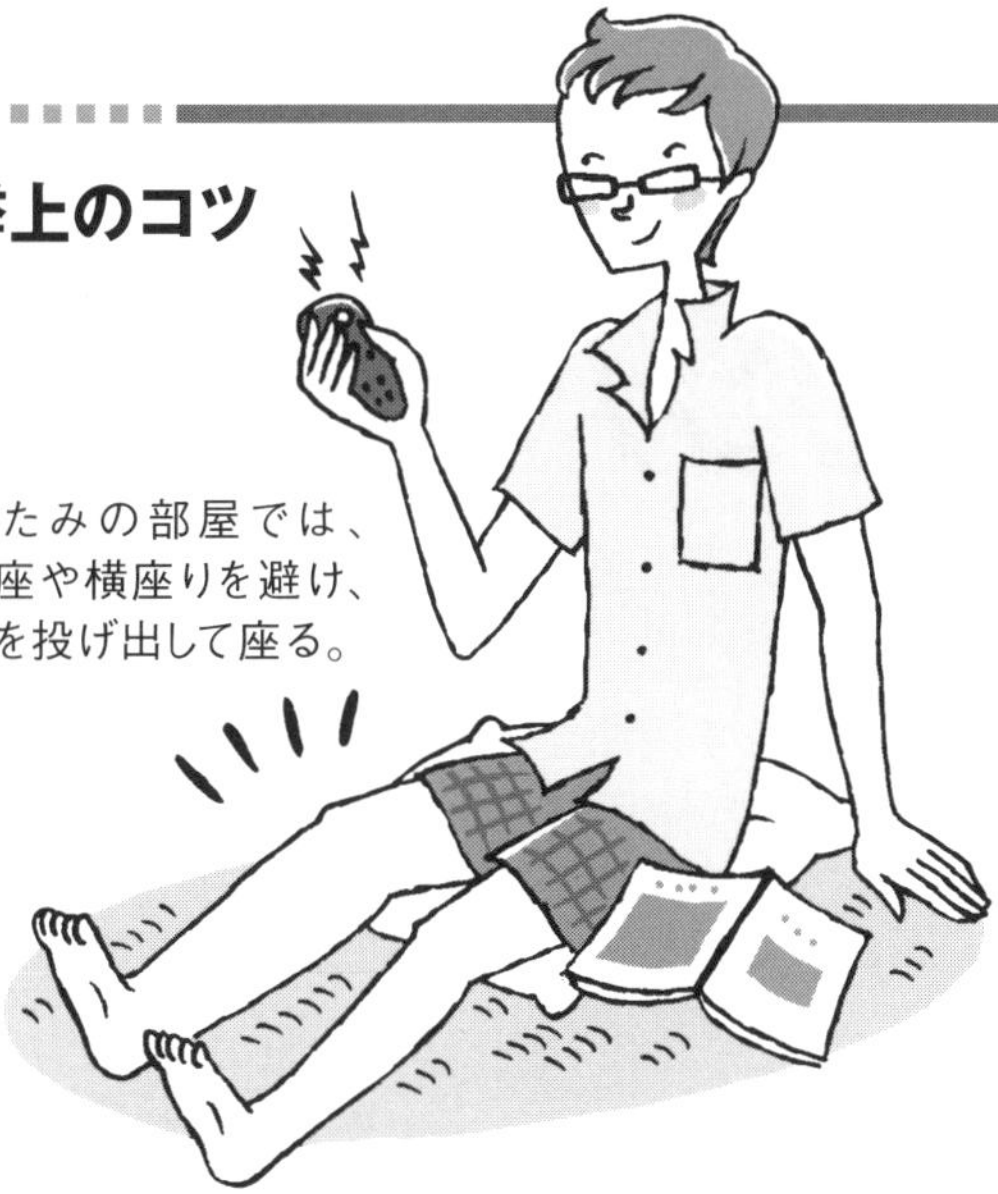

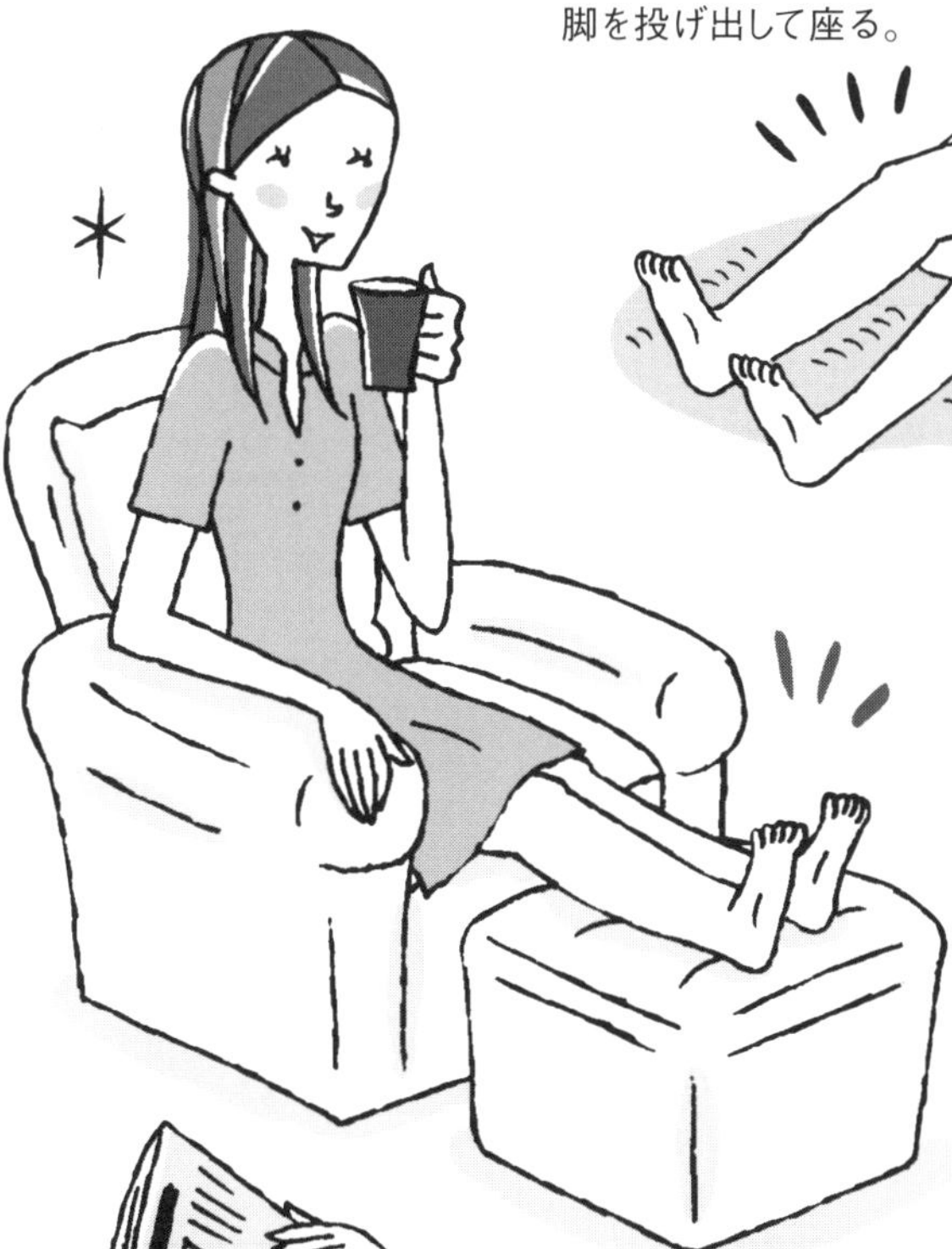

●いすやソファーに座るときは、前に脚置き用の台（いすなど）を置き、脚をのせる。

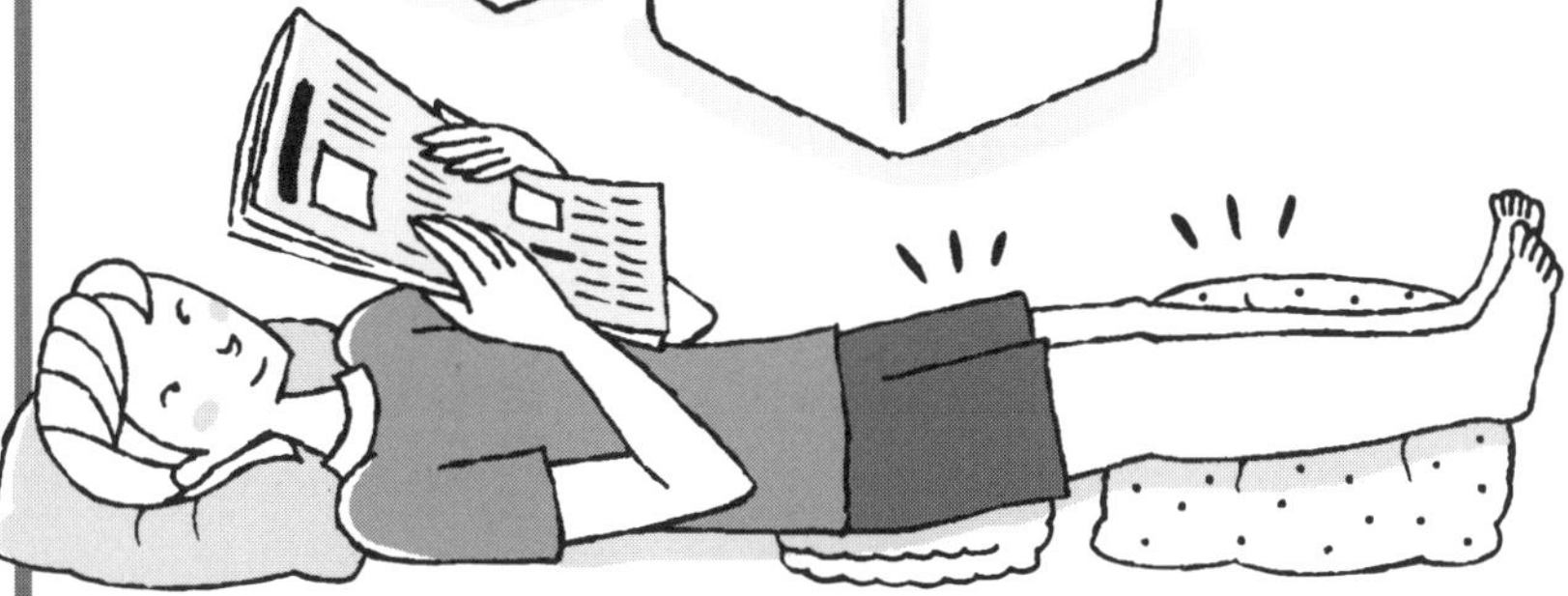

●家にいるときは、なるべく脚や足を上げる時間を作る。睡眠中の挙上のコツ（71ページ参照）と同様、クッションや座布団を利用して、お尻や脚、足を高くする。

滞ったリンパ液を手技で流す リンパ誘導マッサージ

リンパ浮腫の複合的理学療法の基本と言えるのが、リンパ誘導マッサージです。滞ったリンパの流れをハンドテクニックで改善するもので、弾性包帯、弾性スリーブ、弾性ストッキングなどで圧迫する前に行うのが原則です。

リンパ誘導マッサージでリンパの迂回《うかい》路を作る

体の隅々にまでリンパ液を運ぶリンパ毛細管を通り全身を巡ったリンパ液は、体表近くにある主要なリンパ節（頸部、腋窩《えきか》部、鼠径《そけい》部などにあるリンパ節＝関所の役目をする）を通って、体の奥にある深部リンパ管に入り、最終的には首のつけ根（頸静脈角）から静脈に合流して心臓に戻ります。

リンパ誘導マッサージは、摘出したり損傷を受けて機能していない主要なリンパ節への経路を通らずに、迂回路を作ってほかの主要で健康なリンパ節にリンパ液を誘導し、心臓へ戻すためのマッサージです。

リンパ液がたまっているのは、多くは皮下組織ですので、この部分に弱い刺激を与えてリンパ液の流れを活性化します。また、マッサージは、リンパ浮腫の進行に伴って硬くなった皮膚をほぐすのにも役に立ちます。

医師など専門家の指示に従い、定期的に診察も受ける

リンパ誘導マッサージを始めるにあたっては、あらかじめ、がんの治療を受けている主治医に相談し、リンパ浮腫に詳しい医師に受診したり、セラピストの指導を受けます。

浮腫の症状が強いときには、入院して毎日から週5回くらいのマッサージを行い、滞留したリンパ液を積極的に流します。この段階を「集中的廃液期」と言います。

ある程度浮腫が改善したら、進行予防やさらなる改善、あるいは現状

維持のために、自宅においてマッサージを自分で行ったり、家族に行ってもらったり、医療施設や専門の治療院で週1～2回受けたりします。自宅でセルフケアをしている人でも、定期的に医師の診察を受け、経過観察をしましょう。

この段階を、「現状維持・進行予防期」と言います。

リンパ誘導マッサージが受けられない場合

次のようなときは、リンパ誘導マッサージは受けられません。そのほかにも心配な点がある場合もあるので、医師に必ず確認しましょう。

全身的に受けられない場合

- 蜂窩織炎《ほうかしきえん》をはじめ、急性炎症を起こしているとき
- 心不全があったり、心臓の病気に伴う浮腫がある場合
- 深部静脈血栓症や急性静脈炎など、下肢静脈に急性疾患がある場合
- 悪性腫瘍による浮腫がある場合

（状況による）

両鎖骨上窩および両側頸部のマッサージは避ける場合

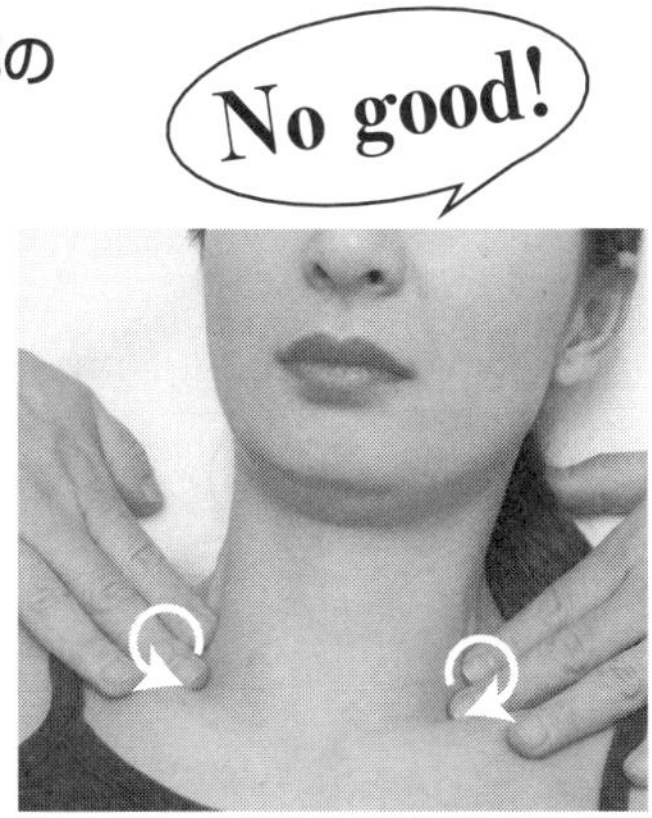

- 甲状腺機能亢進《こうしん》症がある場合
- 頸動脈洞症候群がある場合
- 重症な不整脈がある場合
- 高齢者（全身状態の個人差による）

など、血圧やホルモン分泌の急激な変化が心配される場合

＊この部分のマッサージができない場合は、肩回しを10回行う。方法は51ページ参照。

腹部深部のマッサージは避ける場合

- 腹部の急性または慢性の病気がある場合
- 大動脈瘤《どうみゃくりゅう》がある場合
- 放射線照射が原因の腸炎や膀胱《ぼうこう》炎がある場合
- かつて腸閉塞症にかかったことがある人
- かつて骨盤内静脈血栓症にかかったことのある人
- 妊娠している人

など

＊腹式呼吸は行ってもよいが、体調が悪くなったらすぐに中止する。

進行予防や改善、現状維持のためのセルフマッサージの実際

　セラピストによるリンパ誘導マッサージを頻繁には受けられないことがあります。日常的には、自宅において自分でマッサージを行うことになります。背中など自分では手が届かないところは、なるべく家族などほかの人に行ってもらうことを勧めます。

セルフマッサージの前に、専門家の方法を体験して

　リンパ誘導マッサージは、それを開発し発展させたヨーロッパ諸国では、複合的理学療法を習得したセラピストによることを基本としています。日本では、セラピストの数が少ないこともあって、セルフマッサージもあり得るとされています。

　しかし、願わくばセルフマッサージを行う前に、セラピストによる実際の方法を体験していただきたいと思います。リンパ浮腫を治療する目的のマッサージは、エステサロンなどで美容目的に行われているリンパマッサージとは異なりますので、注意しましょう（セラピストについては、167ページ参照）。

目標となるリンパ節を決めてリンパの流れを誘導する

●目標リンパ節の決定

　まず大切なことは、体表近くのどの関所を通ってリンパ液を深部リンパ管に送り込むのか、目標とするリンパ節を決めることです。

　リンパ誘導マッサージで、目標とされる主なリンパ節は、鎖骨上リンパ節、腋窩《えきか》リンパ節、鼠径《そけい》リンパ節などです。

●マッサージはまず、心臓に戻る経路から

　リンパ浮腫の現れている腕や脚をマッサージしてリンパ液を送り込んでも、誘導先のリンパ節の受け入れに余裕がなければ、その手前でリンパ液がたまってしまいます。最初に行き先のリンパ液の流れをよくして

おくことが大切です。

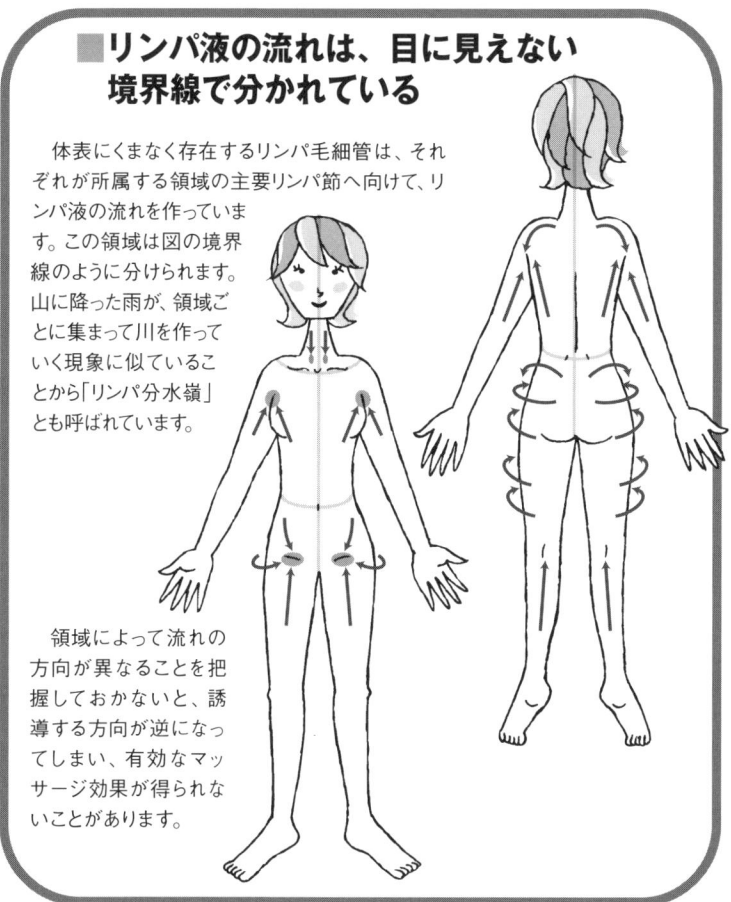

まず、首のつけ根（頸静脈角）から静脈に合流して心臓に戻る経路を活性化します。腹式呼吸や肩回しをした上で、頸部リンパ節（特に鎖骨上リンパ節）の部分を、ゆっくり軽く押し込むようにマッサージします。

そうして初めて、浮腫の現れた腕または脚のマッサージに入ります。マッサージの順序や方法は、80〜91ページに詳しく紹介しました。

■リンパ液の流れは、目に見えない境界線で分かれている

体表にくまなく存在するリンパ毛細管は、それぞれが所属する領域の主要リンパ節へ向けて、リンパ液の流れを作っています。この領域は図の境界線のように分けられます。山に降った雨が、領域ごとに集まって川を作っていく現象に似ていることから「リンパ分水嶺」とも呼ばれています。

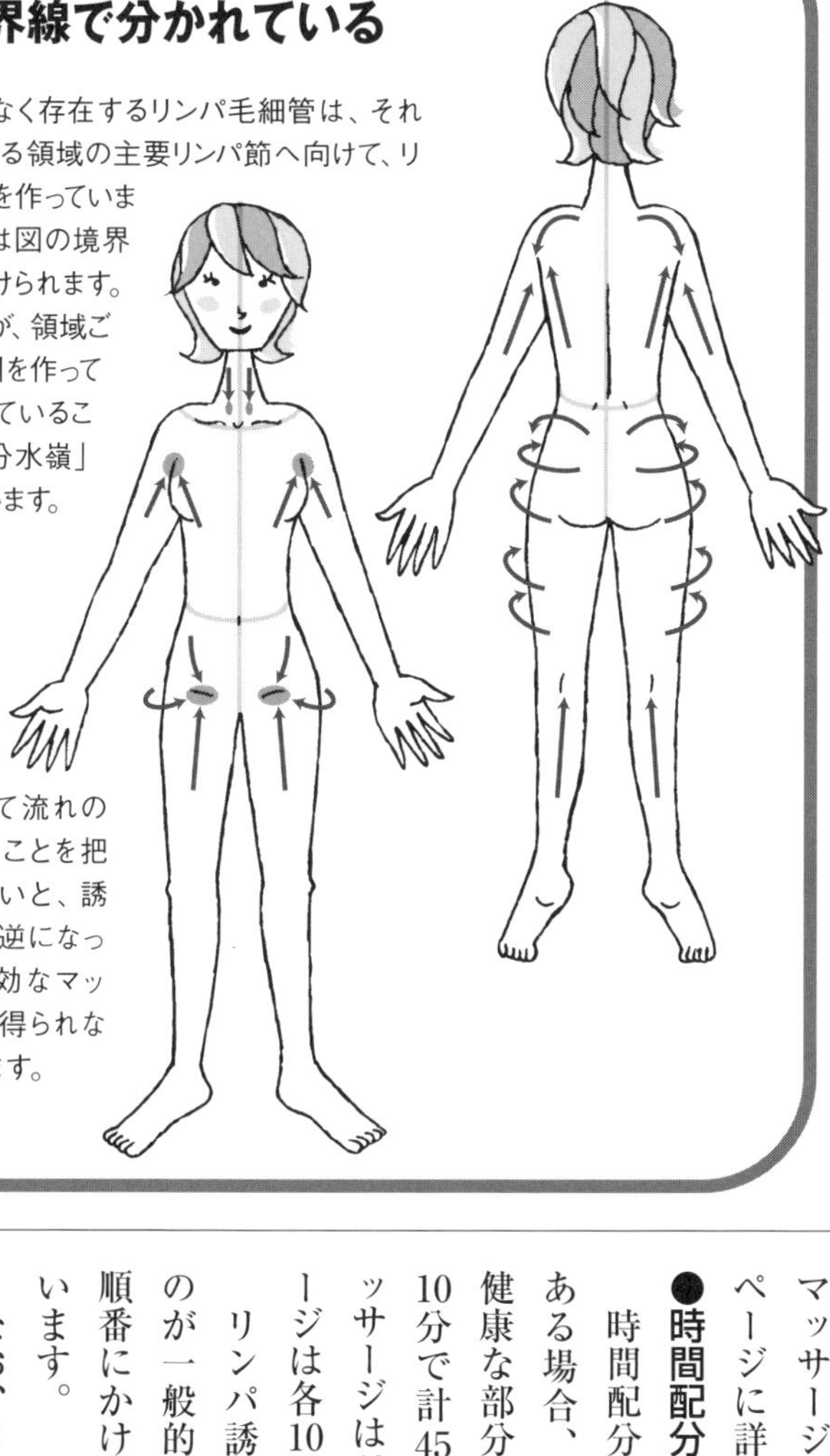

領域によって流れの方向が異なることを把握しておかないと、誘導する方向が逆になってしまい、有効なマッサージ効果が得られないことがあります。

●時間配分を目安に

時間配分は、片腕にリンパ浮腫がある場合、腕のマッサージは25分、健康な部分のマッサージを前後に各10分で計45分、片脚の場合は脚のマッサージは40分、健康な部分のマッサージは各10分で計60分が目安です。

リンパ誘導マッサージは手で行うのが一般的ですが、同じように圧を順番にかけられる器械も市販されています。

なお、リンパ誘導マッサージで改善した状態を保つには、弾性包帯や弾性スリーブ、弾性ストッキングを併用することが大切です。

基本的な手の動かし方

セラピストによるマッサージの手の動かし方は何種類もあり、浮腫の状態やマッサージする部位によって使い分けます。

患者さんがセルフマッサージするには、手のひら全体で円を描く方法を基本としましょう。

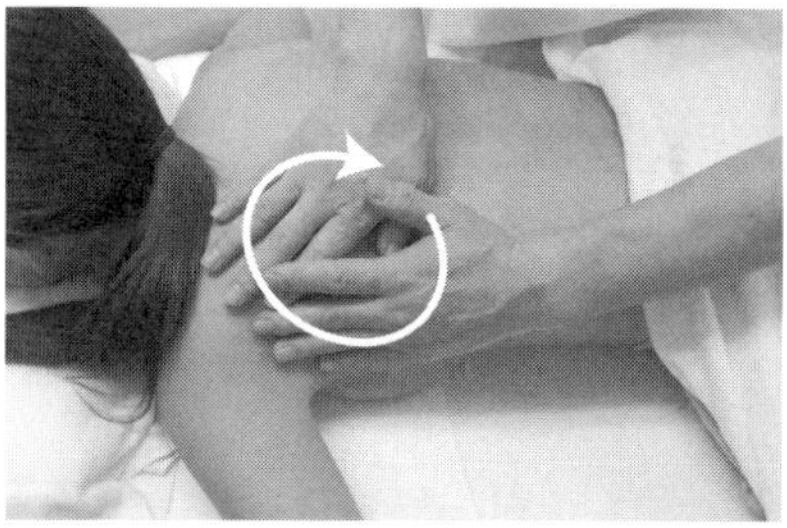

●手のひらで大きくゆっくり円を描く

指と手のひら全体を皮膚に当て軽く圧を加えて、皮下組織をずらすように、ゆっくり円を描く。

ツボマッサージや指圧のように局所に力を入れてもんだり押したりはしない。皮膚表面を「さする」「なでる」でもなく、皮下組織を優しくずらす感じに。

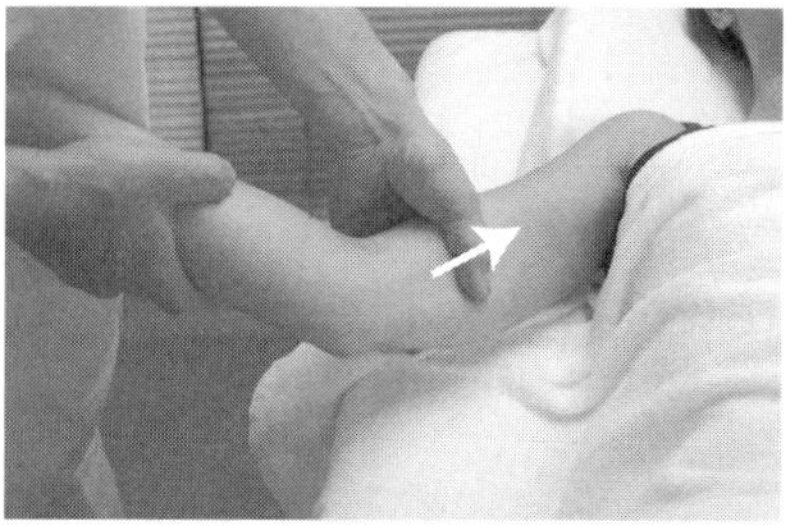

●軽く握った状態で少しずつずらす

腕や足首近くなど比較的細い部分は、軽く握った状態で上方に皮下組織をずらす。

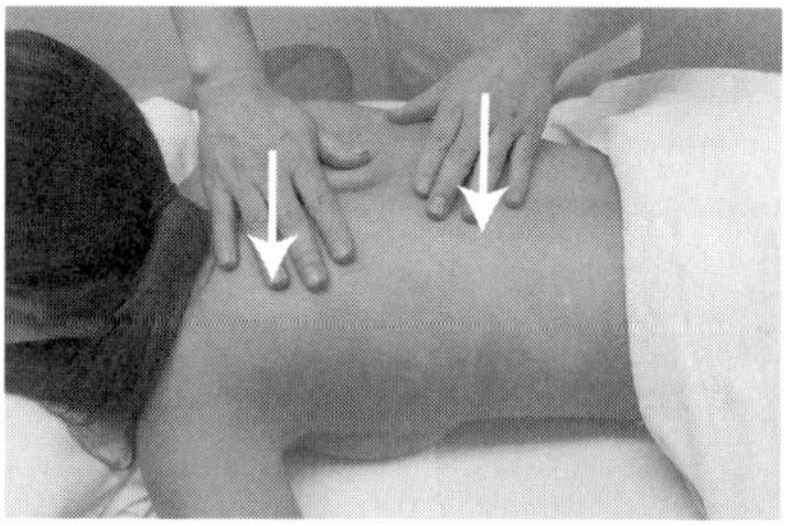

●平らな面を前方に少しずつずらす

背中や胸など平らな部分は、手のひらと指で、少しずつ前方に皮下組織をずらす方法もある。

＊皮膚が硬くなっているところには、より圧を低くして、やさしくほぐすようにマッサージする。

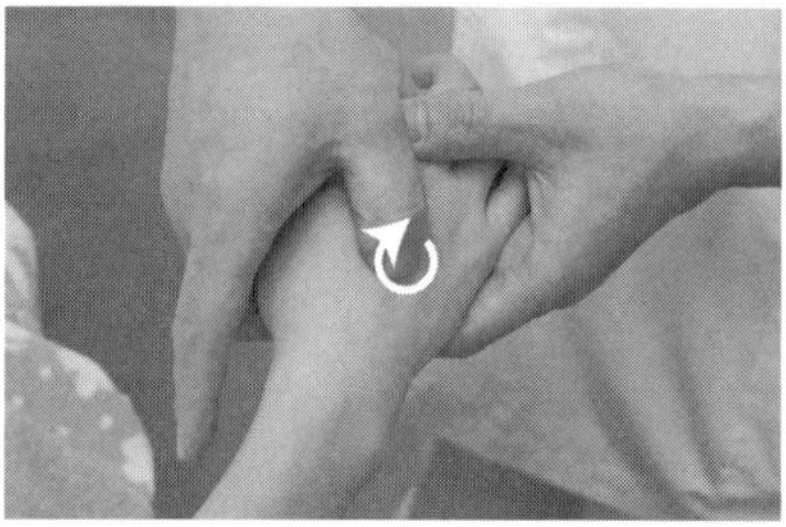

●骨と骨の間のような狭い溝は、指１～2本で、小さな円を描く。

領域を2～3等分したときの効果的な順序
（右腋窩《えきか》リンパ節を目標とした場合）

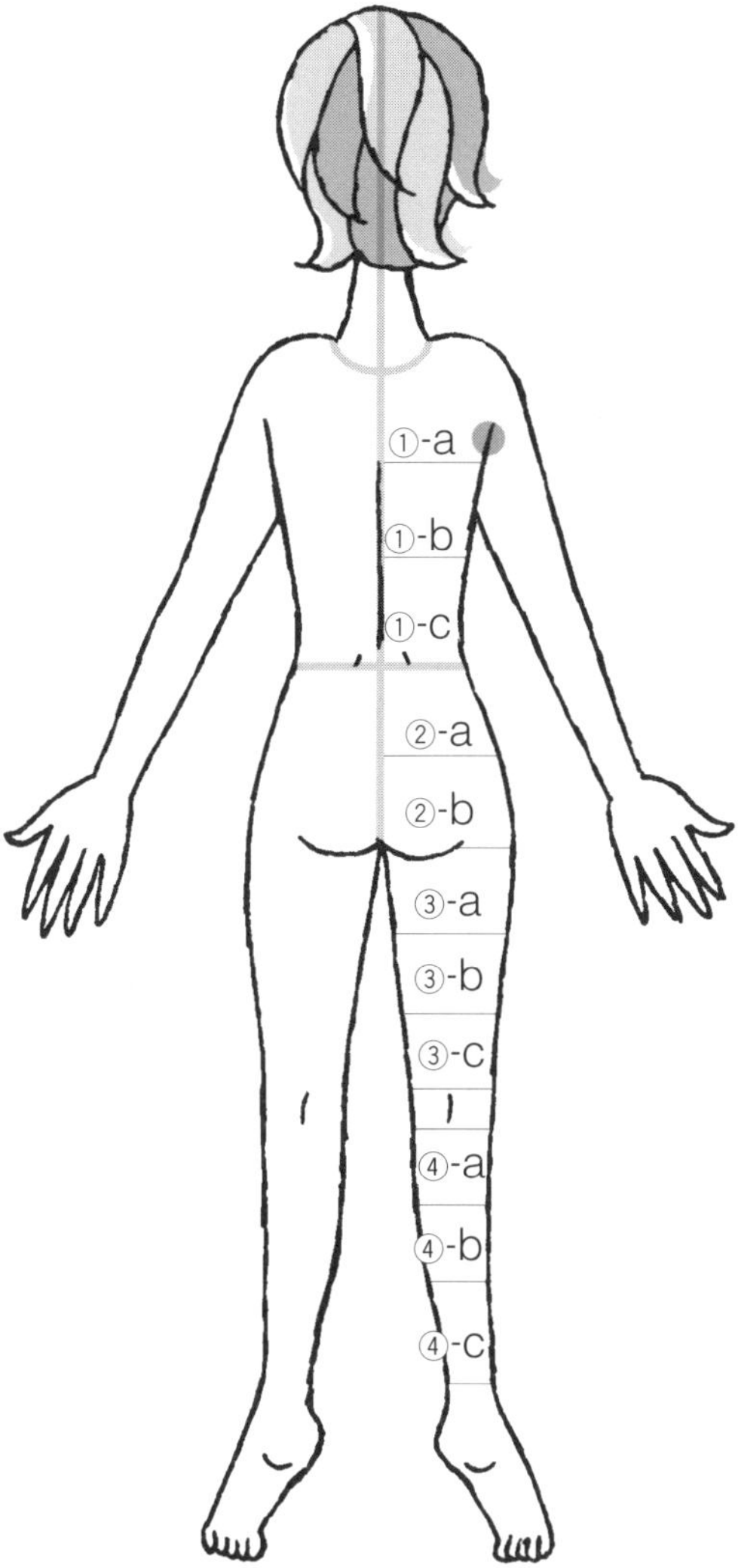

①の部分の順序

1回目 a
2回目 b、a
3回目 c、b、a

②の部分の順序

1回目 a
2回目 b、a

①～②の部分を通しで。

②ーb、a ①ーc、b、a

③の部分の順序

1回目 a
2回目 b、a
3回目 c、b、a

④の部分の順序

1回目 a
2回目 b、a
3回目 c、b、a

右上肢（右腕）リンパ浮腫の場合のマッサージ順序と方向

目標の主要リンパ節は
左腋窩《えきか》リンパ節（③）
右鼠径《そけい》リンパ節（⑤）

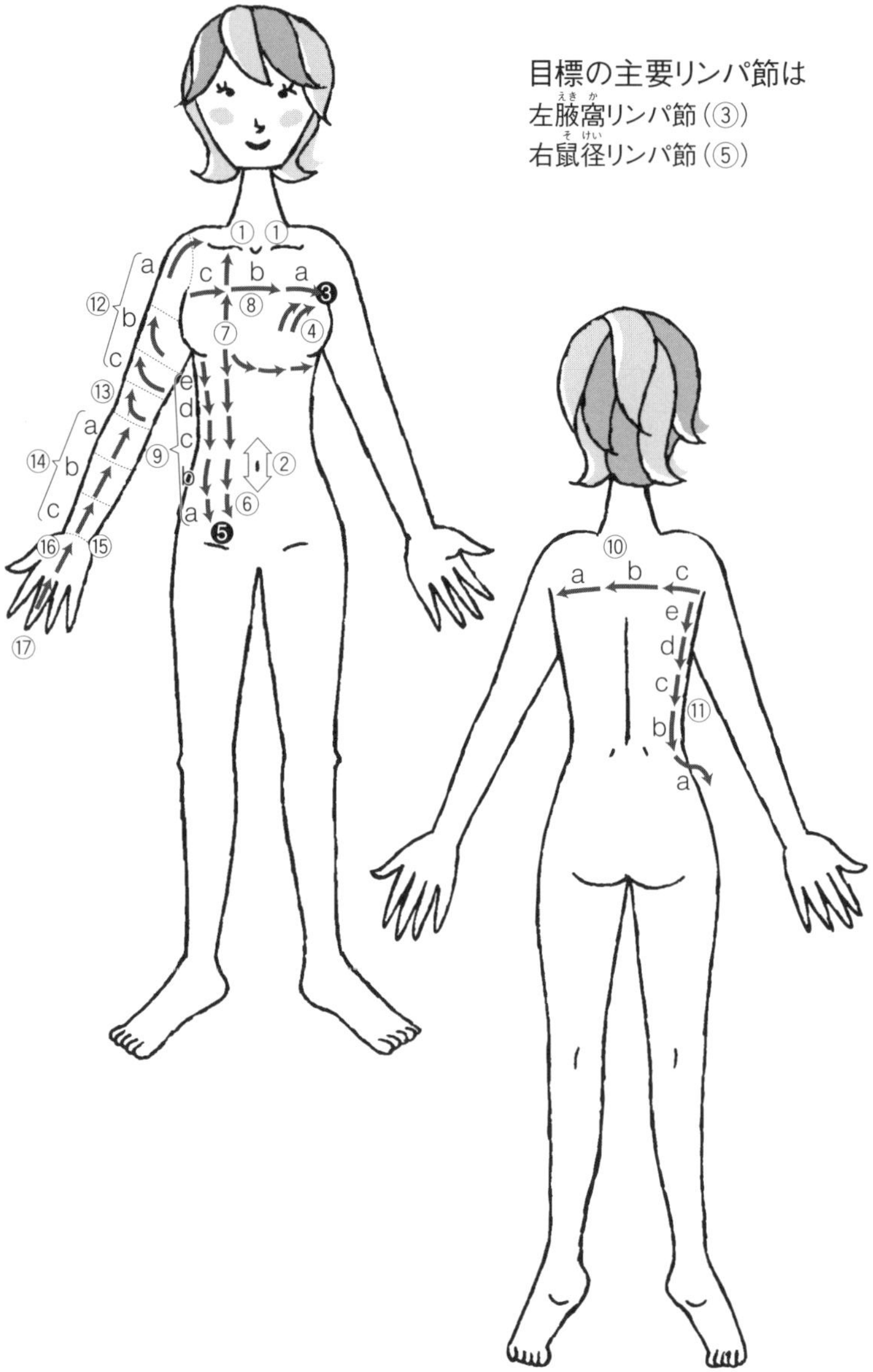

左上肢（左腕）リンパ浮腫の場合のマッサージ順序と方向

目標の主要リンパ節は
右脇窩リンパ節（③）
左鼠径リンパ節（⑤）

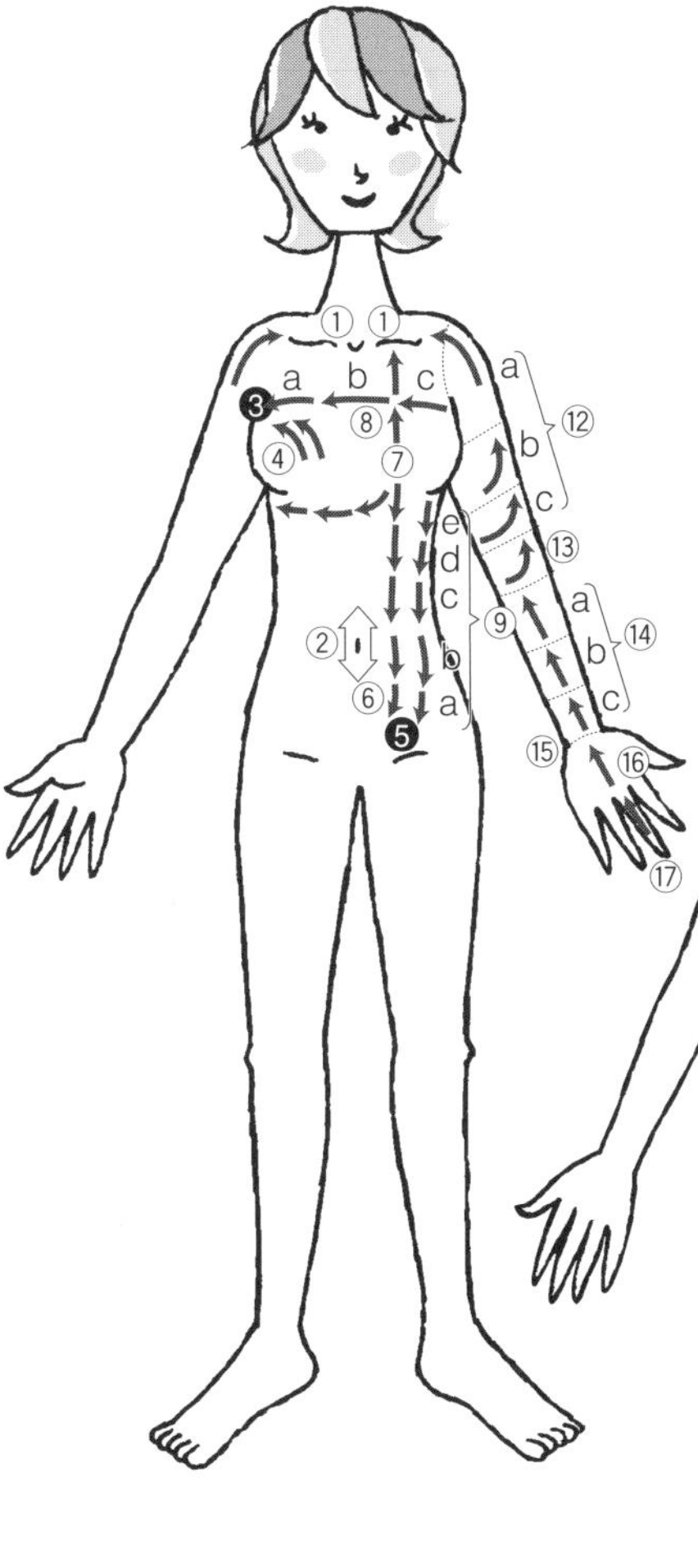

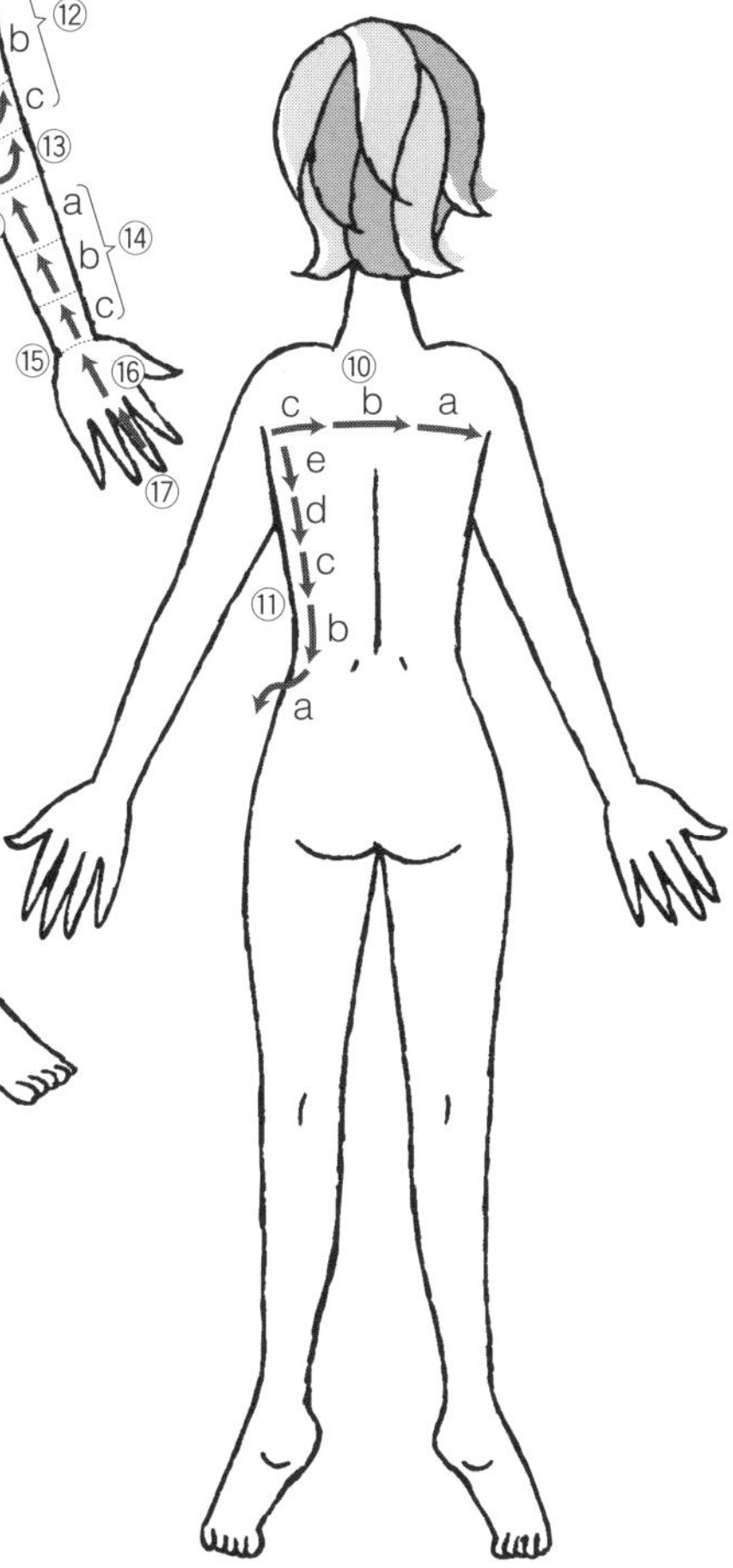

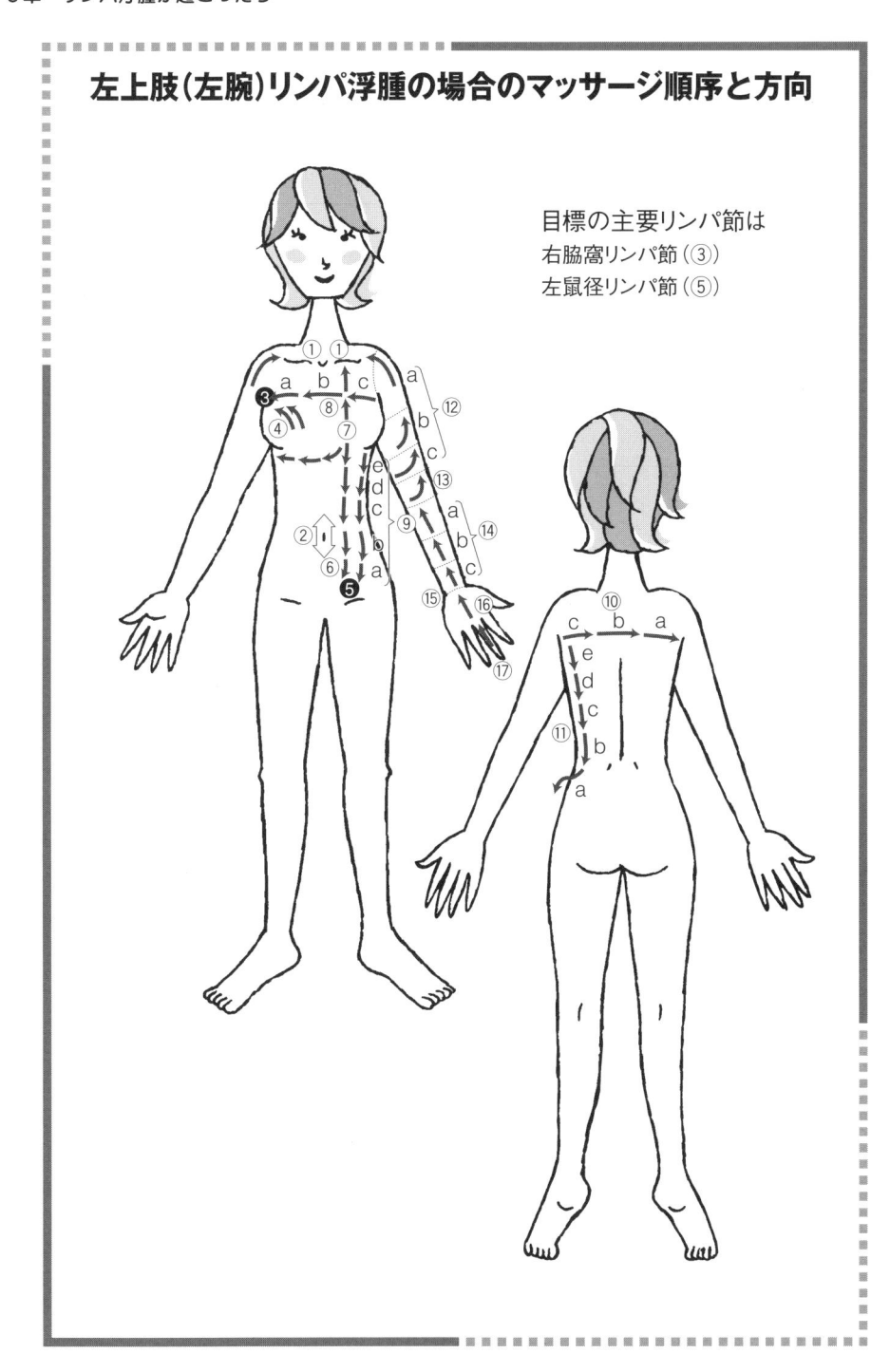

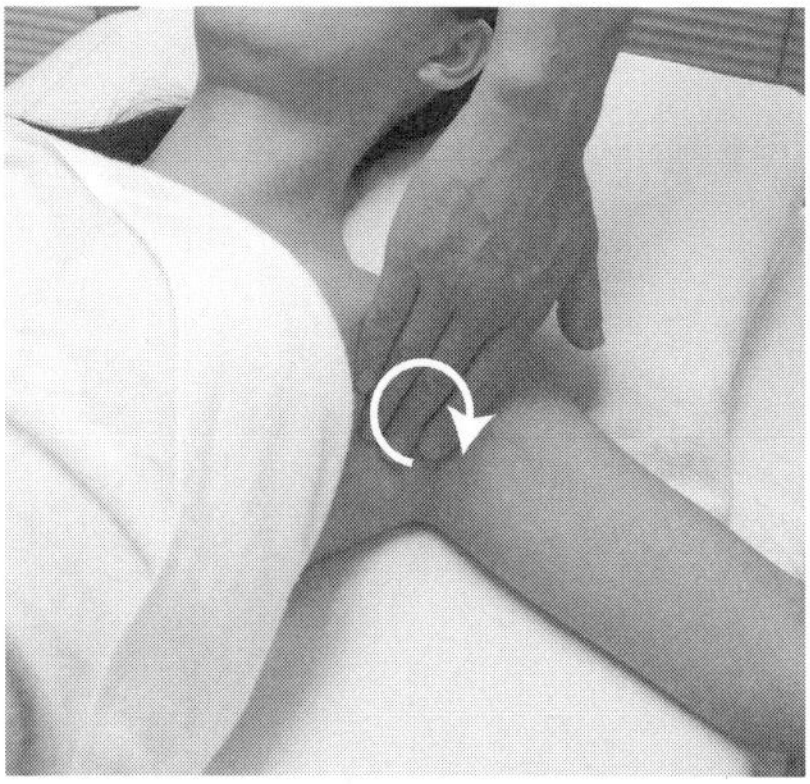

❸健康な側の脇の下（この例では左脇の下）に指4本を当て、奥に押し込むように軽く円を描く。

《この方法は肩甲骨側に迂回《うかい》路を作るので、④～⑨の胸のマッサージは省略可能》

❹左胸を左の脇の下に向けてマッサージする。

❺右の鼠径《そけい》部リンパ節をマッサージする。

❻右下腹部を右鼠径部に向けてマッサージする。

❼右の胸部を、右の鎖骨のくぼみ、左の脇の下、右鼠径部のそれぞれに向けてマッサージする。

❽左右の腋窩リンパ節の間を80～81ページの図のa、b、c の順でマッサージする。

❾右脇腹を、右鼠径リンパ節へ向けてa、b、cの順でマッサージする。

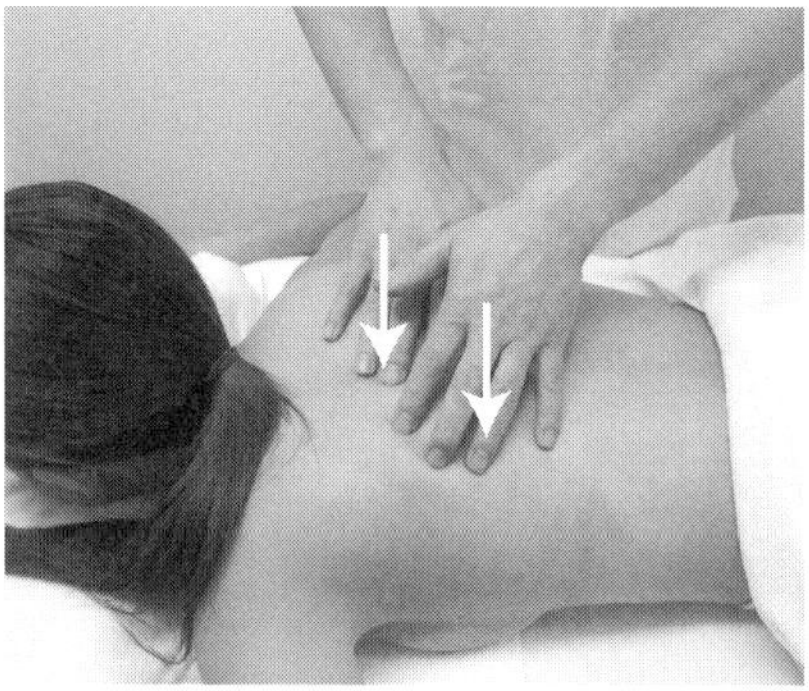

❿－オ　アの別な手技（主に指で）

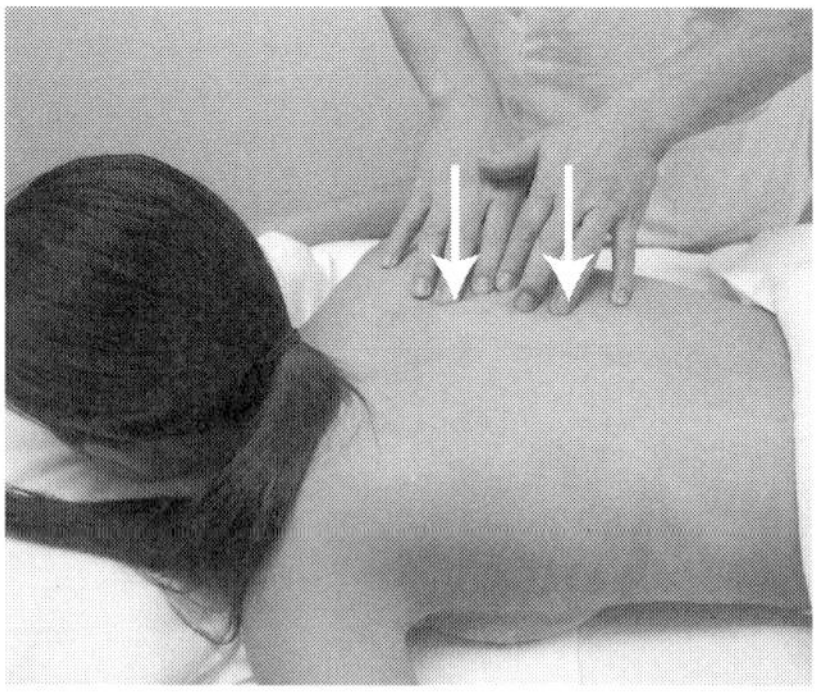

❿－カ　イの別な手技（主に指で）

《この方法は肩甲骨側に迂回路を作るので、⓫の脇腹のマッサージは省略可能》

⓫右側の背中にたまったリンパを、背中（脇腹寄り）を通り、右鼠頸部に送るようにマッサージする。

⓫－ア　先に腰骨あたりから右鼠頸部に向けて。

⓫－イ　次にお尻から腰骨側に。

⓫－ウ　脇腹から腰骨の方へ。

⓫－エ　右腋窩リンパ節の下部から脇腹へ。

リンパ誘導マッサージの実際──右上肢(右腕)リンパ浮腫の例

《患肢のマッサージを行う前に》

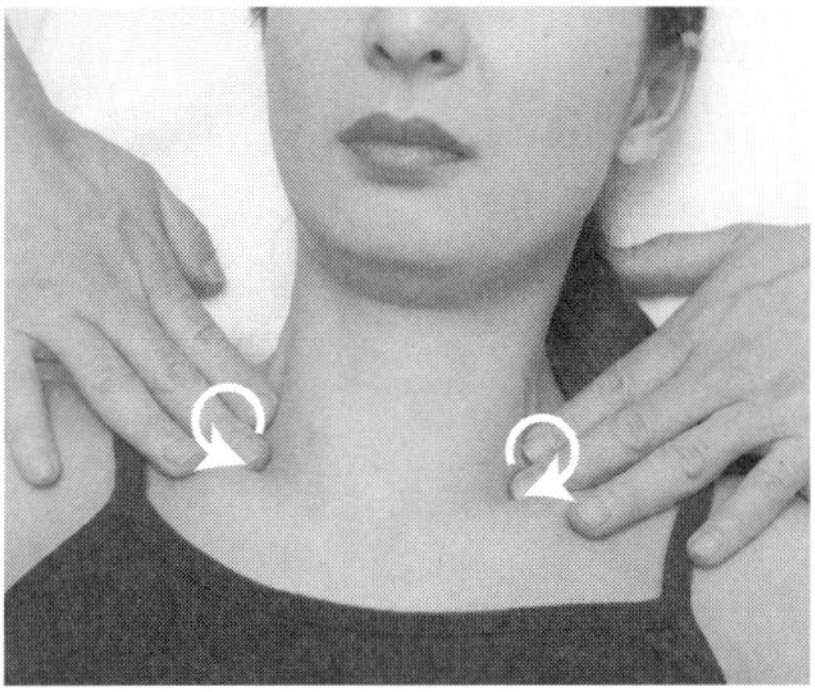

❶あおむけに寝て、両側の鎖骨のくぼみと首の横を、指2本くらいを当てて、軽く押しながら円を描く。

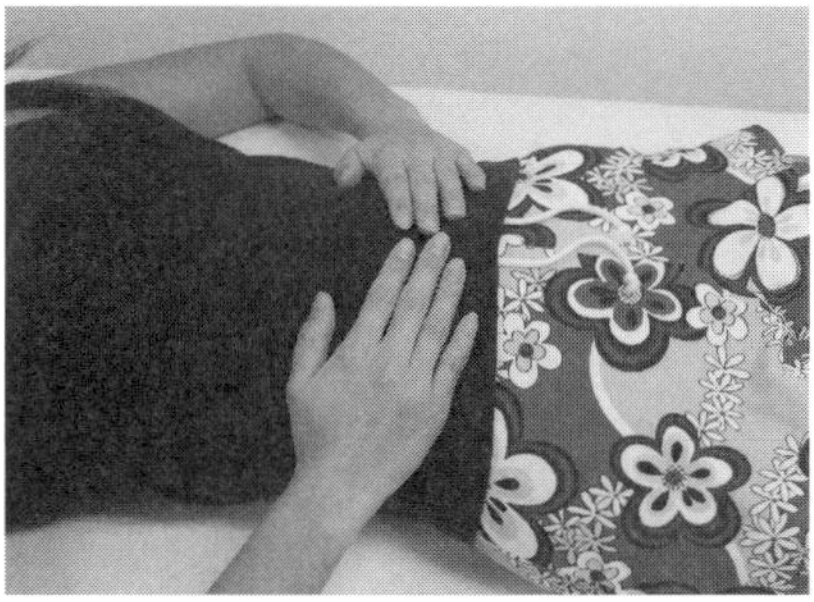

❷腹式呼吸をする。息をゆっくり吐きながら下腹部をへこませ、吐き終わったらゆっくり息を吸いながら下腹部をふくらませる。これを10回繰り返す。下腹部に両手を当てると、腹式呼吸になっているか確認できる。下腹部をマッサージすることもある。

《うつぶせの姿勢になり、肩甲骨の上をマッサージする》

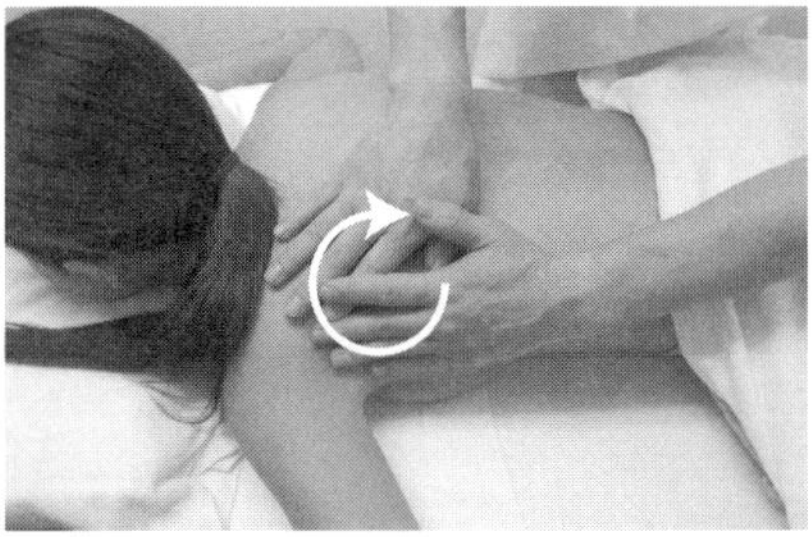

❿ーア　まず肩甲骨の上を、左側から左の腋窩リンパ節に向かってマッサージする。

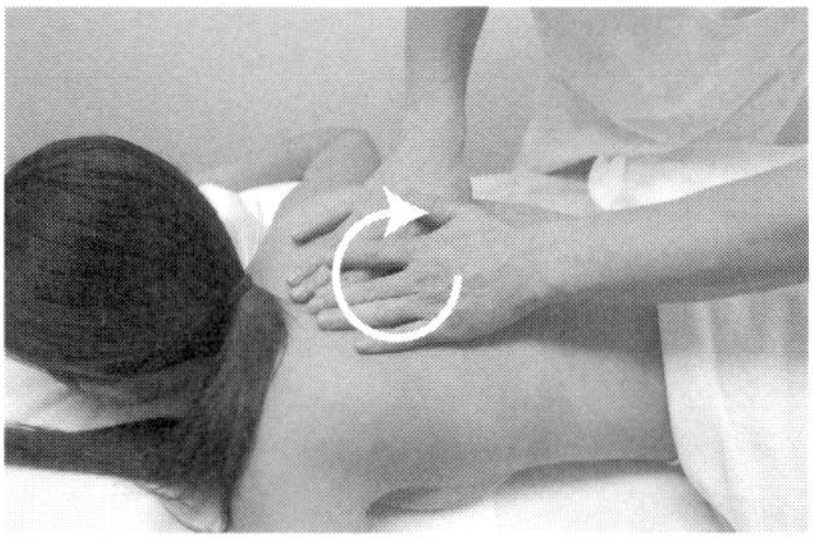

❿ーイ　次に左右の肩甲骨の間を、さらに右側の肩甲骨の上をマッサージする。

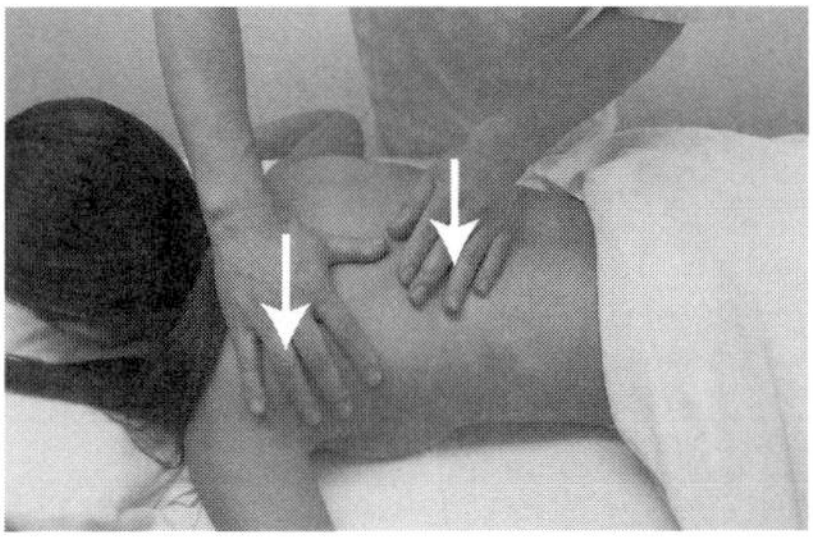

❿ーウ　アの別な手技(手のひら全体で)

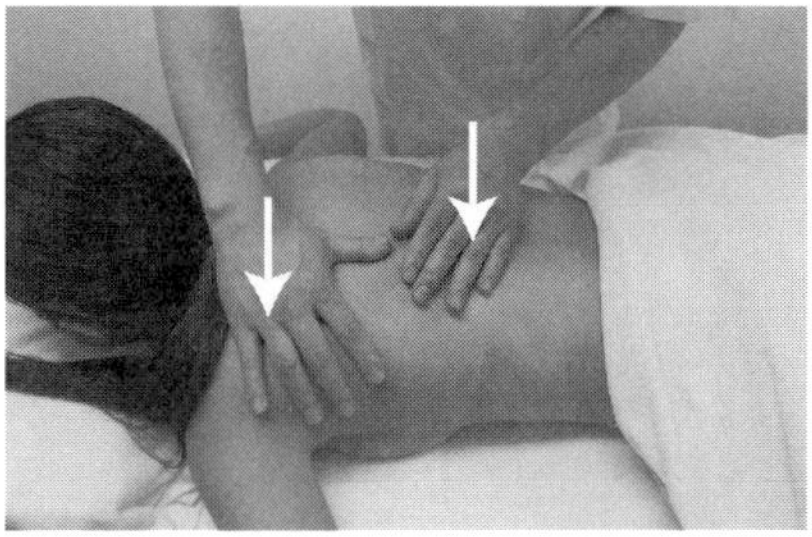

❿ーエ　イの別な手技(手のひら全体で)

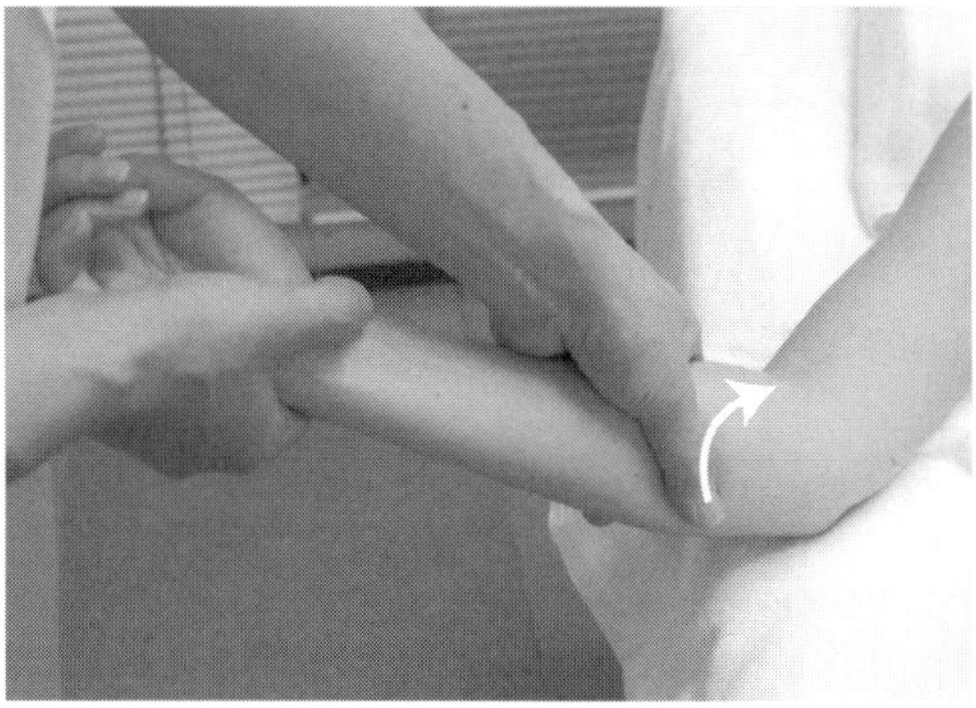

⓮前腕を80～81ページの図のa、b、cの順に、ひじに向けてマッサージする。cまでいったら、b、aに戻る。

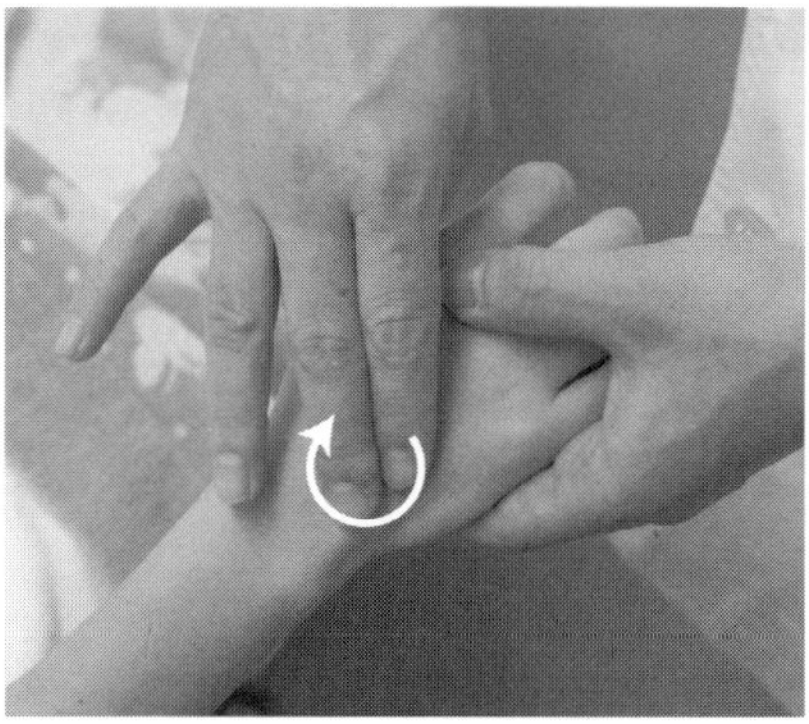

⓯手首は、指2～3本で円を描く。

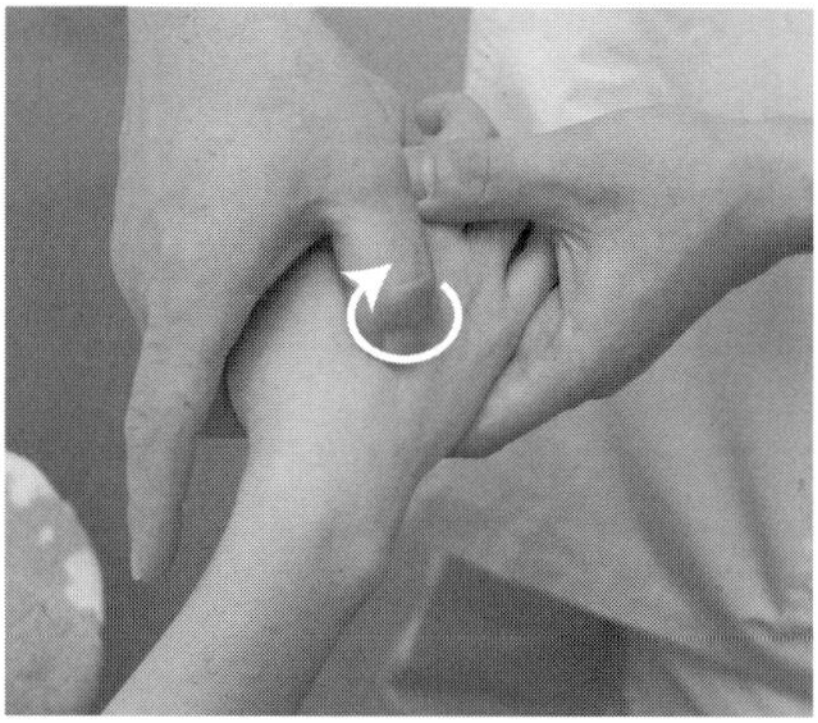

⓰手の甲は、指の骨と骨の間で溝になっている部分を指1～2本で小さく円を描く。

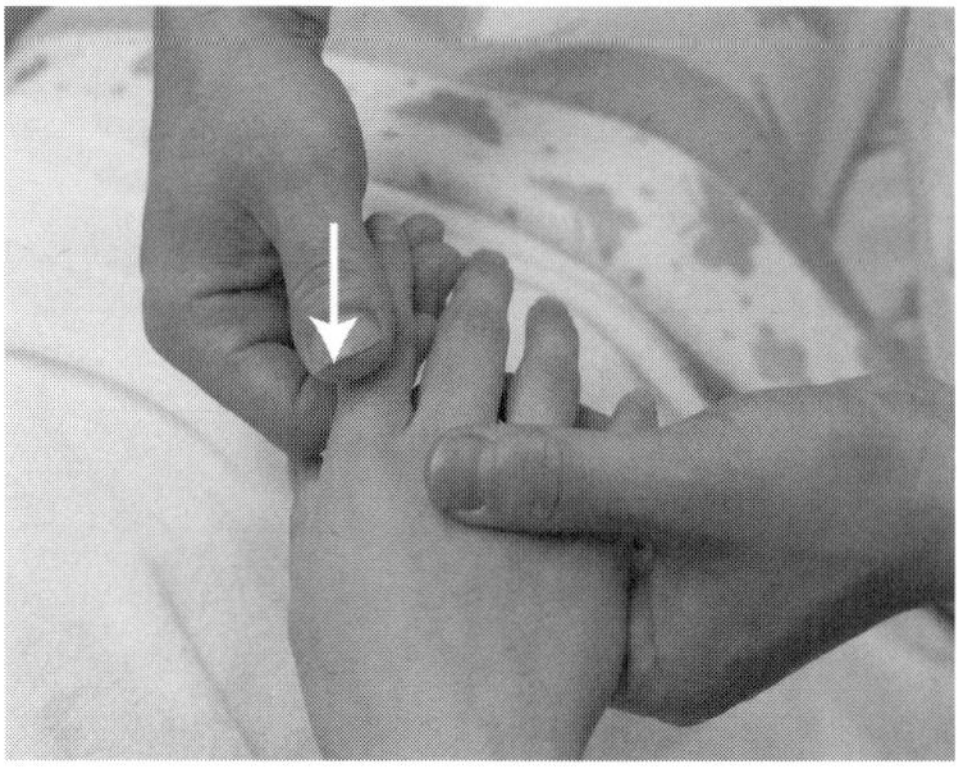

⓱指は、指のつけ根から徐々に指先の順で、それぞれ手の甲に向けてマッサージする。

《腕のマッサージ》

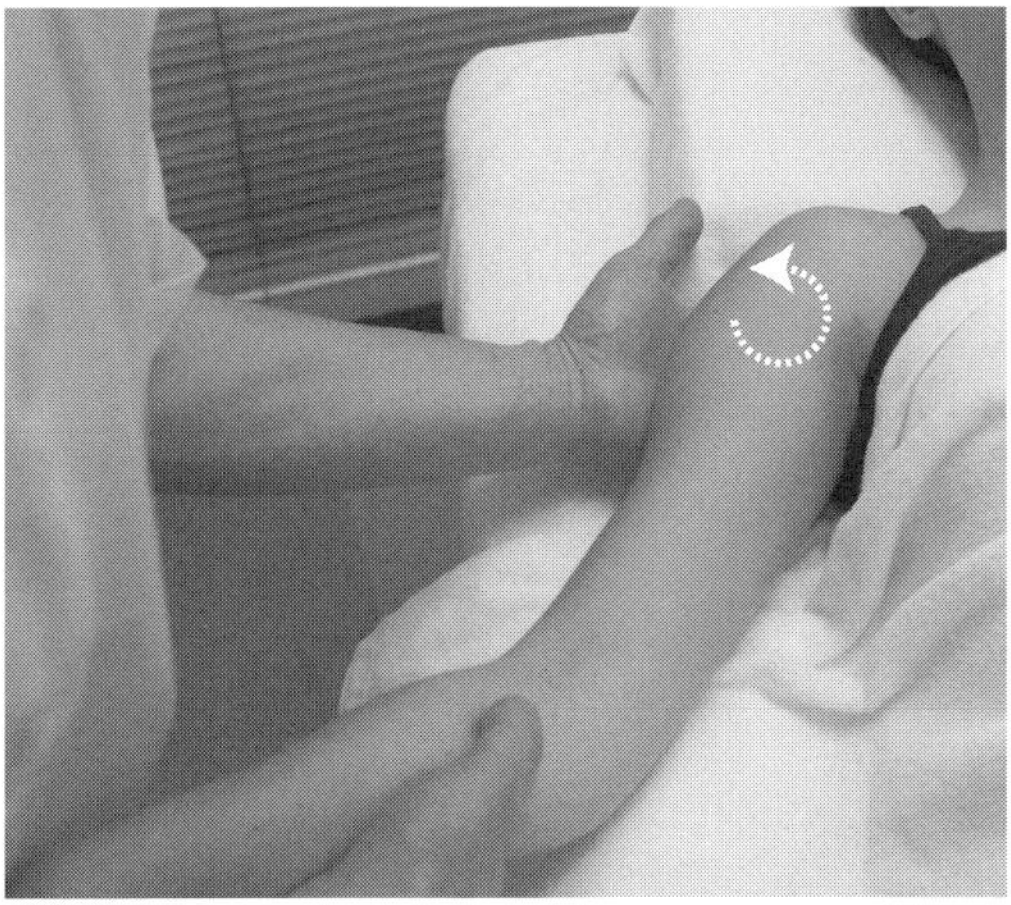

⑫あおむけに寝て、腕の前側と後ろ側を同時にマッサージする。上腕、前腕ともに長さを3等分にして、80〜81ページの図のa、b、cの順でマッサージする。

⑫−a　右腕のつけ根(肩の近く)を肩に向けてマッサージする。後ろ側は肩の下に手を入れて行う。

⑫−b、c　上腕の中央部、ひじに近い部分も同様にマッサージする。

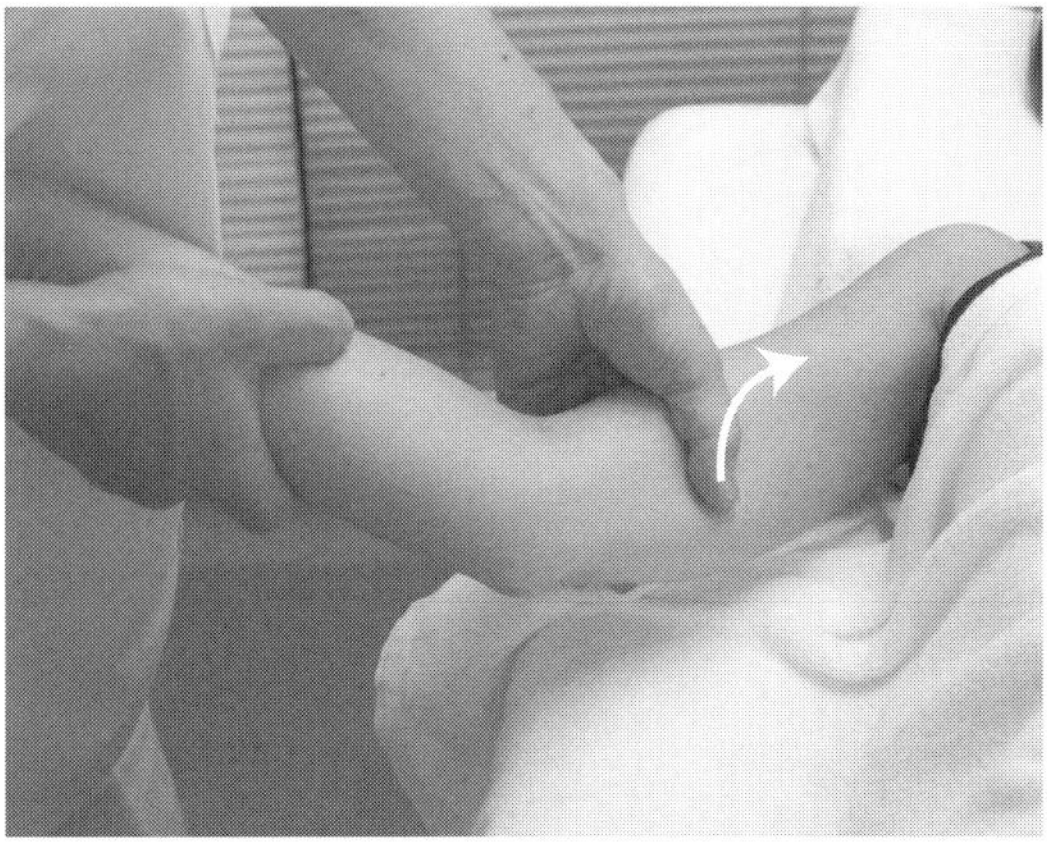

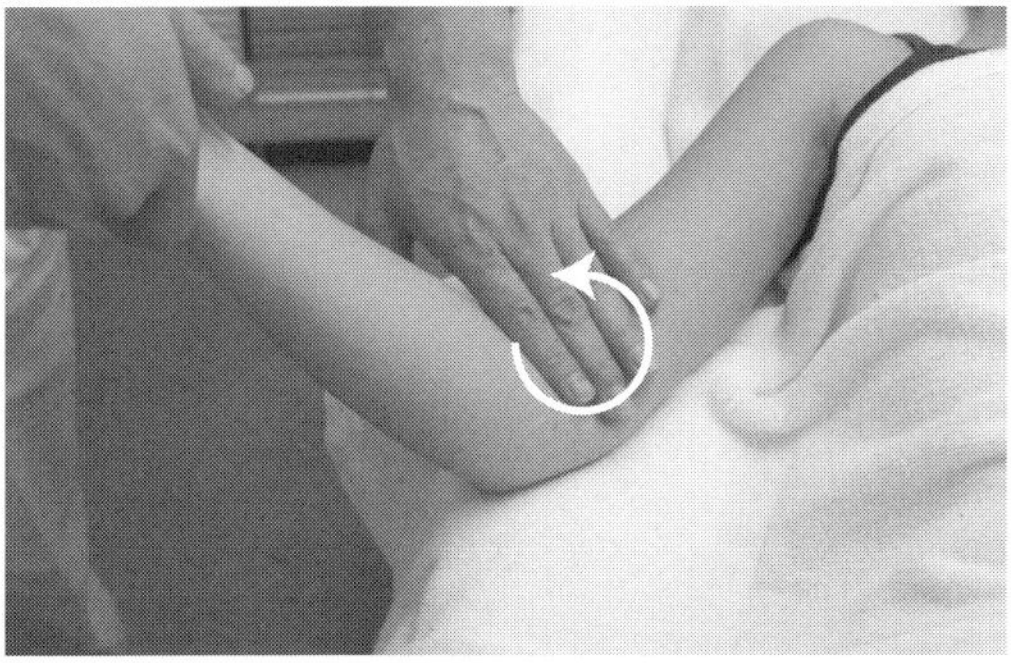

⑬ひじの内側や外側を、上腕の外側に向けてマッサージする。

右下肢（右脚）リンパ浮腫の場合のマッサージ順序と方向

目標の主要リンパ節は
右腋《えき》窩《か》リンパ節（③）

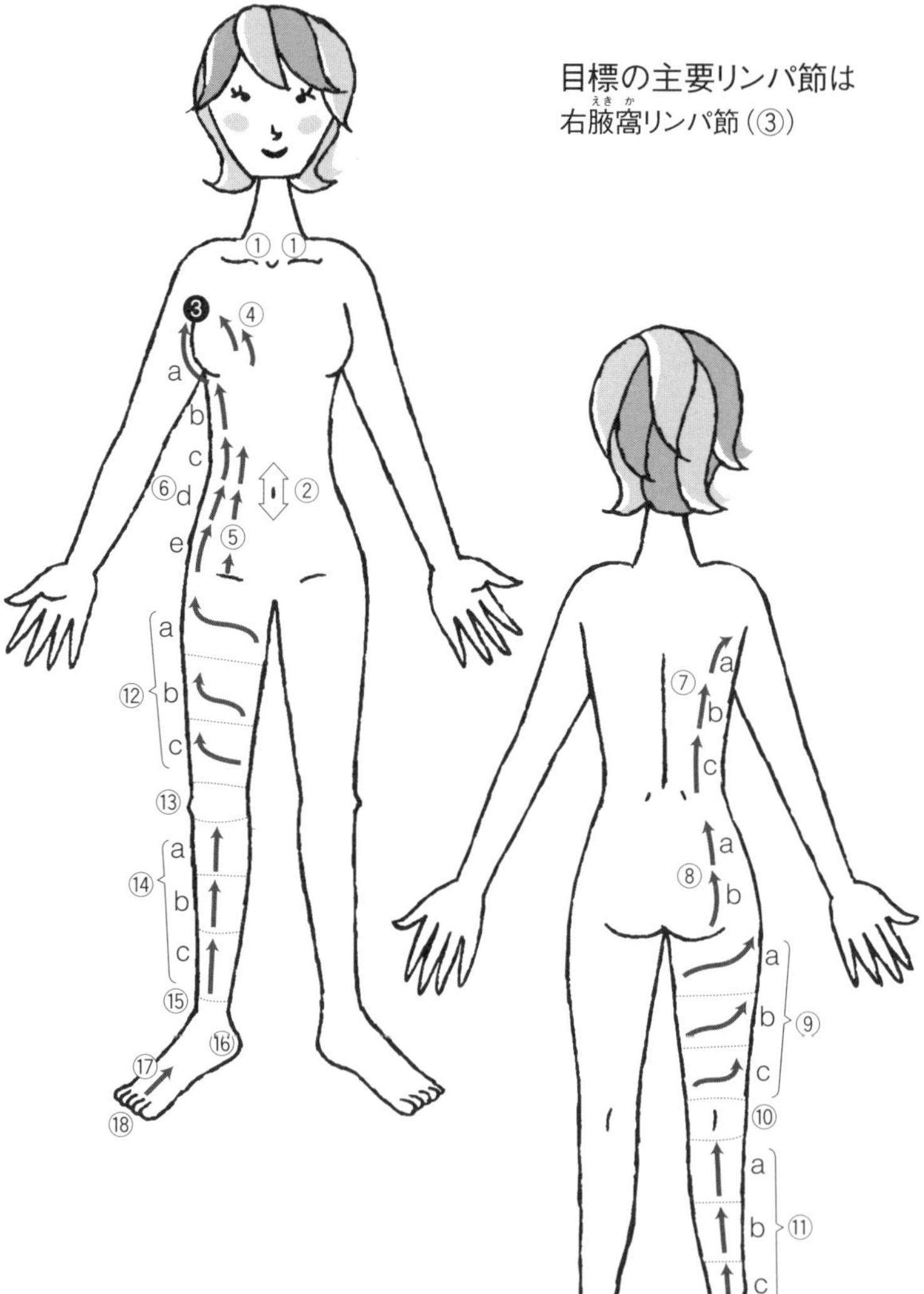

左下肢（左脚）リンパ浮腫の場合のマッサージ順序と方向

目標の主要リンパ節は
左腋窩リンパ節（③）

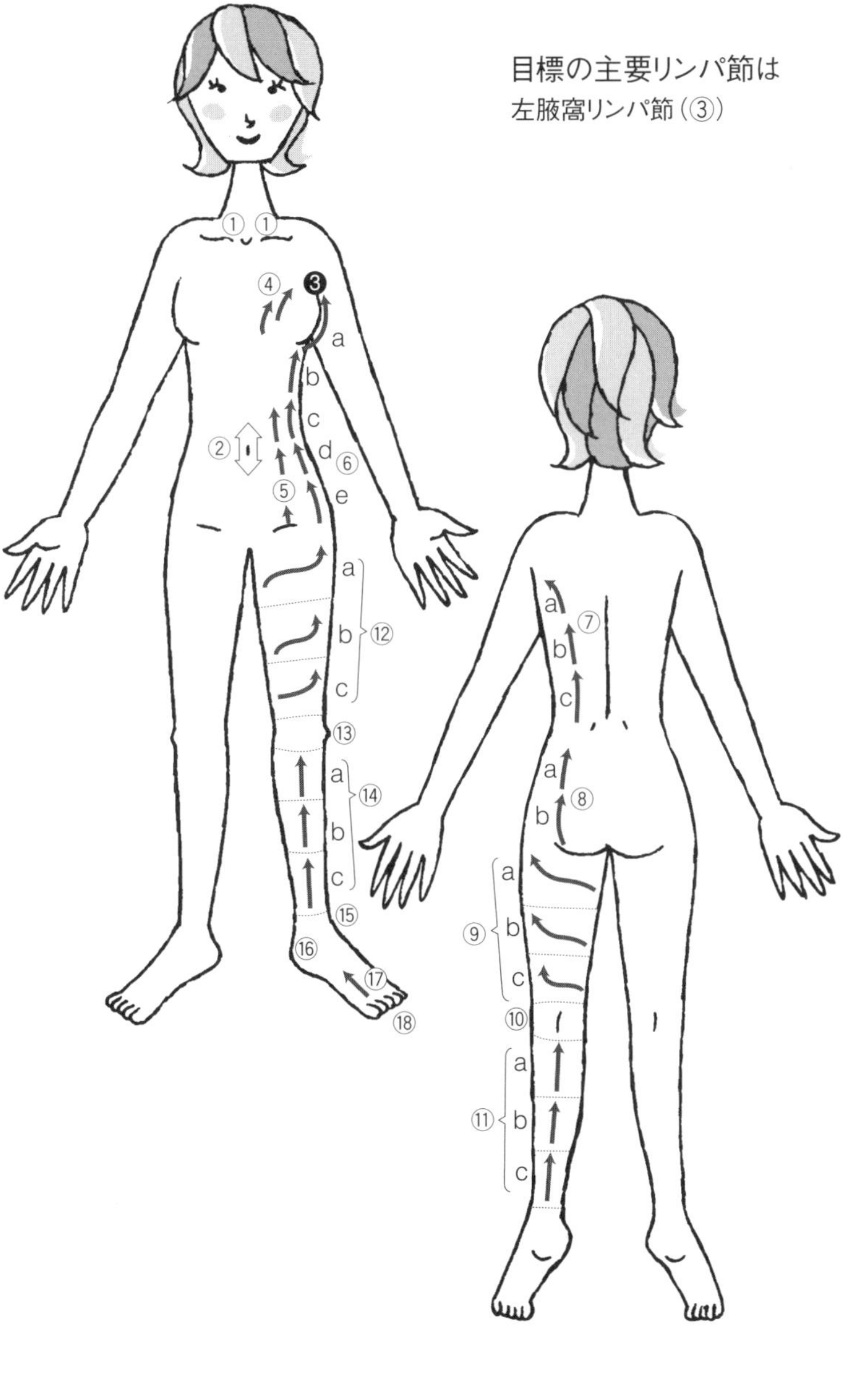

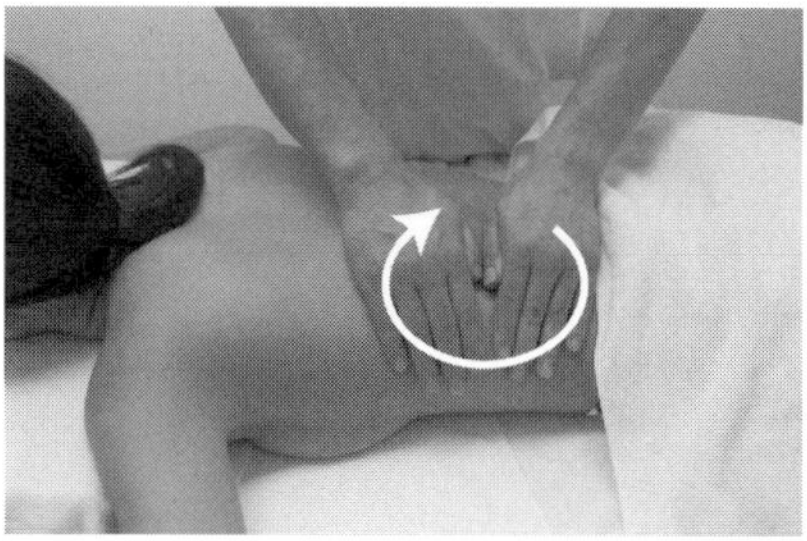

❼−b　背中の中ほど（肩甲骨の下の部分）を、肩甲骨に向けてマッサージする。

❼−c　へその高さから背中の中ほどへマッサージする。

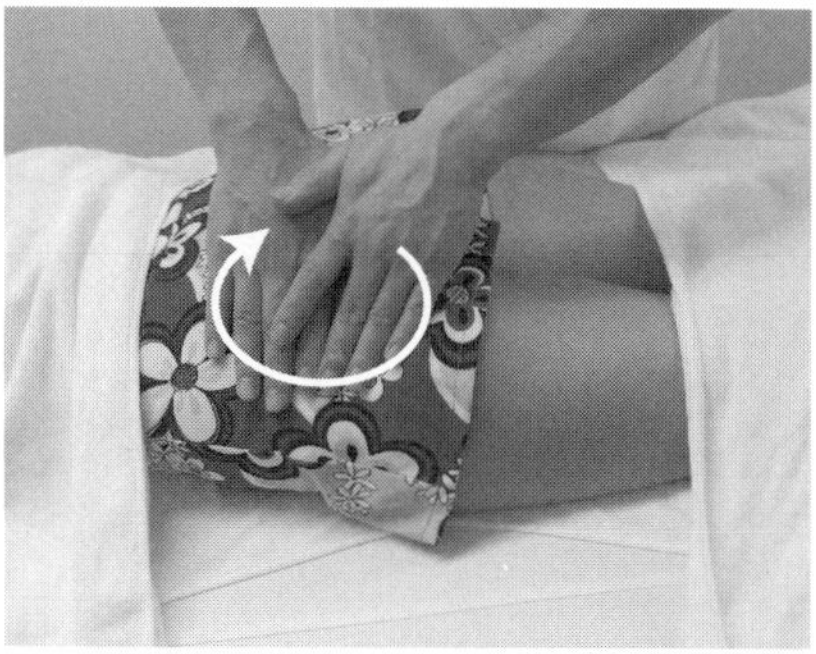

❽へその高さからお尻までを2等分し、86～87ページの図のa、bの順でマッサージする。

《脚のマッサージ》

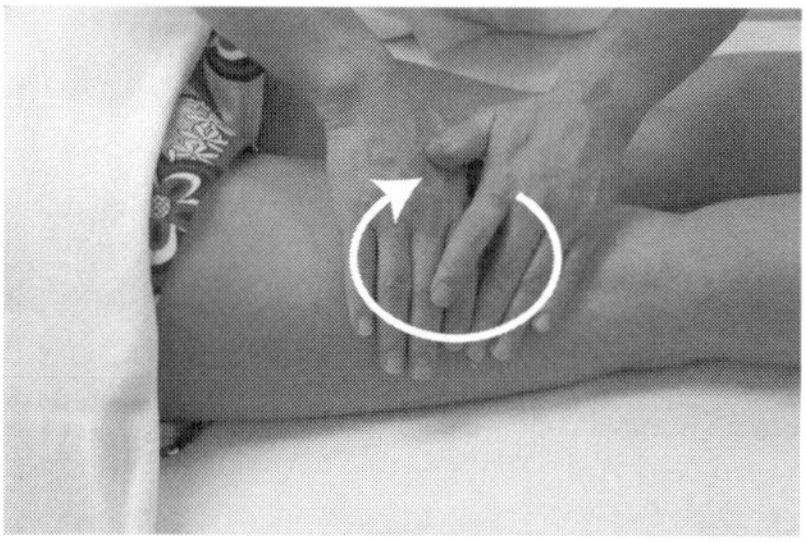

❾うつぶせのまま、太ももの裏側を3分割し、86～87ページの図のａ、ｂ、ｃの順で腰やお尻の外側に向けてマッサージする。cまで行ったら、b、aに戻る。

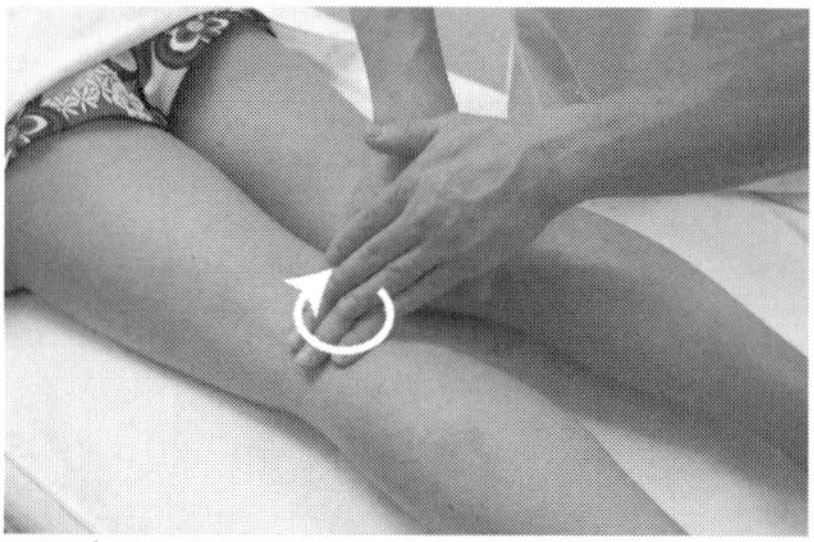

❿膝《ひざ》の裏側を、ももの外側に向けてマッサージする。

⓫下腿（ふくらはぎ）を3等分し、86～87ページの図のａ、ｂ、ｃの順に膝に向かってマッサージする。cまでいったら、b、aに戻る。

⓫−ア　太い部分は、指をそろえて大きな円を描く。

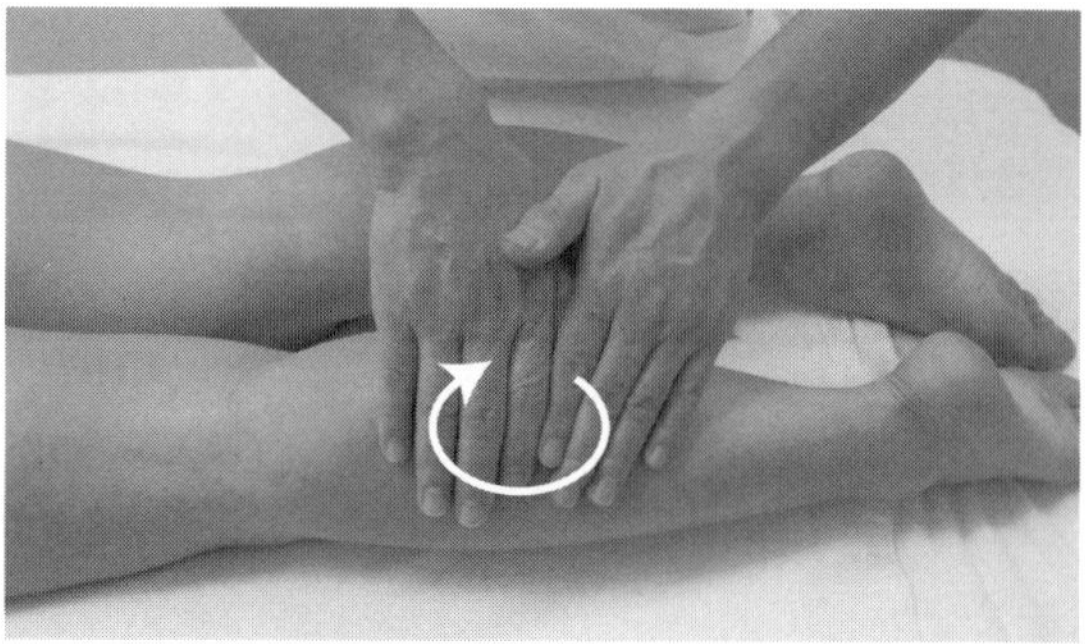

リンパ誘導マッサージの実際――左下肢(左脚)リンパ浮腫の例

《脚のマッサージの前に》

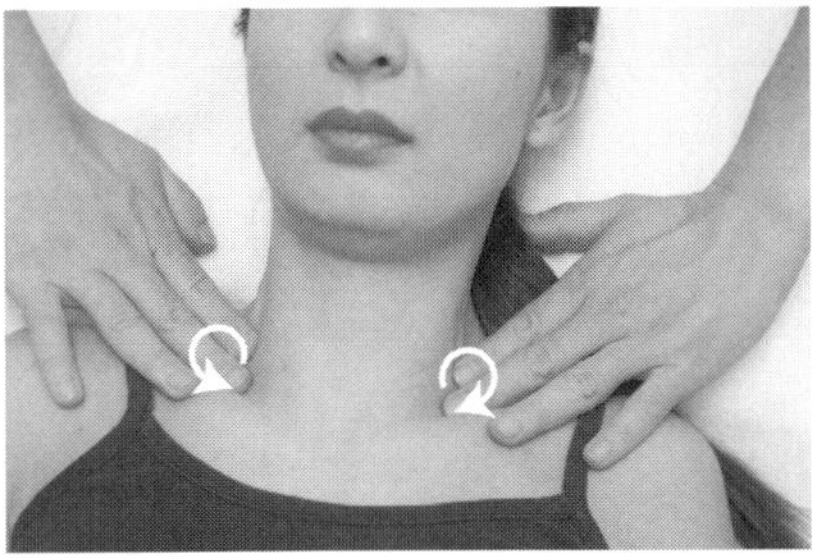

❶あおむけに寝て、両側の鎖骨のくぼみと首の横を、指2本くらいを当てて、軽く押しながら円を描く。

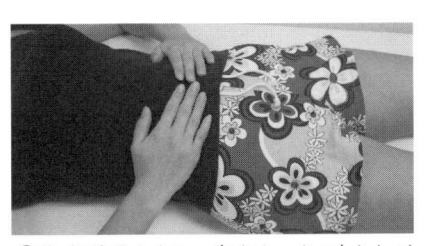

❷腹式呼吸をする。息をゆっくり吐きながら下腹部をへこませ、吐き終わったらゆっくり息を吸いながら下腹部をふくらませる。これを10回繰り返す。下腹部に両手を当てると、腹式呼吸になっているか確認できる。下腹部をマッサージすることもある。

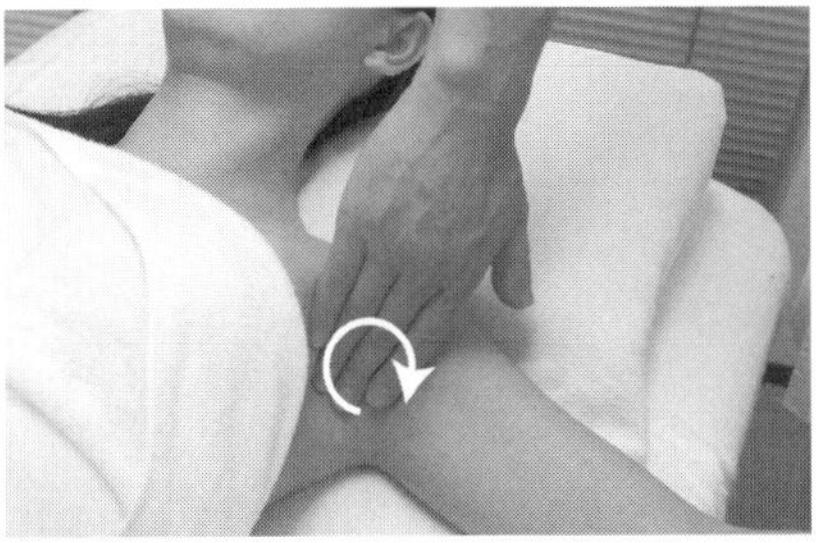

❸浮腫のある下肢と同じ側の脇の下(この例では左脇の下)に指4本を当て、奥に押し込むように軽く円を描く。

《省略可。余裕があれば行ってください。》

❹左脇の下のリンパ節に向けて、左胸をマッサージする。

❺左脇の下のリンパ節に向け、左の下腹部をマッサージする。

❻左脇の下のリンパ節と左鼠《そ》径《けい》部のリンパ節の間(左脇腹)を、左脇の下のリンパ節に向けて、86〜87ページの図のa、b、c、d、eの順にマッサージし、eまでいったらその逆の順で戻る。

《うつぶせの姿勢になり、左肩甲骨から脇腹寄りの背中をマッサージする》

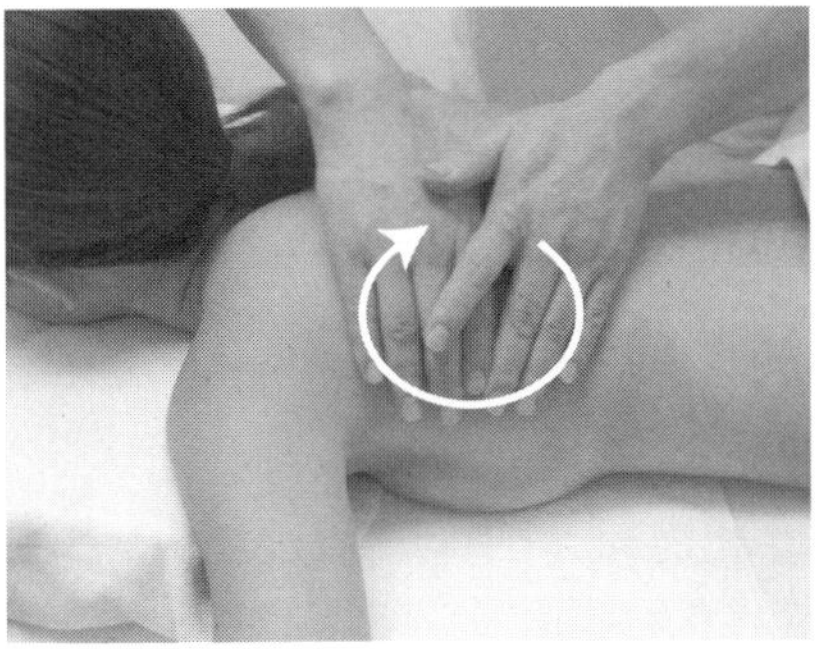

❼へその位置の高さから肩までを3等分して86〜87ページの図のa、b、cの順にマッサージする。

❼−a　左側の肩甲骨の上を左脇の下のリンパ節に向けてマッサージする。

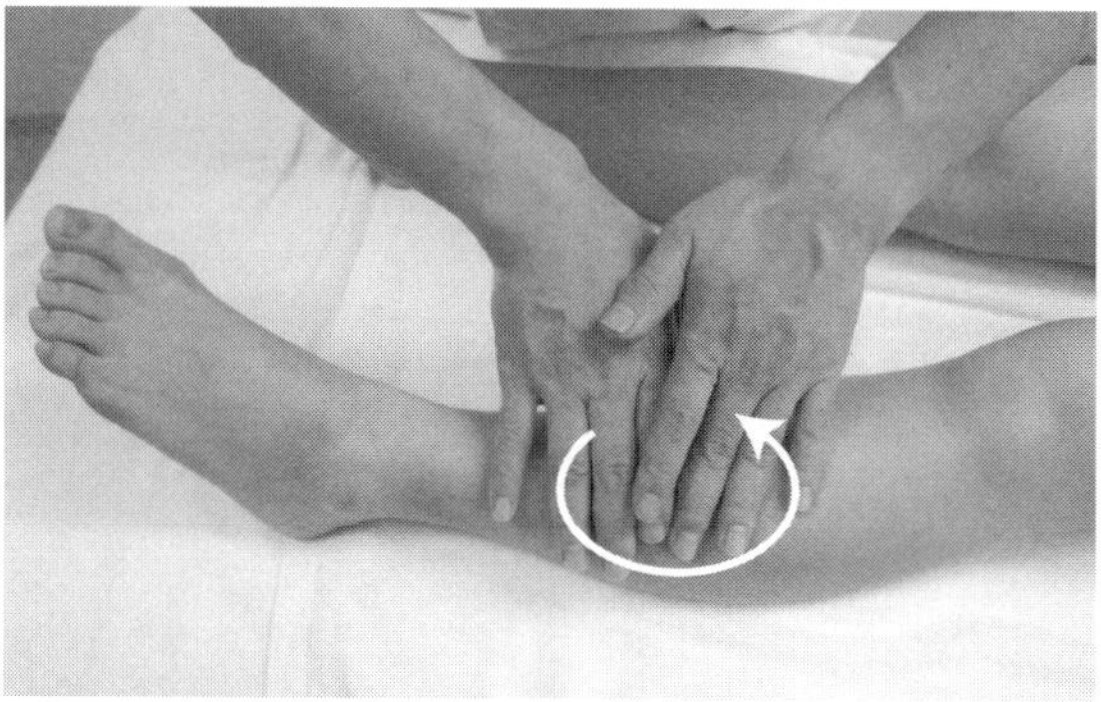

⓮下腿（すね）を3等分し、86～87ページの図のa、b、cの順に膝に向かってマッサージする。cまでいったら、b、aに戻る。太い部分は指をそろえて大きく円を描く。

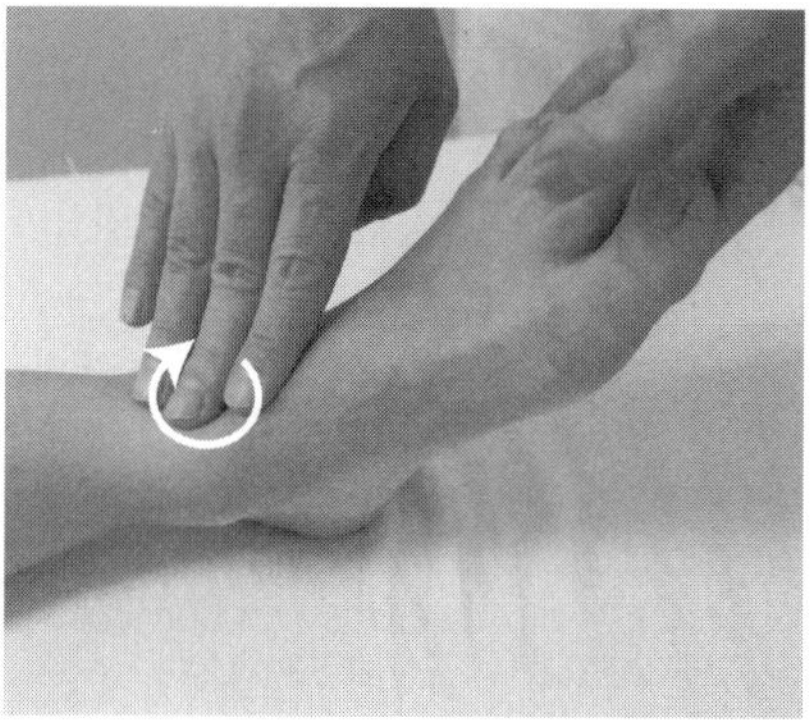

⓯足首の前面のくぼみに指3本を当て、小さな円の描く。

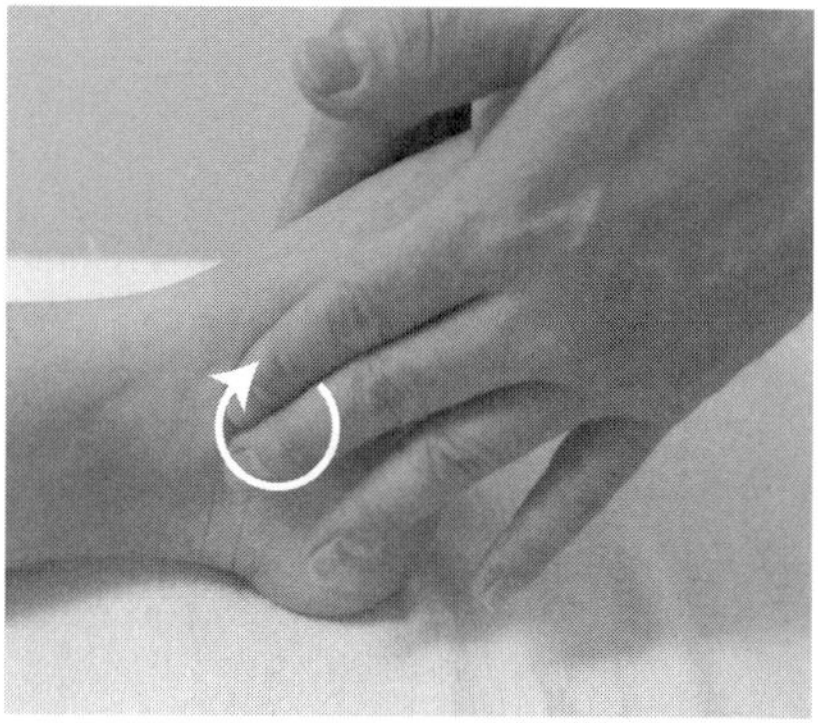

⓰外側と内側のくるぶしの下あたりを指2本当てて、小さな円を描く。

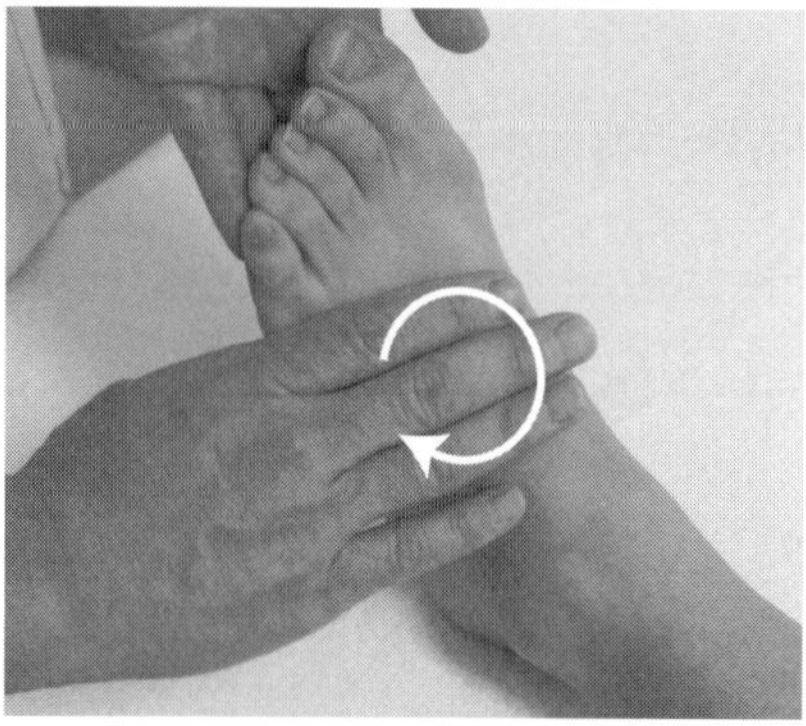

⓱足の甲は、骨と骨の間で溝になっている部分を指3本で小さな円を描く。

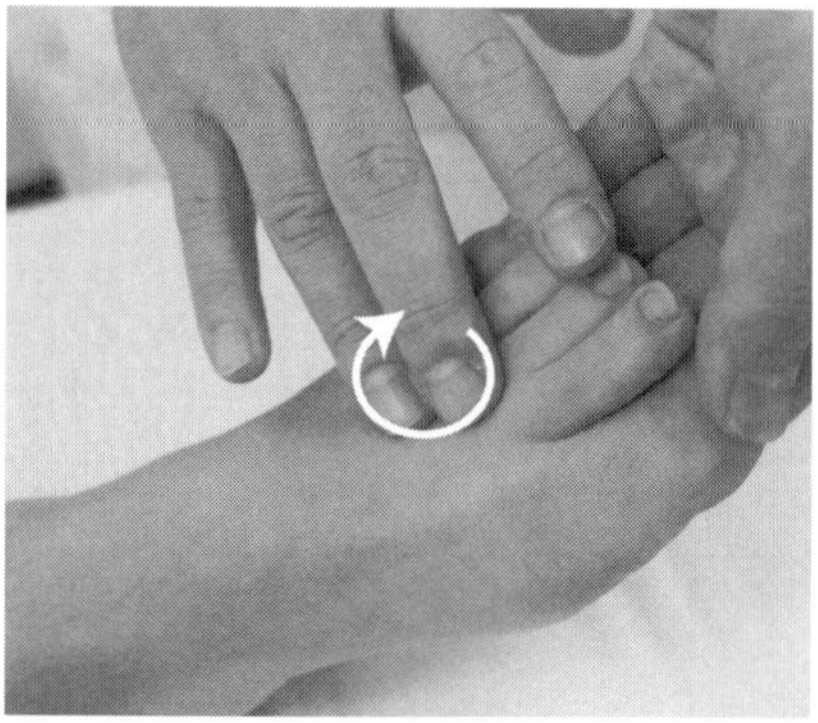

⓲指は、指のつけ根から徐々に指先の順で、それぞれ足の甲に向けてマッサージする。

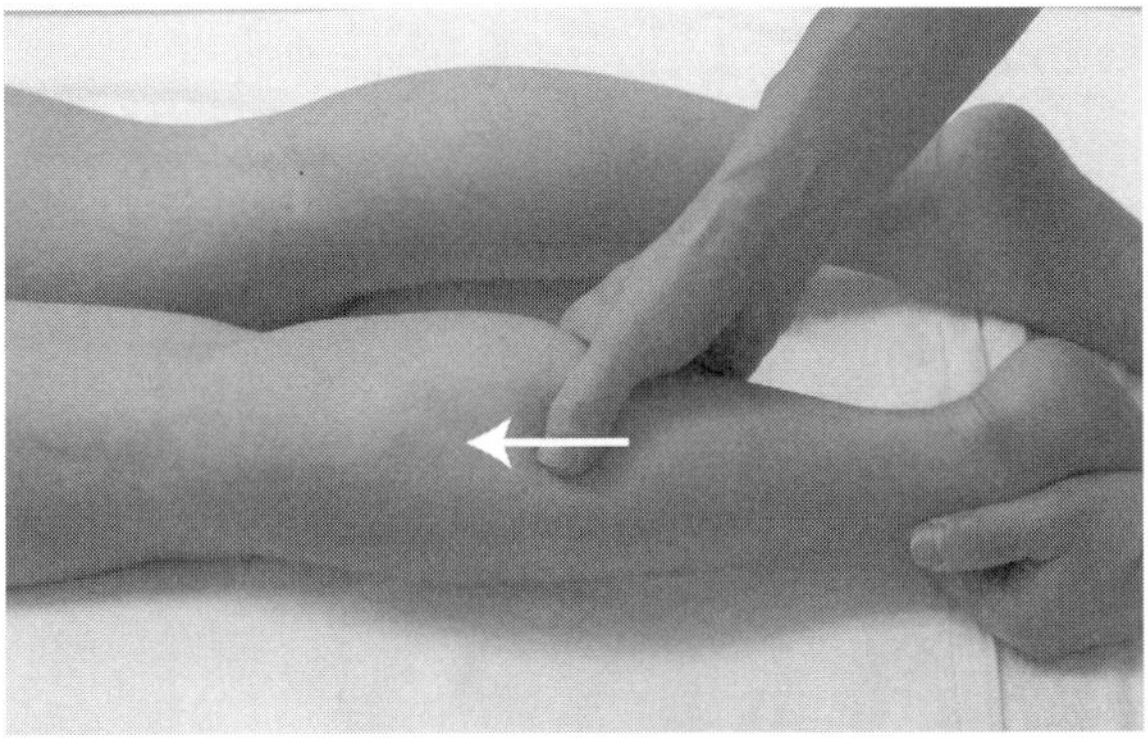

⓫ーイ　細い部分は、軽く握って上に押し上げる。

⓬あおむけに寝て、太ももの表側を3等分し、86～87ページの図のa、b、cの順で腰やお尻の外側に向けてマッサージする。cまで行ったら、b、aに戻る。

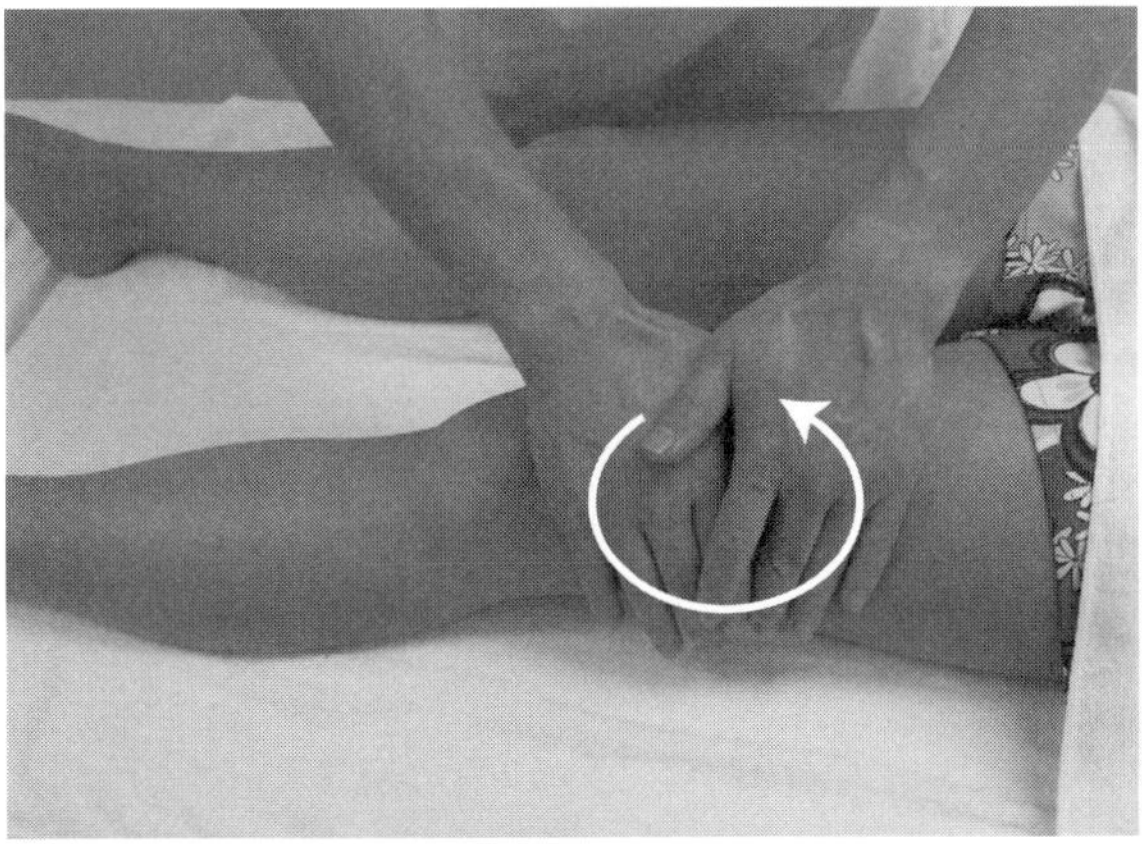

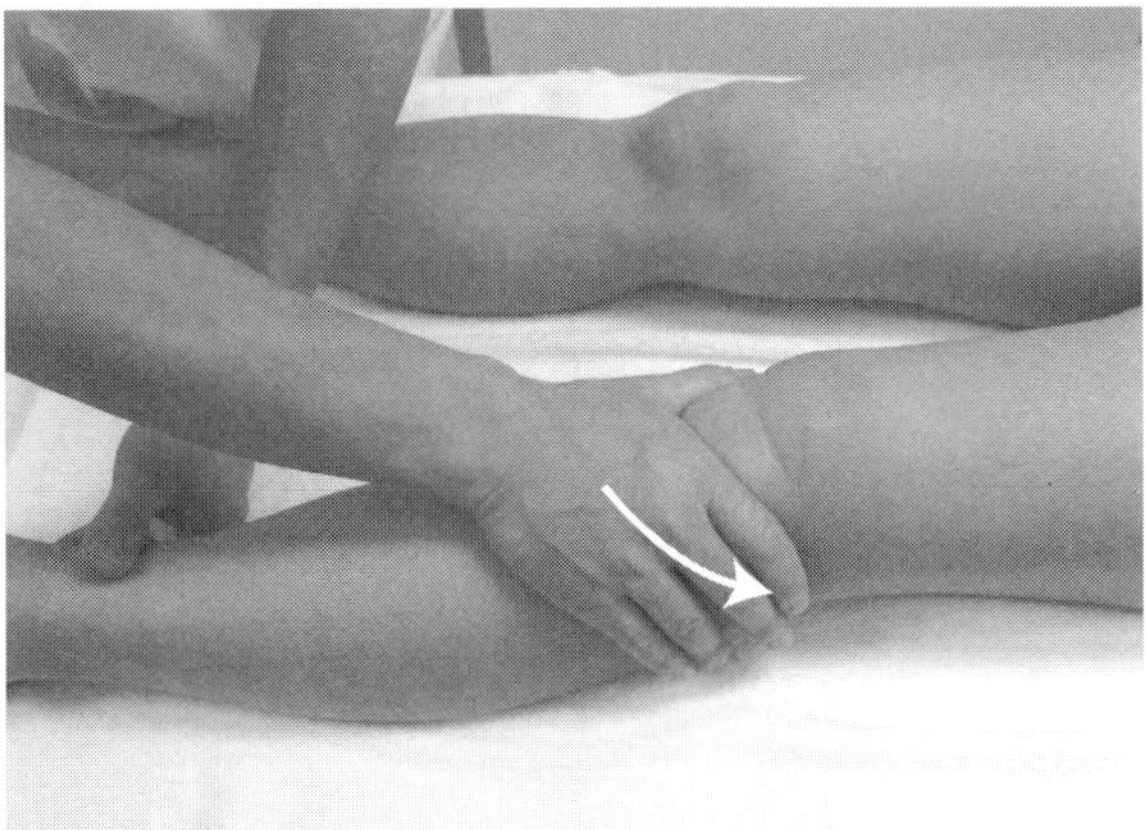

⓭膝《ひざ》の表側を、ももの外側に向けてマッサージする。

自分でマッサージするのが不便、大変な人に

波動型マッサージ器を上手に使うには

足先までは手が届かない、自分でマッサージを頻繁に行うのは、なかなか大変という場合には、市販のリンパ浮腫専用の波動型マッサージ器を利用する方法もあります。手で行うリンパ誘導マッサージに比べ、機械的な特徴からいくつかの考慮すべき点があります。それを知って上手に利用すれば、便利な用品です。

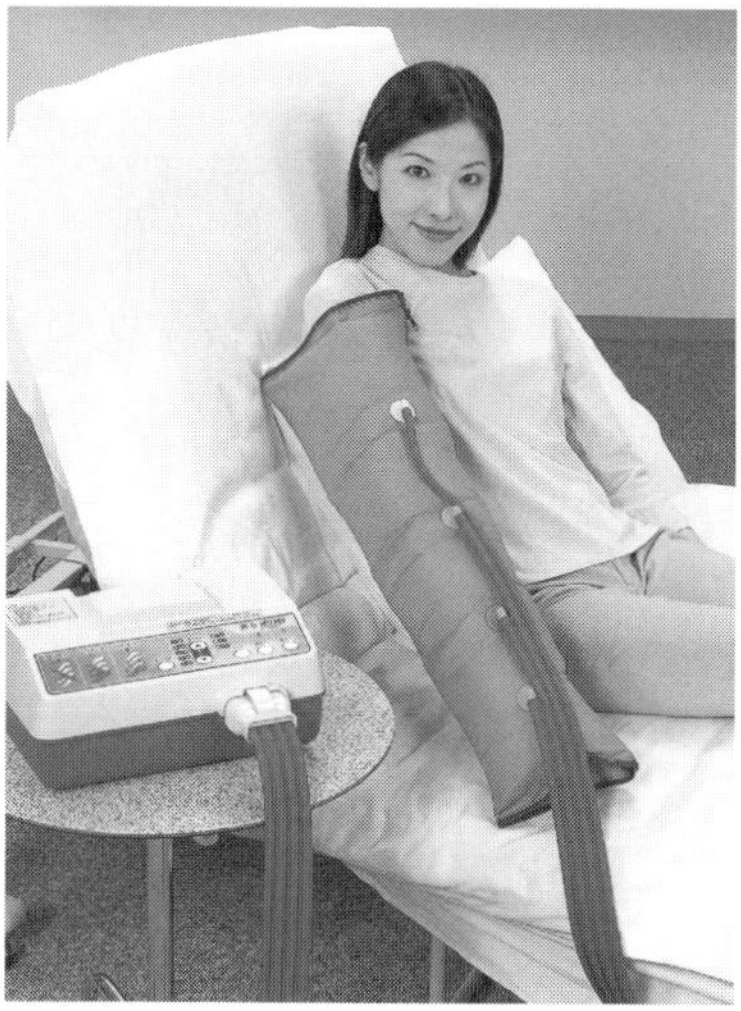

上肢のマッサージ例。「ドクターメドマー™」片腕セット使用例。

上肢用、下肢用、タイプもいろいろ

腕（上肢）用と脚（下肢）用とがあり、腕または脚を袋状の器具に入れて、スイッチを入れると、上肢は手先から肩に向かって、下肢は足先から脚のつけ根（太もも）に向かって、順に圧力がかかります。この圧力によって、リンパ液が心臓の方向に流れていくことを助けます。

形は、上肢用は手先から肩まで覆うものが主です。下肢用は膝下までのブーツタイプ、脚のつけ根（太もも）までの長さのタイプ、おなかまですっぽり覆って圧をかけるスラックスタイプなどがあります。下肢リンパ浮腫にはなるべくおなかまで圧をかけられるタイプが適しています。（種類、メーカー、取り扱い元などは、168ページの波動型リンパマッサージ器の項参照）

●波動型マッサージ器の使用前に医師に相談する場合

- 浮腫の症状や痛みがある。また、そのことで医師の治療を受けている
- 装着部に急性の炎症（虫さされ、おでき、やけどなど）や、化膿性疾患、そのほかの皮膚疾患がある
- 心臓疾患がある
- 妊娠している
- 安静を必要とする
- 悪性腫瘍（がん）がある
- 体温が高い　など

●波動型マッサージ器の使用を避ける場合

- 急性静脈血栓症が起こっている
- 蜂窩織炎《ほうかしきえん》など、炎症性の浮腫が起こっている
- 糖尿病またはその疑いがある
- そのほかの状態で、医師が使用を不適切と診断した　など

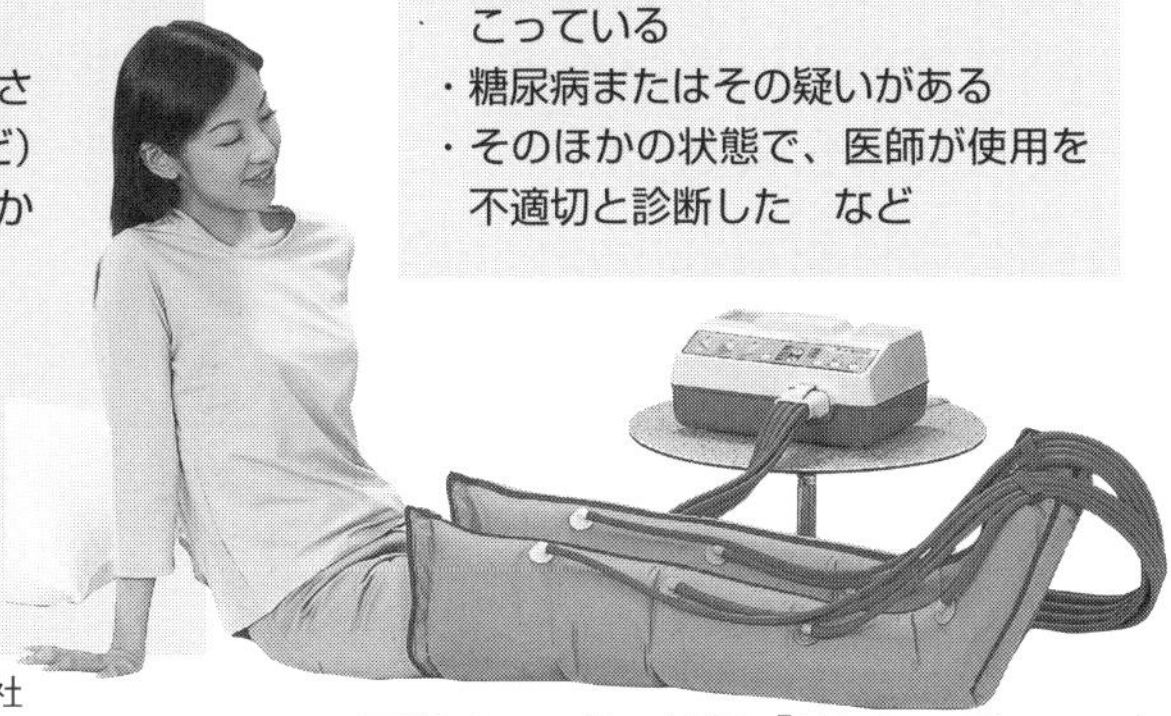

写真協力／メドー産業株式会社

下肢のマッサージ例。「ドクターメドマー™」両脚セット使用例。

使用上の注意を守って適切な利用を

器械の特徴として、患肢の手先（上肢用）または足先（下肢用）から圧迫が開始され、徐々に上がっていき障害を受けているリンパ節の方向にリンパ液を送ることになるので、腕や脚のむくみを腋窩《えきか》リンパ節周辺、鼠径《そけい》部や下腹部に押し上げるだけになることもあります。

この点を補うために、器械を使う前と後（使用中でも可）に、正常なリンパ節と胸や腹部を、手を使ってリンパ誘導マッサージを行うことが大切です。

朝昼夜の3回、各20～30分を目安に行います。こりをもみほぐす目的ではないので、圧迫力はあくまでも皮膚に弱い力がかかる程度に留めます。

使用しても改善が見られない場合や、かえってむくみや痛みが増した場合は、使用を中止し、医師に相談してください。

患部を圧迫してリンパの滞留を改善する弾性包帯による圧迫療法

たまったリンパ液を集中的に排液する必要がある初期治療では、弾性包帯を巻いた圧迫療法と、圧迫した状態での運動療法が基本となります。適切な圧迫力をかけるには、正しい巻き方や圧迫の度合いを知る必要があります。はじめは医師やセラピストなどの専門家から指導を受け、自分で正しく巻くことに慣れましょう。

強過ぎず、弱過ぎず 適切な圧をかける

弾性包帯を浮腫の部分に巻く圧迫療法は、リンパ液や組織液の滞留を軽減する効果があります。リンパ誘導マッサージで改善した状態を保つことができますし、硬くなったり、感染を起こしやすかったりとデリケートになっている患部の皮膚を外部の刺激から守ることにもなります。

ただし、巻き方が強過ぎると血液やリンパ液の循環を妨げたり、皮膚を傷つけて炎症を起こすことにもなるので、適切な圧（圧迫力）をかけることが大切です。正しい巻き方や、圧迫の度合いを確認する方法を、まず医師やセラピストなど専門家から指導を受けてから行いましょう。

適度な圧とは、心地よく感じられ、巻いた状態で日常動作や運動療法が行えることが目安です。また、手首や足の甲・足首といった、体の末端ほど圧が強く、中心部に向かうにしたがい徐々に弱くなるように巻きます。同じ人でも、体調などで変わる患部の状態に合わせて包帯の巻き加減を調節します。

巻いた後に痛みやしびれを感じたら、圧迫のし過ぎや皮膚の傷害が考えられるので、すぐにはずして診察を受けましょう。

なお、弾性包帯が患部に食い込まないように、最初に保湿用のローションやクリームを患部に塗ってから巻くのが基本です。

●圧迫療法が行えない場合

- 心臓病が原因の浮腫がある場合
- 心不全
- 動脈閉塞性の病気がある場合

圧迫した状態の下肢（脚）と上肢（腕）および圧迫療法に用いる用品

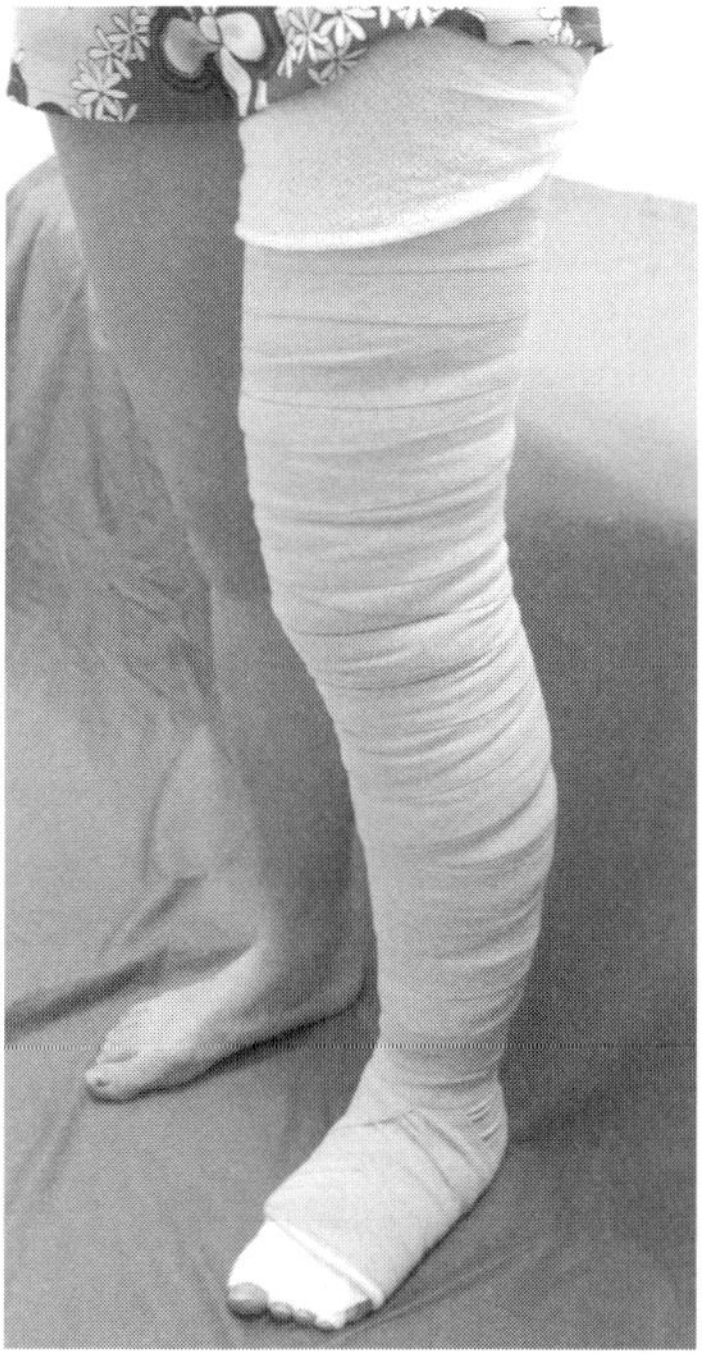

左脚を弾性包帯で圧迫している状態

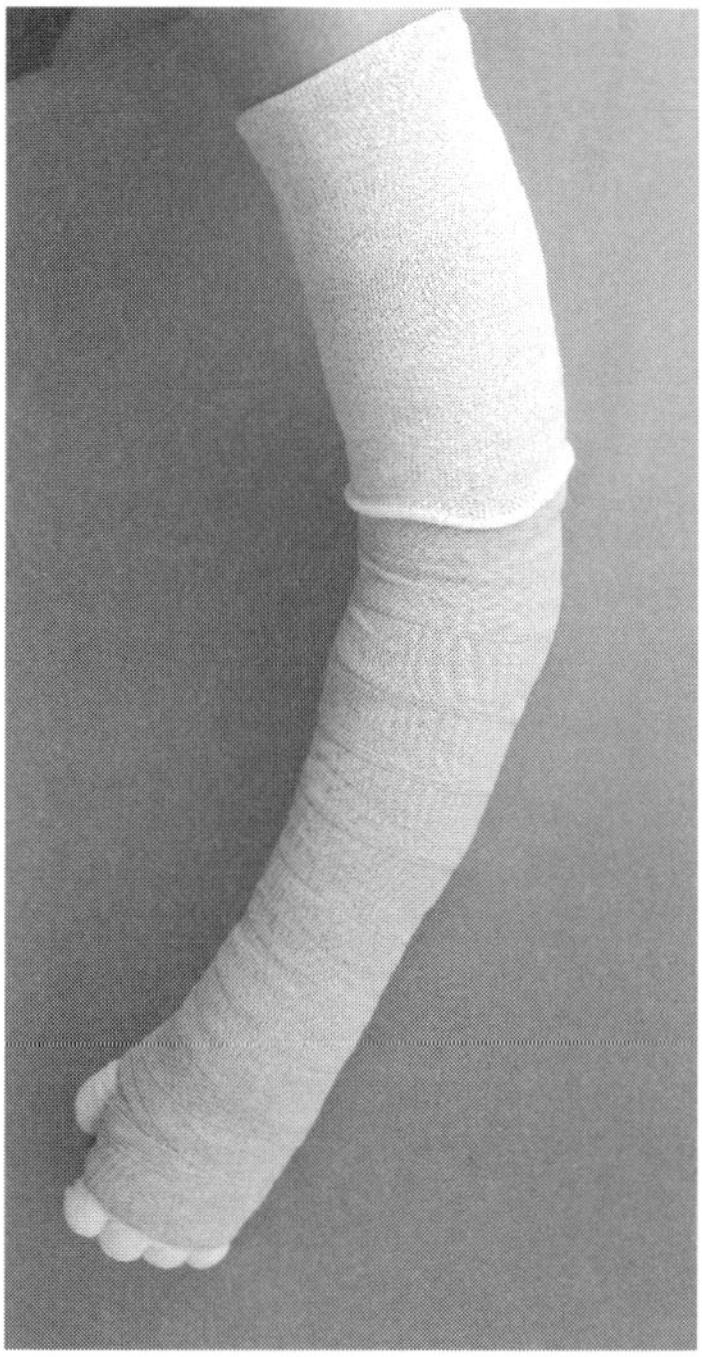

左腕を弾性包帯で圧迫している状態
（指は伸ばすことが可能）

圧迫療法に用いる用品

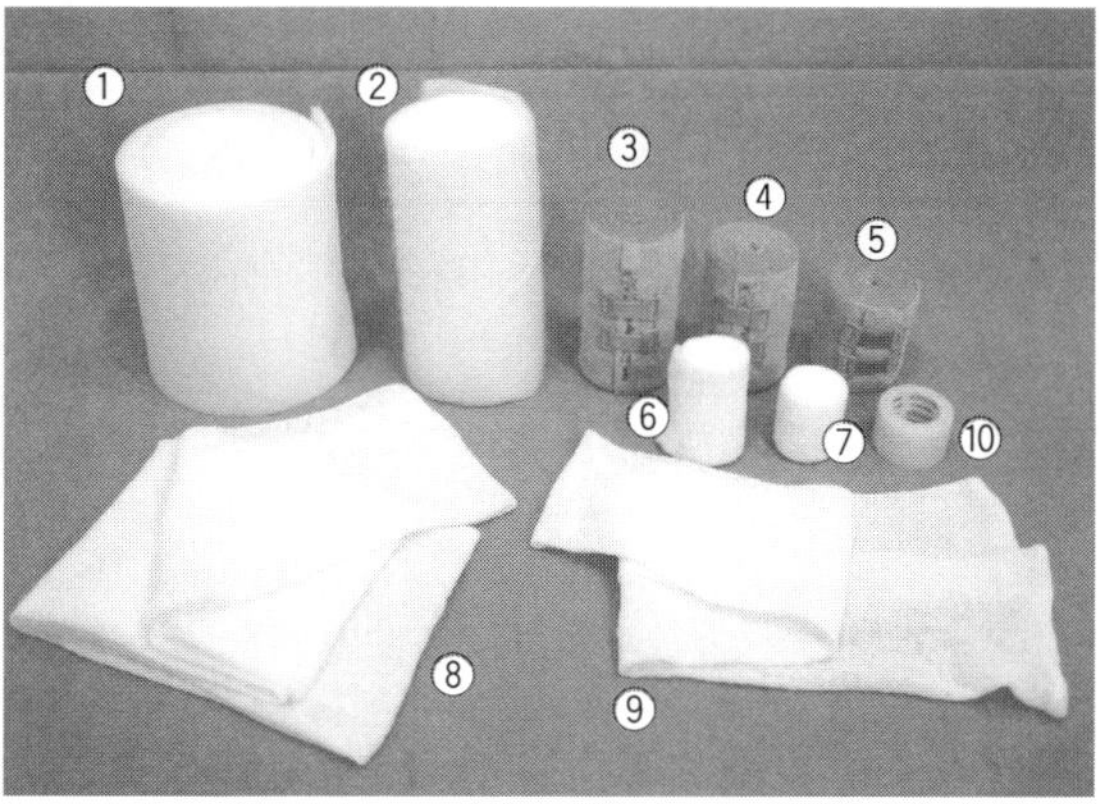

❶スポンジ包帯
❷綿状包帯
❸弾性包帯10㎝幅
❹弾性包帯8㎝幅
❺弾性包帯6㎝幅
❻伸縮性ガーゼ包帯（6㎝幅）
❼伸縮性ガーゼ包帯（4㎝幅）
❽筒状包帯（脚用）
❾筒状包帯（腕用）
❿サージカルテープ

このほか、保湿用ローションやクリームも用いる

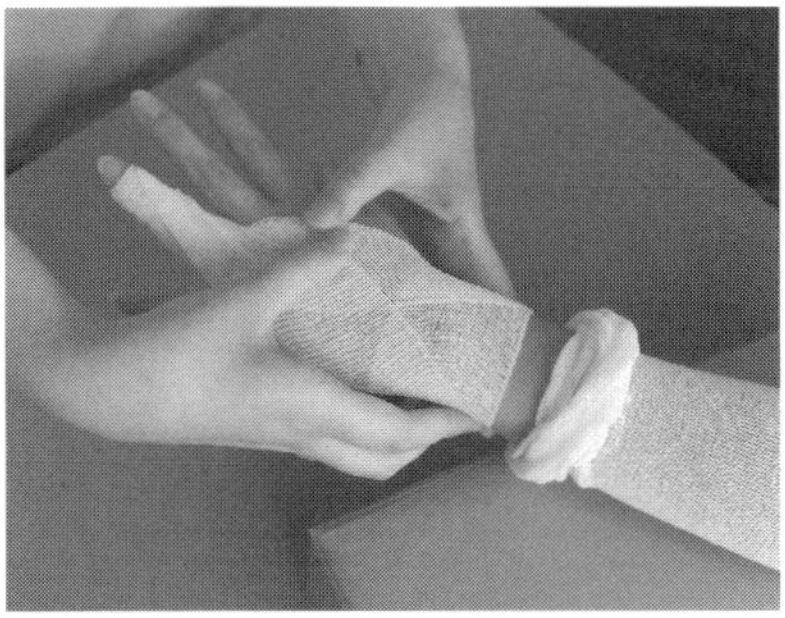

❼伸縮性ガーゼ包帯を手の甲側に回し、最初に手の甲を覆った包帯とクロスするように覆って手首を1回巻く。

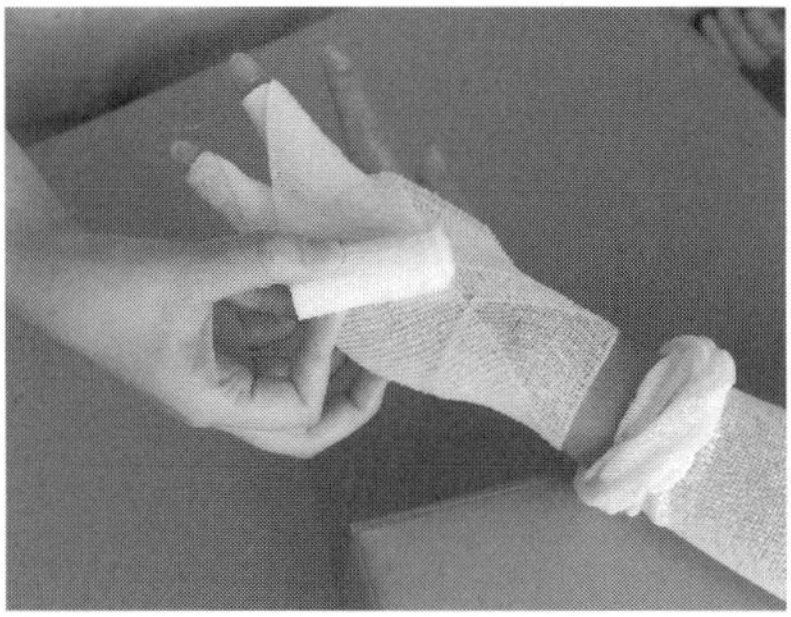

❽中指にかけて同様に3回ほど巻き、手の甲を覆って手首側に回す。

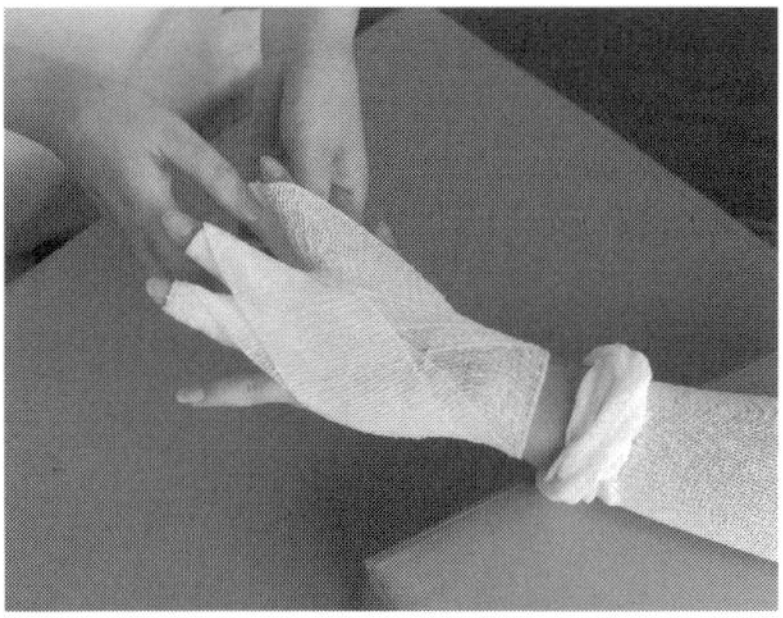

❾人さし指にかけて同様に3回ほど巻き、手の甲を覆って手首側に回す。

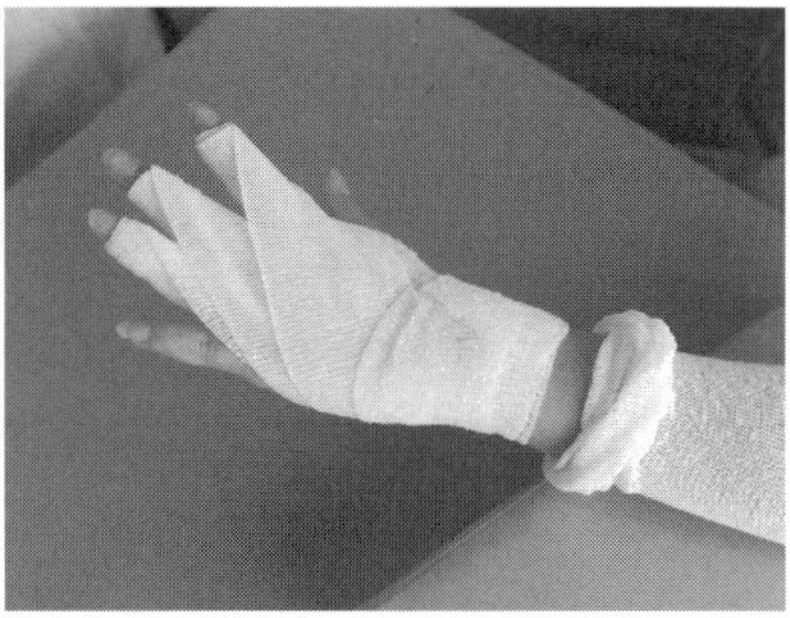

❿手首を巻く。1本目の伸縮性ガーゼ包帯はここで巻き終わる。

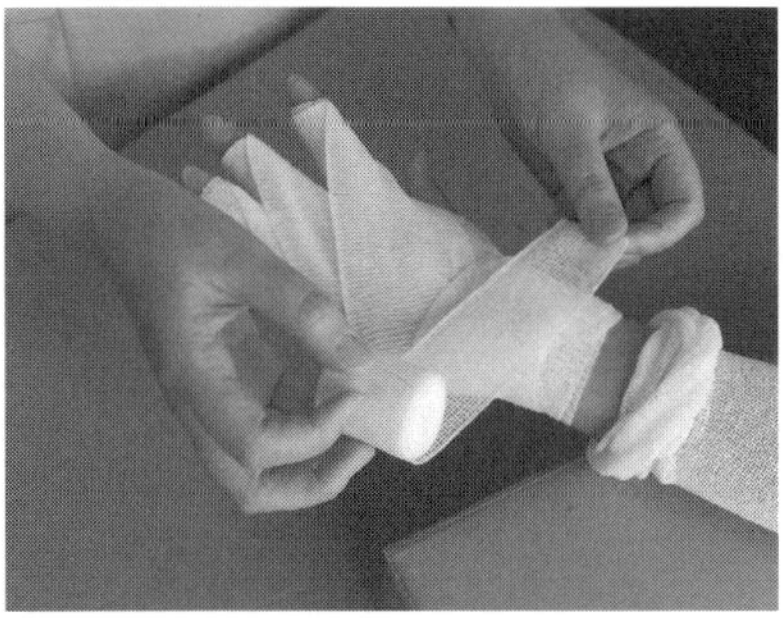

⓫2本目の伸縮性ガーゼ包帯を1本目の終わりに重ねて巻いていく。ここで親指や小指用に4cm幅の伸縮性ガーゼ包帯に替えると巻きやすい。

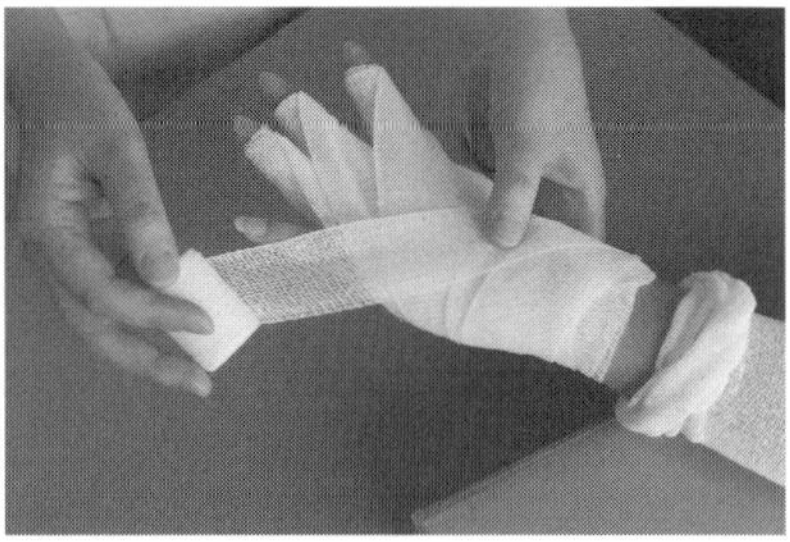

⓬手首を1回巻いて、小指を3回巻き、親指の付け根を回って手の甲を覆う。再び中指を指先を残して3回ほど巻く。指のつけ根にできるひだには、ガーゼ包帯を折り込むように重ねて邪魔にならないようにする。

弾性包帯の巻き方――上肢(腕)の場合（1）

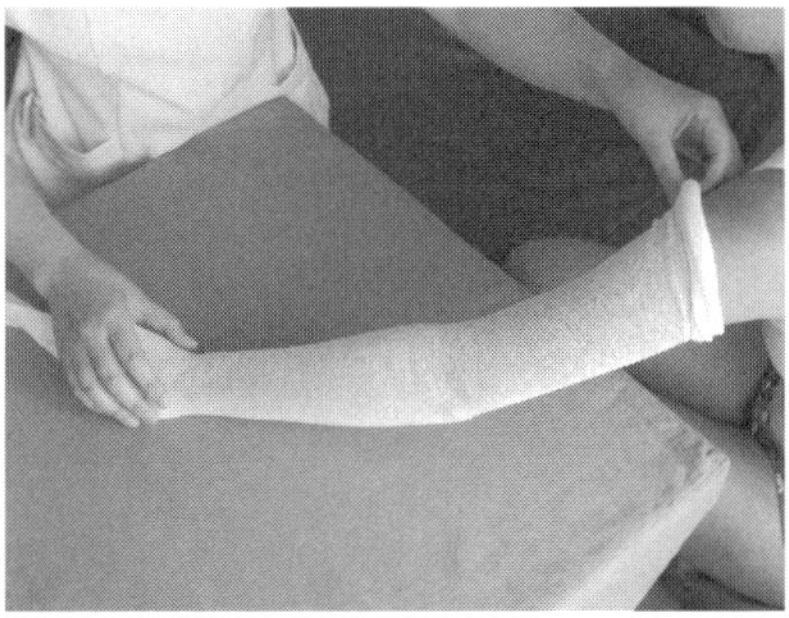

❶保湿クリームでスキンケアをした後、筒状包帯を腕に通す。

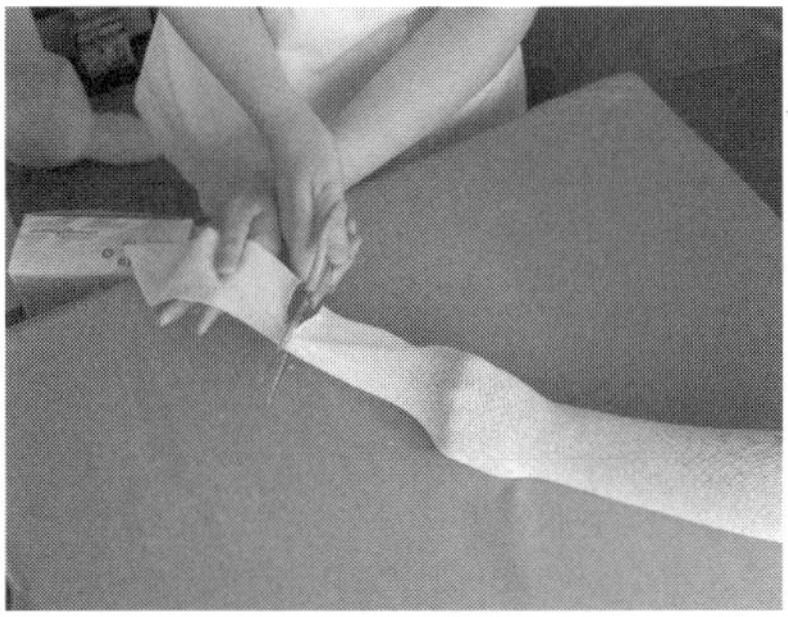

❷肩側と、指を伸ばした先にそれぞれ5～6㎝余裕を持って切る。

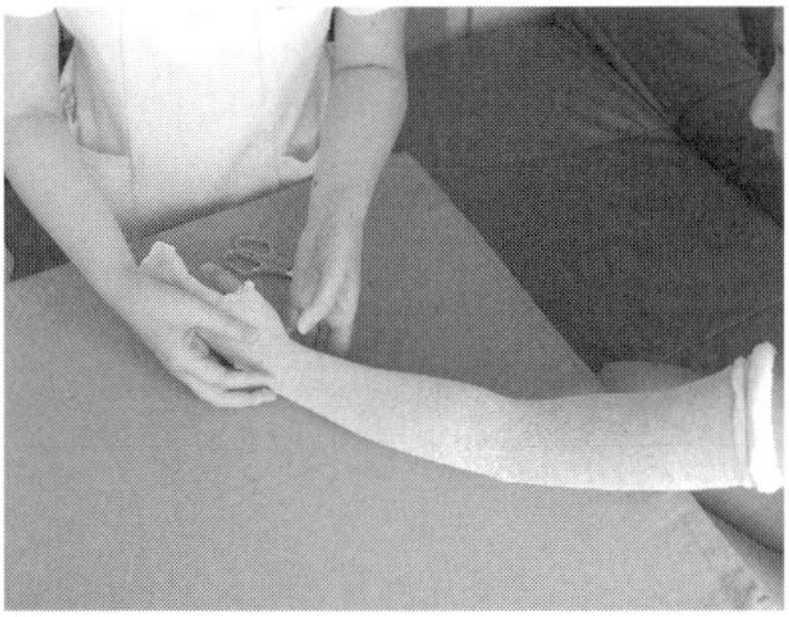

❸親指を入れる穴をはさみで切り込んで開け、親指を通して確認する。

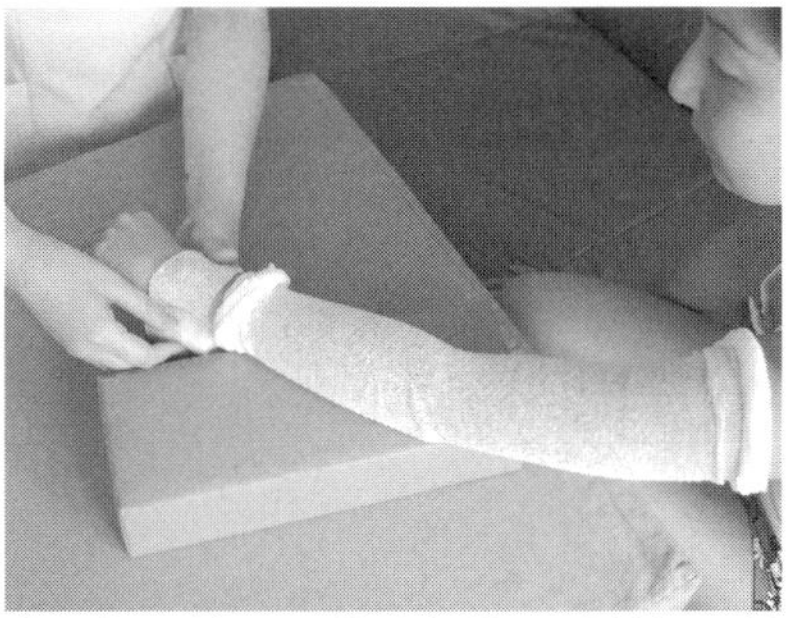

❹親指を抜いて筒状包帯を手首側へ折り返し、伸縮性ガーゼ包帯（6cm幅）で、手首をひと巻きする。

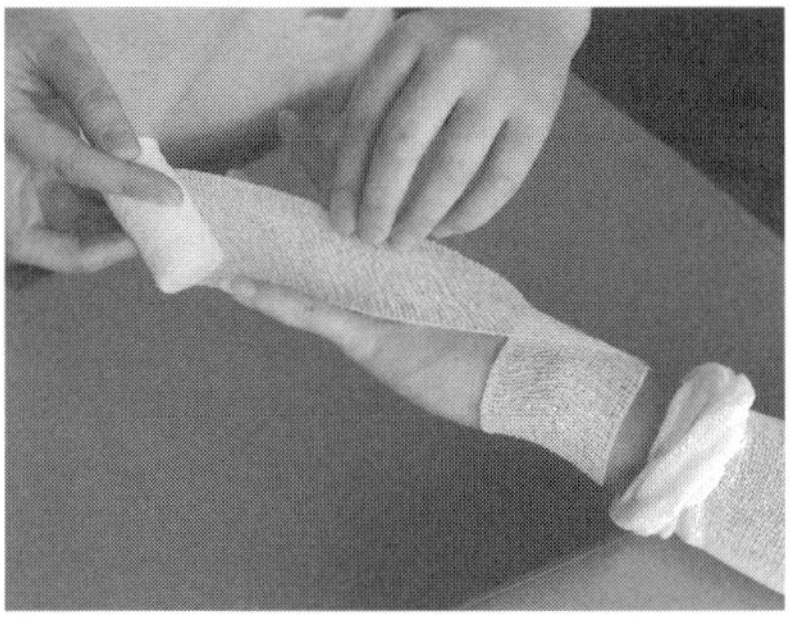

❺手の甲を上にし、後で指を動かしやすいように指を開いた状態で、まず薬指にかける。

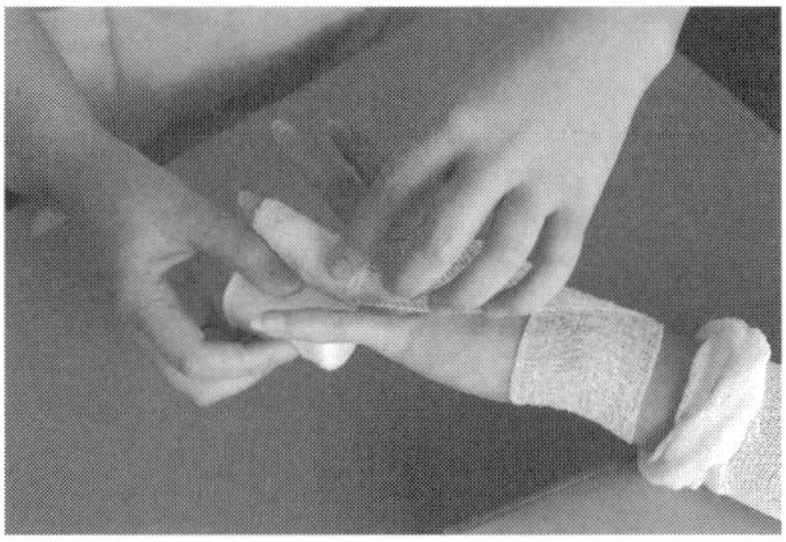

❻薬指を3回ほど巻く。指先は巻かない(巻き始めの指は、自分で巻くのかどうか、左右どちらの手に巻くのかなどで、薬指か人差し指のどちらかを選ぶ)。

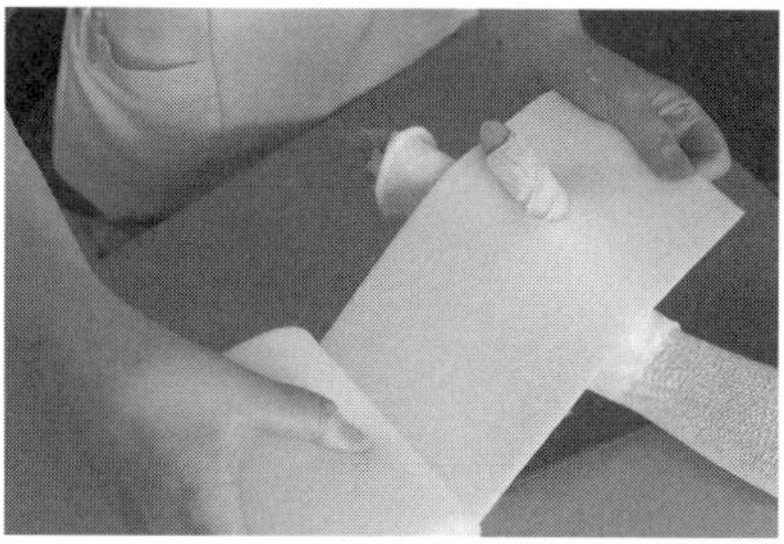

⑲スポンジ包帯にはさみで穴を開け、親指を通す。スポンジ状包帯の大きさは5mm厚さで12cm幅が目安。スポンジ包帯の代わりに綿包帯を使ってもよい。

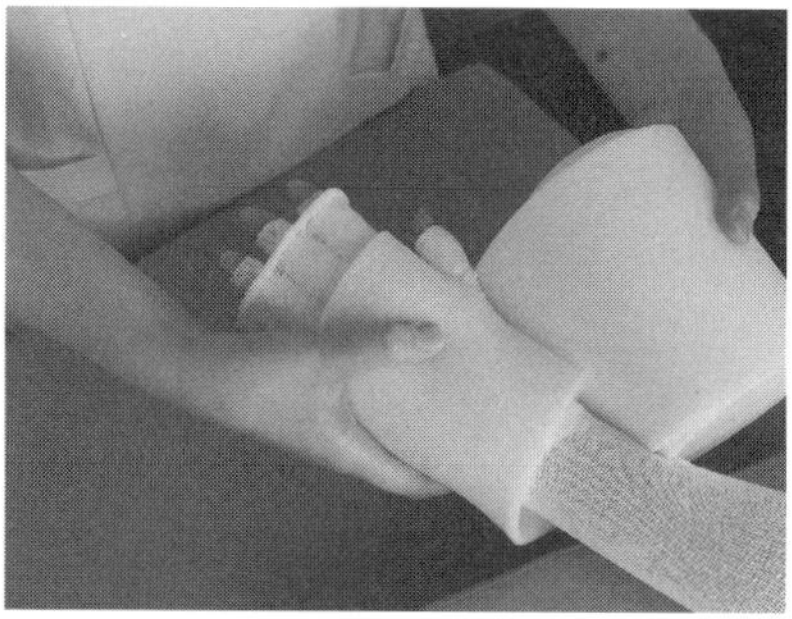

⑳指のつけ根からスポンジ包帯を手首に向かって巻いていく。半分くらいずつ重ねるとずれない。

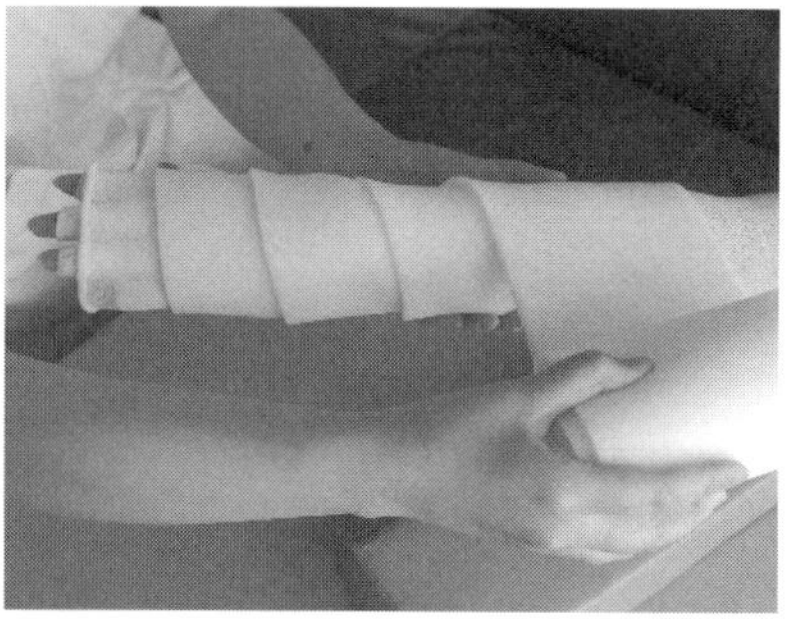

㉑同様に、手首から前腕へと巻き上げていく。

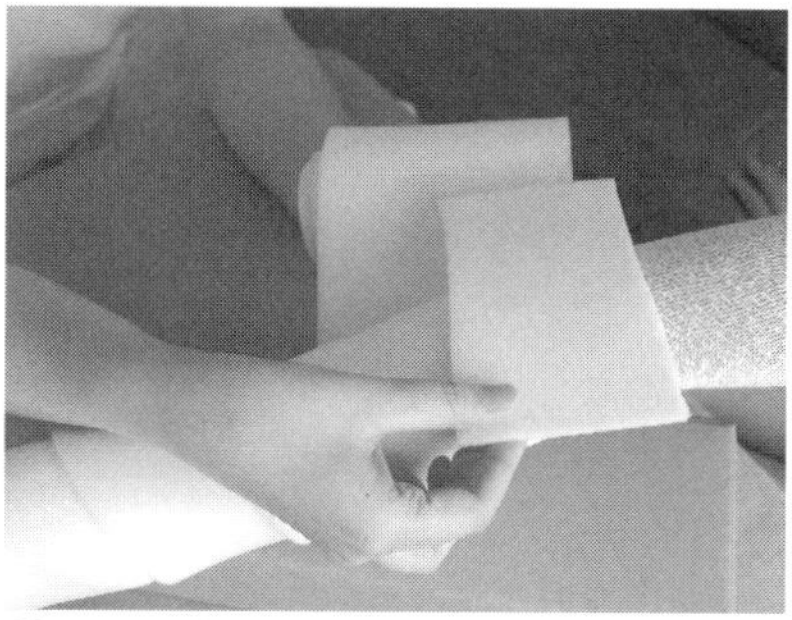

㉒ひじの内側に包帯が食い込まないように、四角に切ったスポンジを当て、その上から巻く。

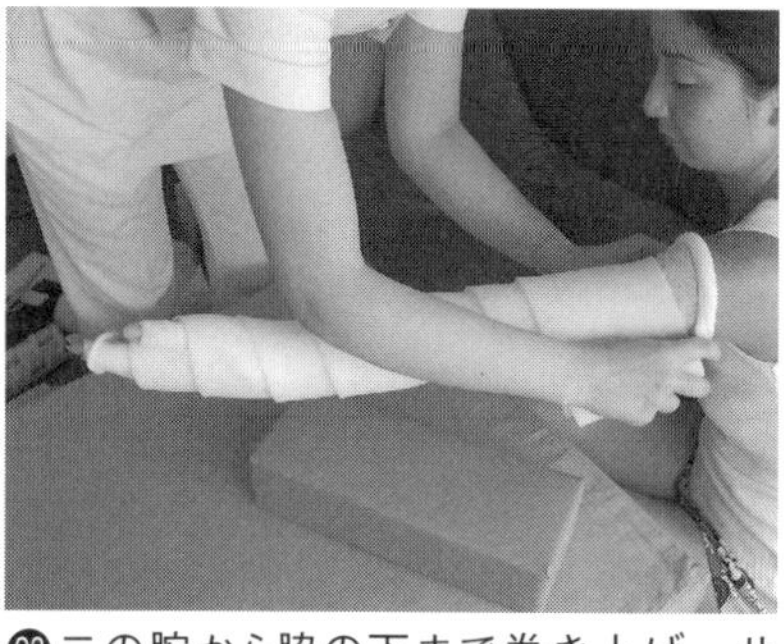

㉓二の腕から脇の下まで巻き上げ、サージカルテープでとめておく。

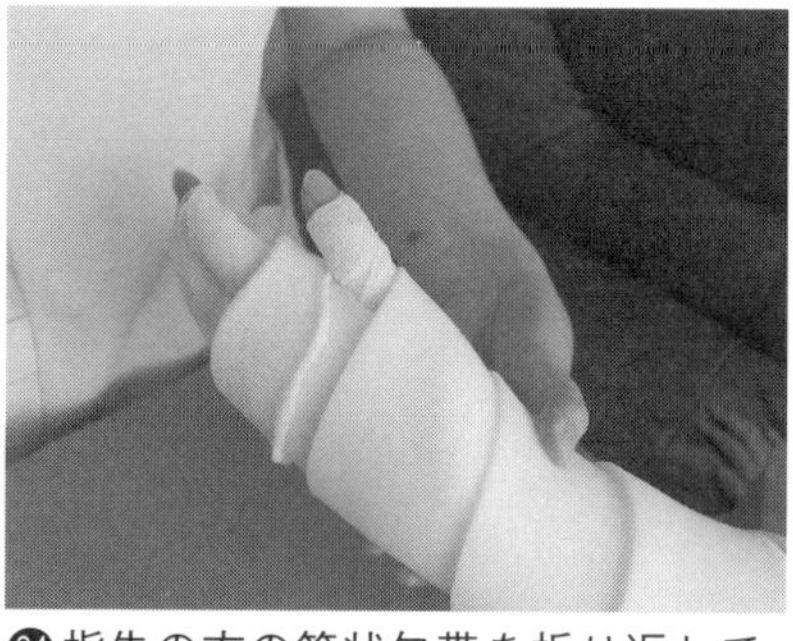

㉔指先の方の筒状包帯を折り返して、スポンジ包帯を覆う。

弾性包帯の巻き方——上肢(腕)の場合（2）

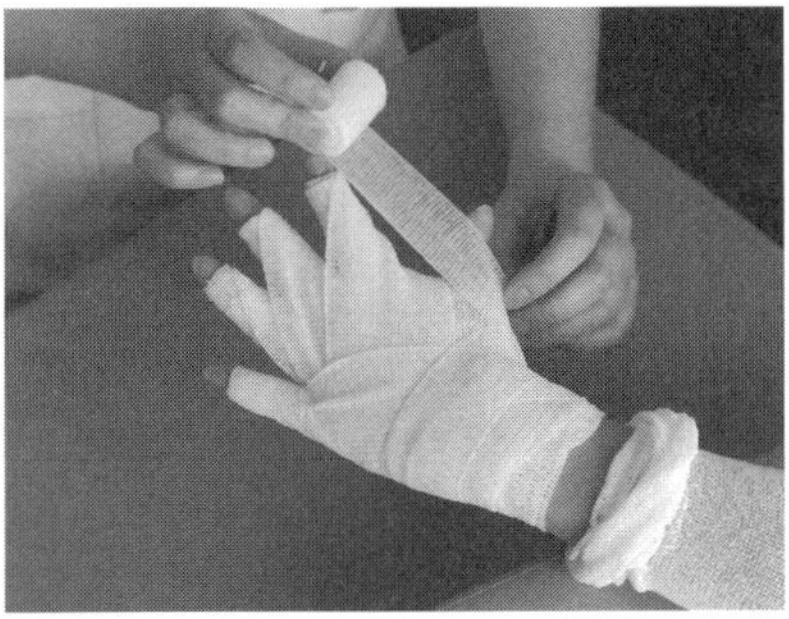

⓭手の甲を覆って1周したら、親指に包帯をかけて3回巻く。

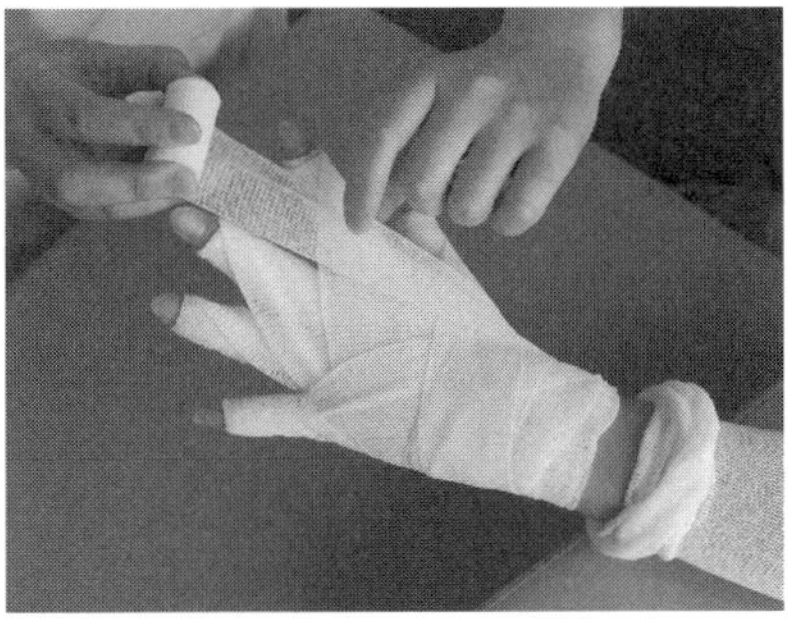

⓮親指を巻いたら手の甲を覆って小指側の手首近くへ回して1周し、手の甲側から人さし指に包帯をかけて1巻きする。

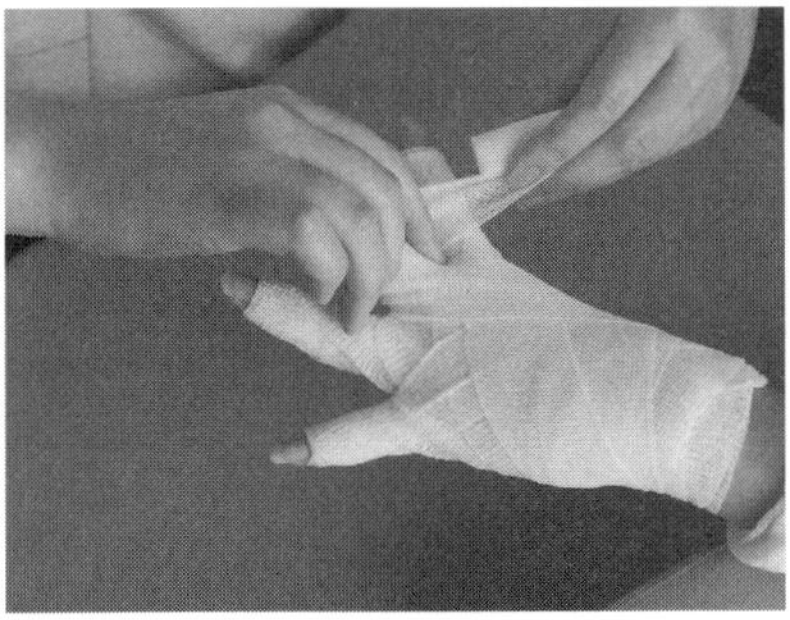

⓯手の甲を覆って小指側の手首近くへ回して1周し、手の甲側から中指にかけて1周する。

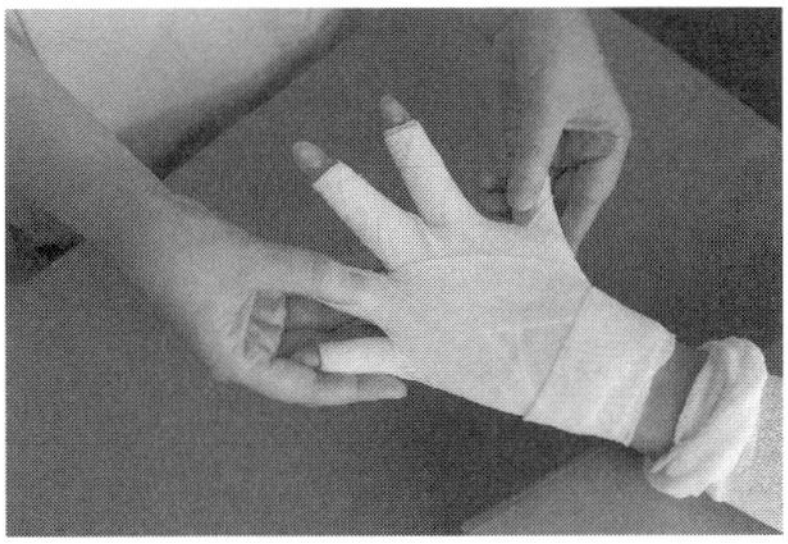

⓰同様に、薬指、小指の順に1巻きずつしていく。いずれも指と手首近くの間を8の字を描くように、手の甲で包帯が×の形に交差するように巻く。たけのこの皮のつき方をイメージするとよい。すべて巻き終わったら手首で包帯を巻き終わる。

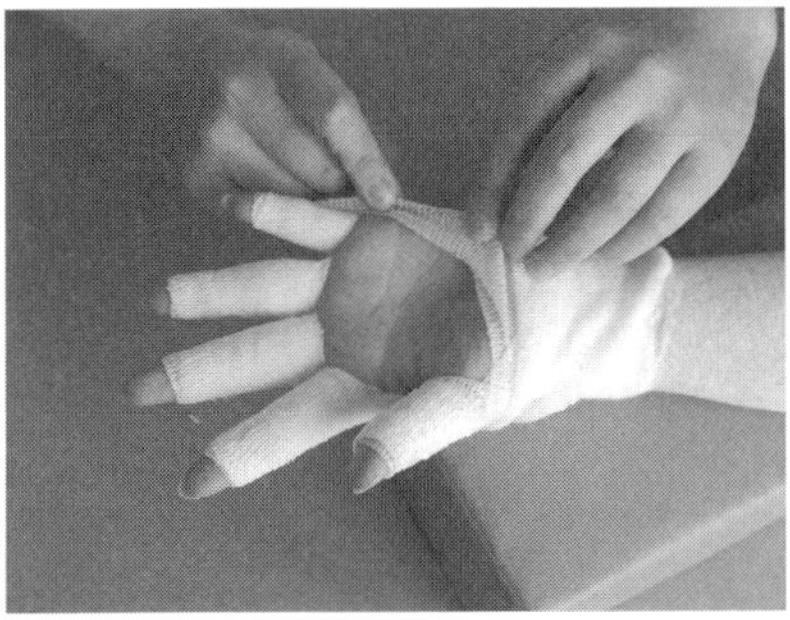

⓱指先を残すのは、締めつけられていないかを確認するため。手のひら側に包帯が突っ張っていないかもチェックする。

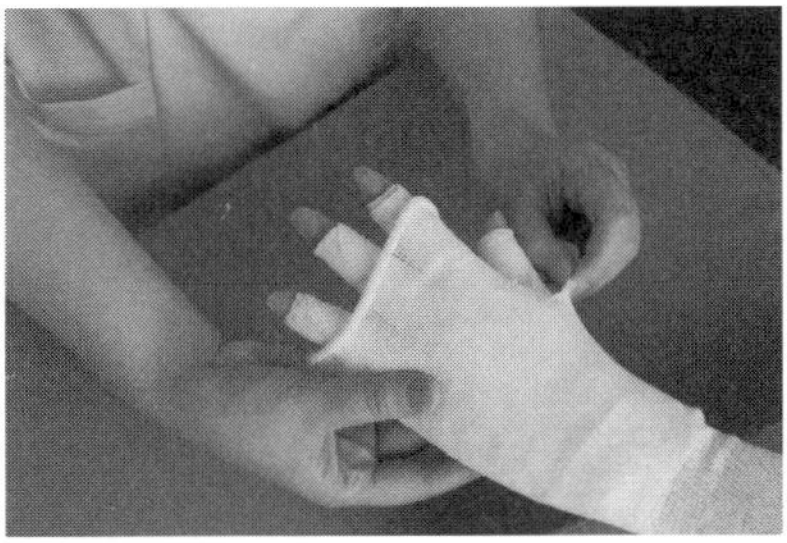

⓲筒状包帯の折り返し部分を戻し、親指を穴に通す。

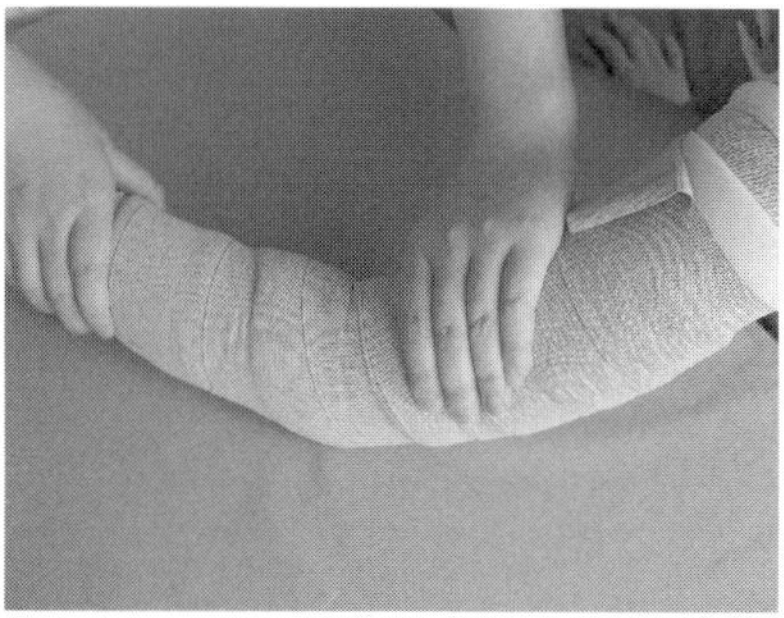

㉛二の腕はひじを伸ばして、肩側まで巻き上げていく。巻き終わったら、全体の圧を確認する。

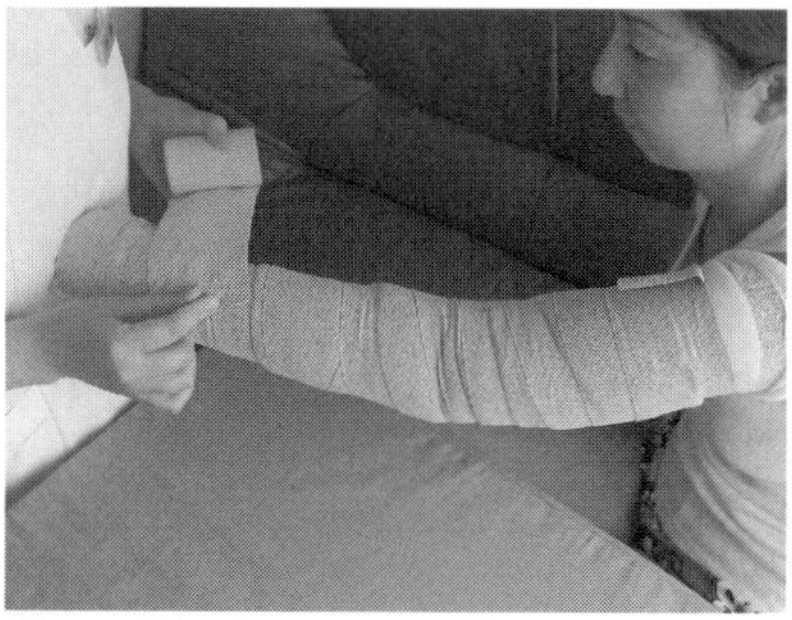

㉜圧の弱い部分があれば、そこに弾性包帯（8～10cm幅）を重ねて上方へ巻き上げる。最終的に手の方が圧が最も強く、上腕へ進むにつれて圧が弱くなる。

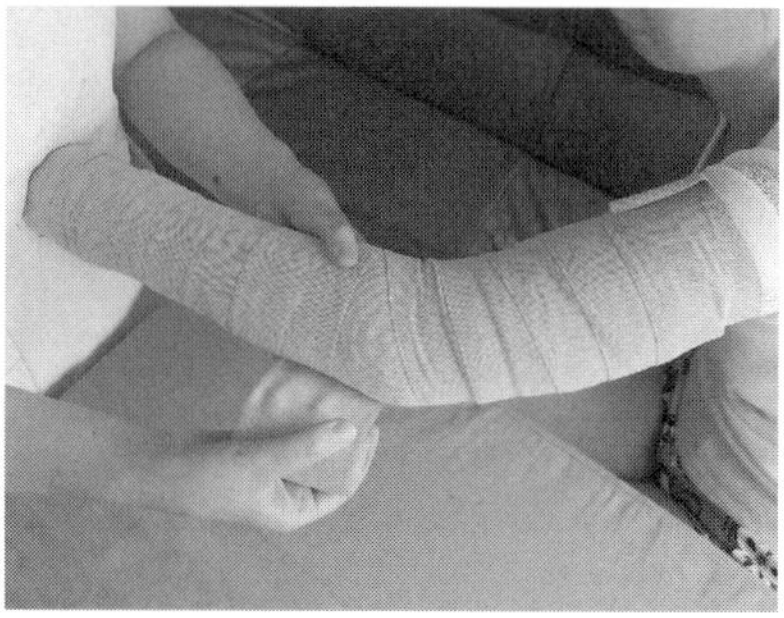

㉝2回目のひじは、交差せずにそのまま巻き上げ、肩側まで巻く（さらに強い圧が必要な場合には3回目を巻く）。

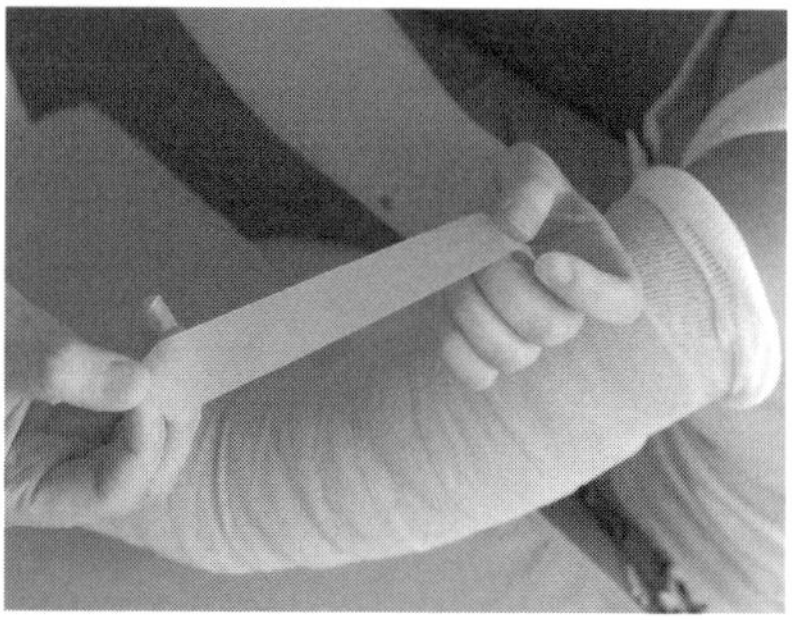

㉞巻き終わりはサージカルテープでとめる。テープは10cmくらいの長めに切り、端を折り曲げてつまみやすいようにしておくと、後ではずしやすい。

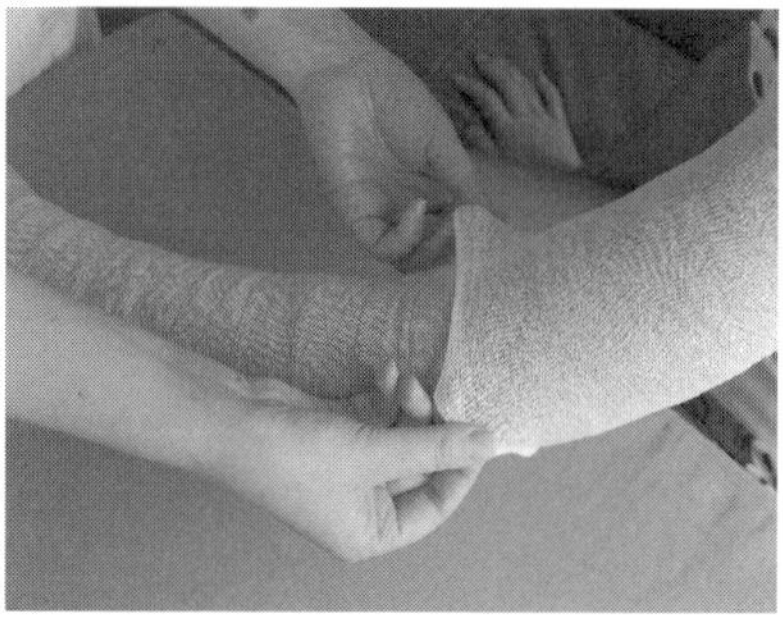

㉟肩側にめくっておいた筒状包帯を弾性包帯の上に折り返して、終了。

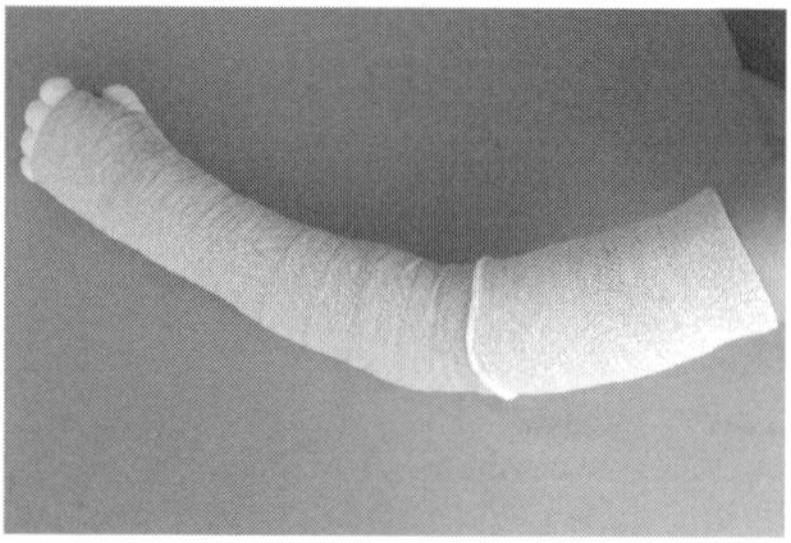

写真は指を曲げているが、指を伸ばすと、指先は包帯から出ている。

弾性包帯の巻き方——上肢(腕)の場合 (3)

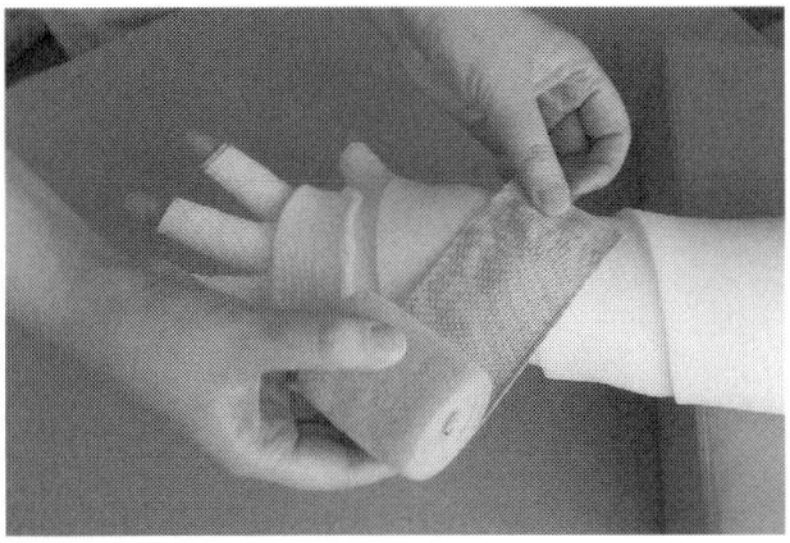

㉕スポンジ包帯の上から、6cm幅の弾性包帯を巻く。包帯を引っ張りながら、まず手首から巻く。指は開いたままにして、手全体をまんべんなく巻いていく。

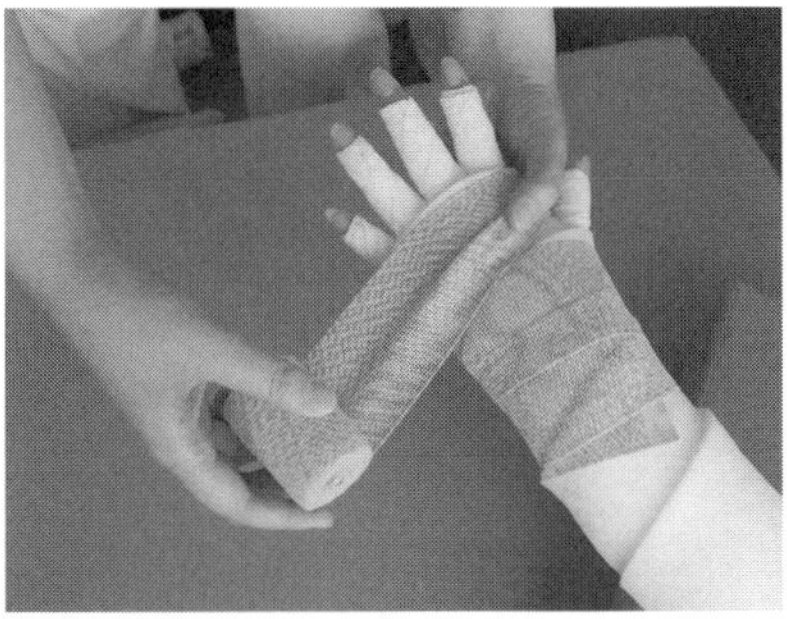

㉖手の甲に圧が最もかかるように巻くのがコツ。長さ5mの弾性包帯が手首→手の甲と手のひら→手首で巻き終わる。

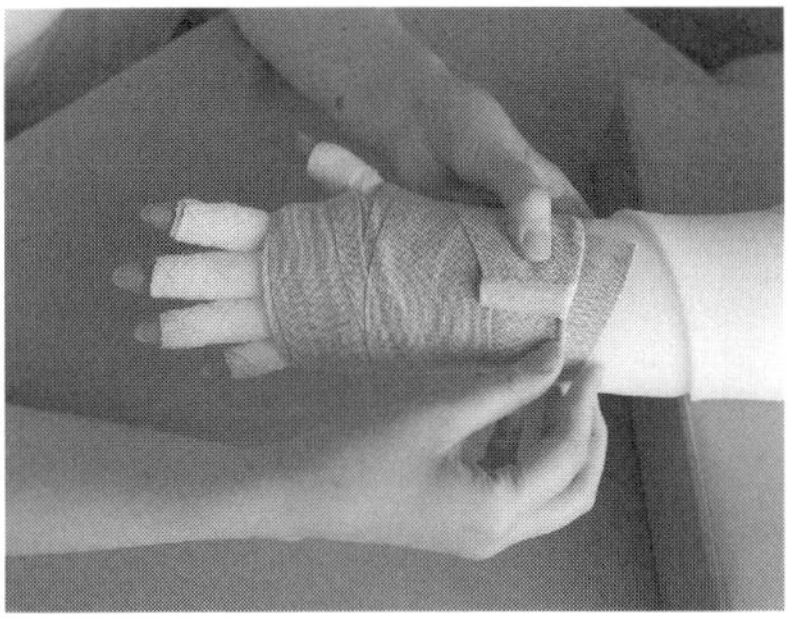

㉗1本目の弾性包帯の終わりに2本目(8〜10cm幅)の弾性包帯を重ね、手首を2周巻く。

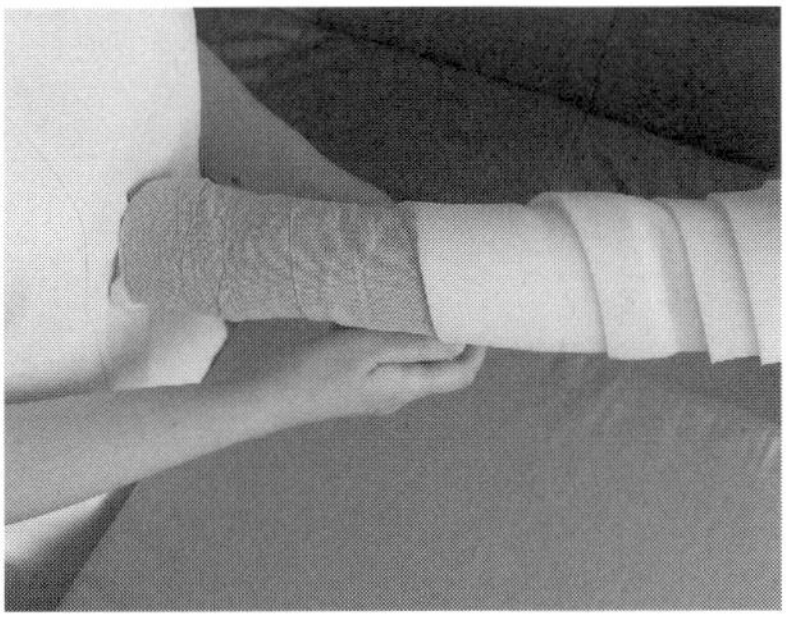

㉘前腕部分は腕を伸ばし、握りこぶしをつくった状態で巻き上げていく。半分ずつ重ねるように巻くのがコツ。

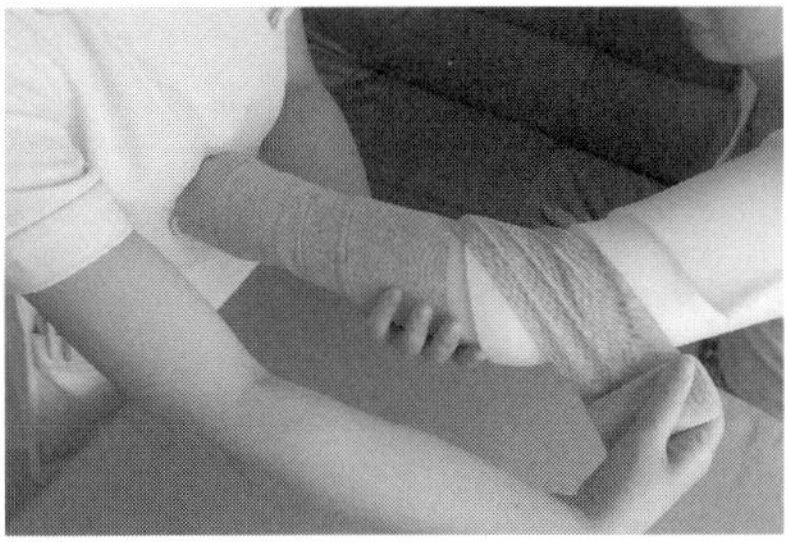

㉙ひじのすぐ下まで巻き上げたら、ひじを軽く曲げてひじの内側を覆い、ひじの外側は先にひじ上方向へ巻く。

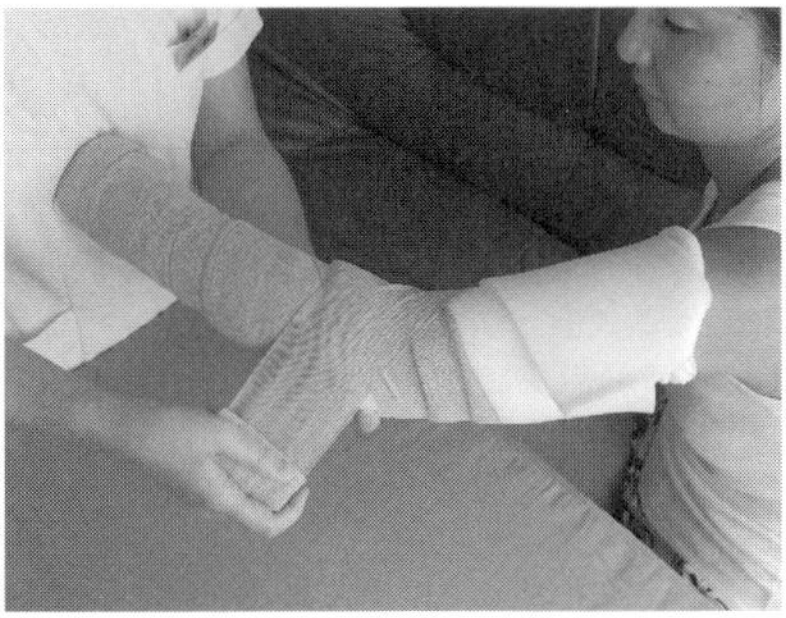

㉚ひじ上からひじの内側に戻り(弾性包帯がひじ内側でクロスするように8の字に巻く)、ひじの外側を巻く。

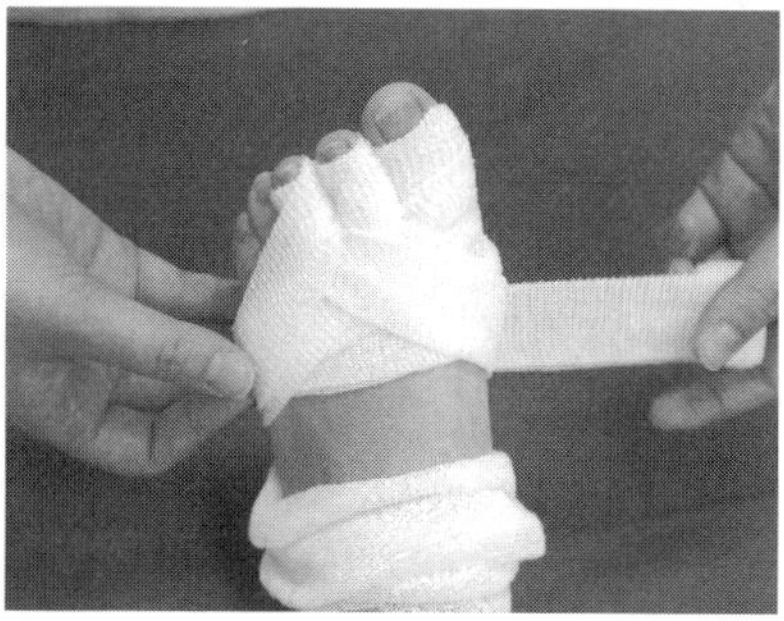

❼同様に第３趾、第４趾も２回巻く。

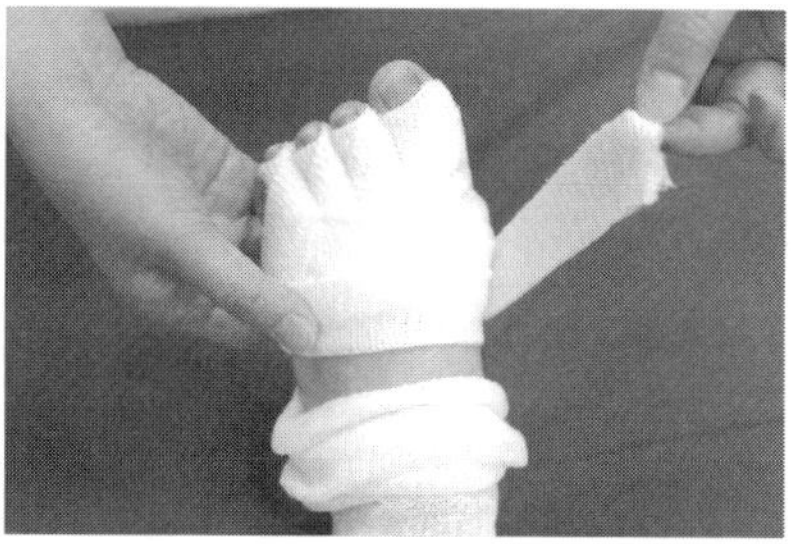

❽第5趾は巻かずに、第1趾のつけ根から足の甲に回して巻き終える。指先はあけておく。指のつけ根にできるひだには、ガーゼ包帯を折り込むように重ねる。

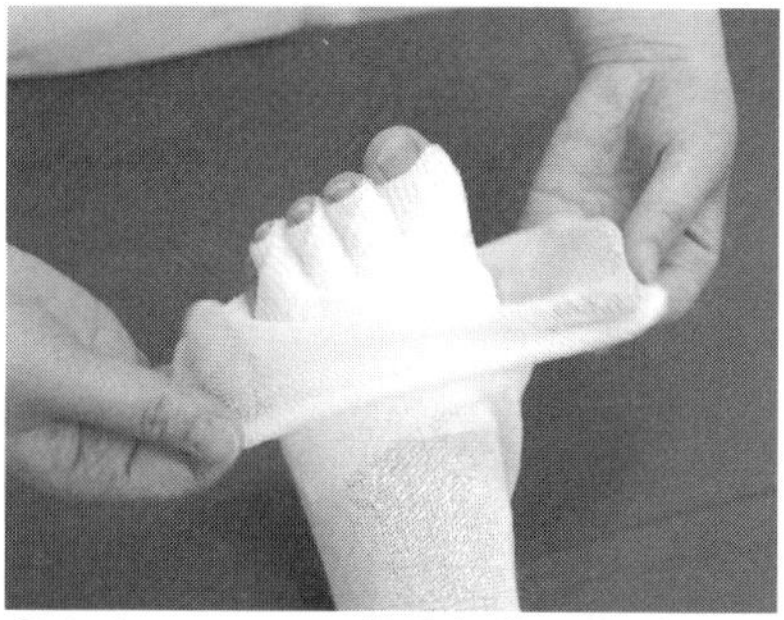

❾めくっておいた筒状包帯を伸ばして、指先までかぶせる。

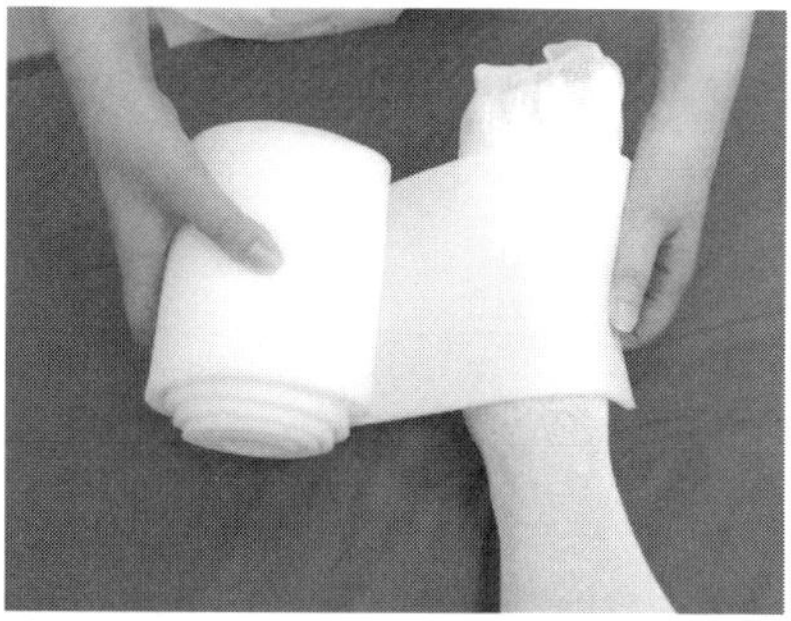

❿足の甲からスポンジ状包帯を巻いていく。

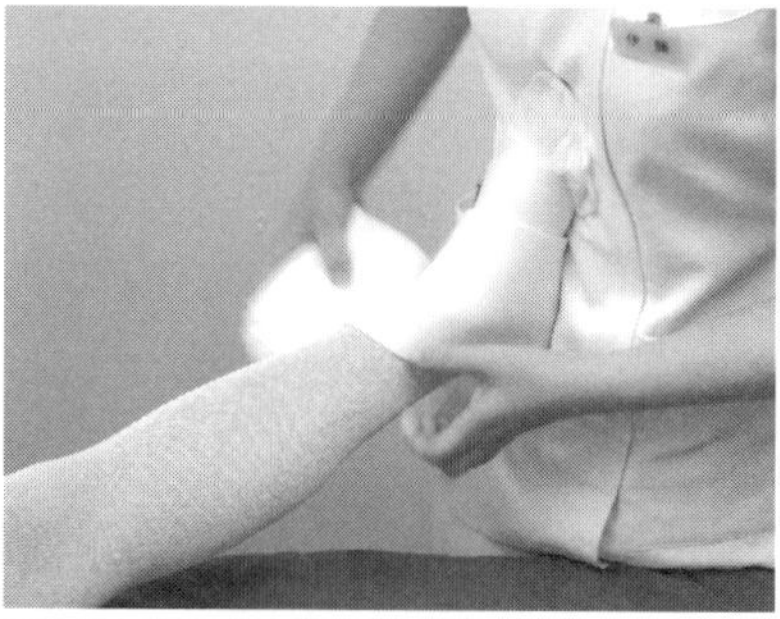

⓫足首を90度にし、足首内側を覆ったら先に足首を１回巻いて、かかとに戻って巻く。そして足首に巻き上げる。

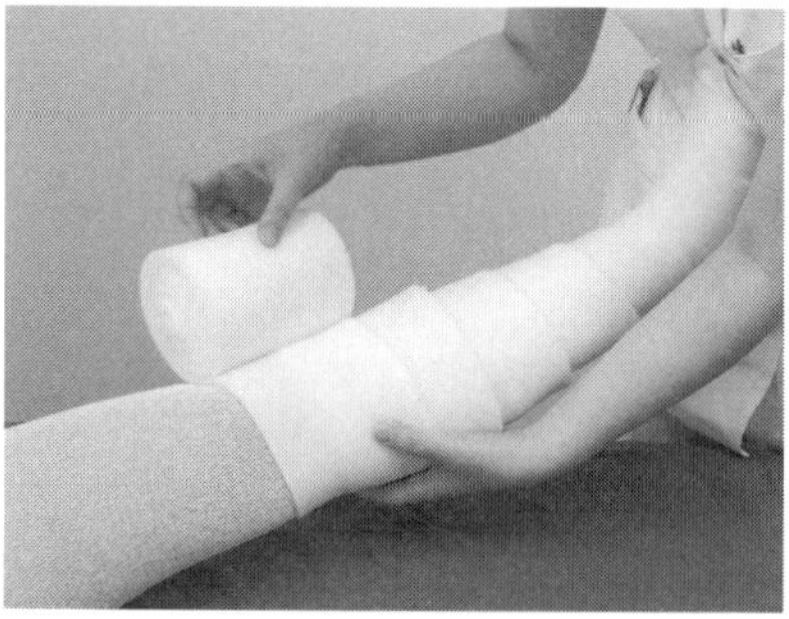

⓬すねやふくらはぎを巻き上げていく。

弾性包帯の巻き方――下肢(脚)の場合 (1)

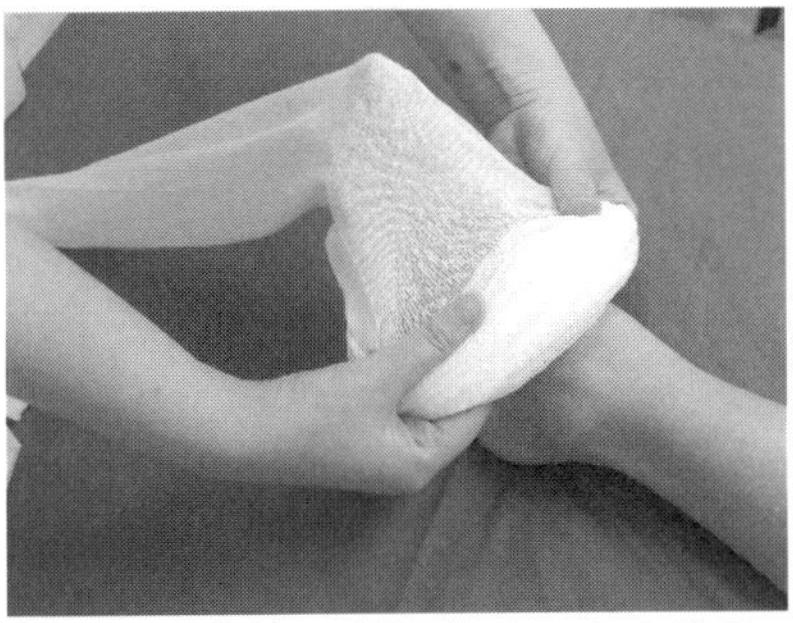

❶足と脚全体に保湿クリームを塗り、筒状包帯を脚に通す。

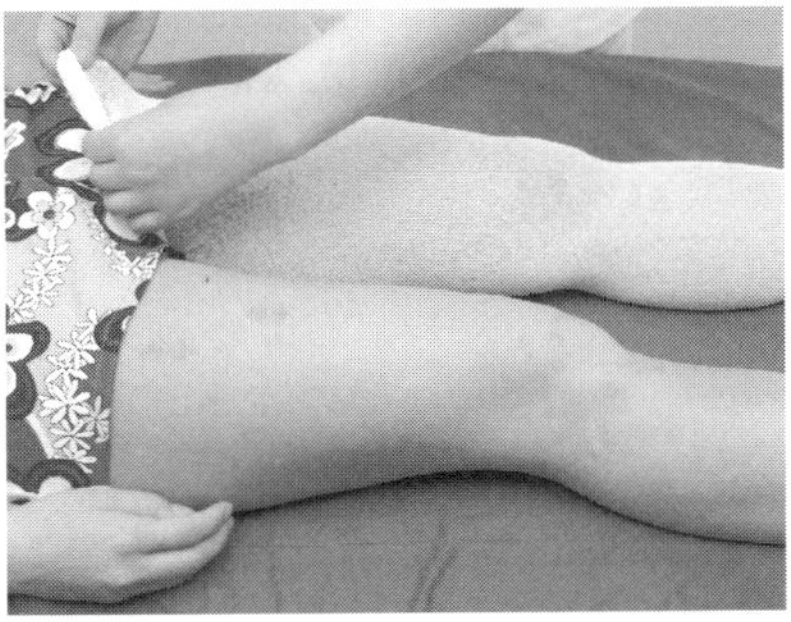

❷つま先と太もも上端にそれぞれ10cmくらい余裕があるように、長めに切る。

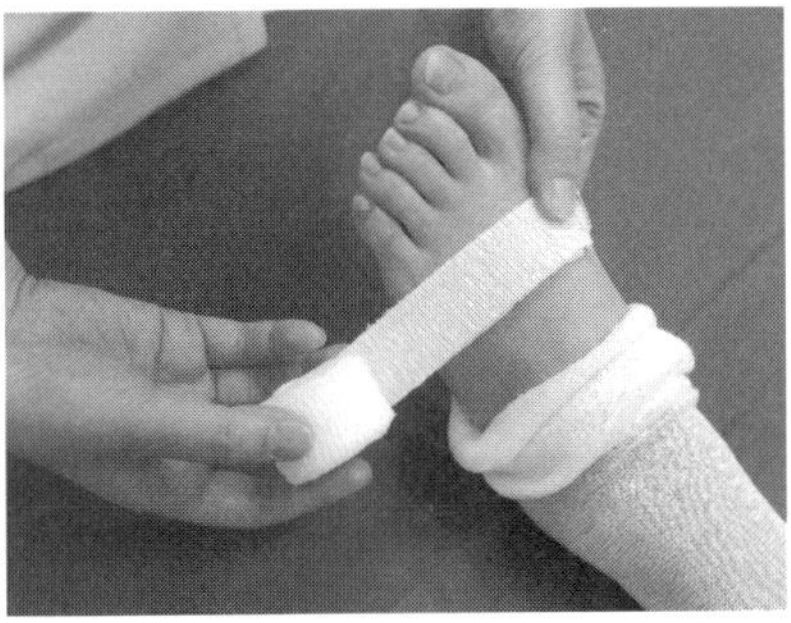

❸筒状包帯を脚の甲までめくり、足の指のつけ根に近いところで伸縮性ガーゼ包帯(6cm幅をあらかじめ縦2つ折りにしておく)を1周巻く。

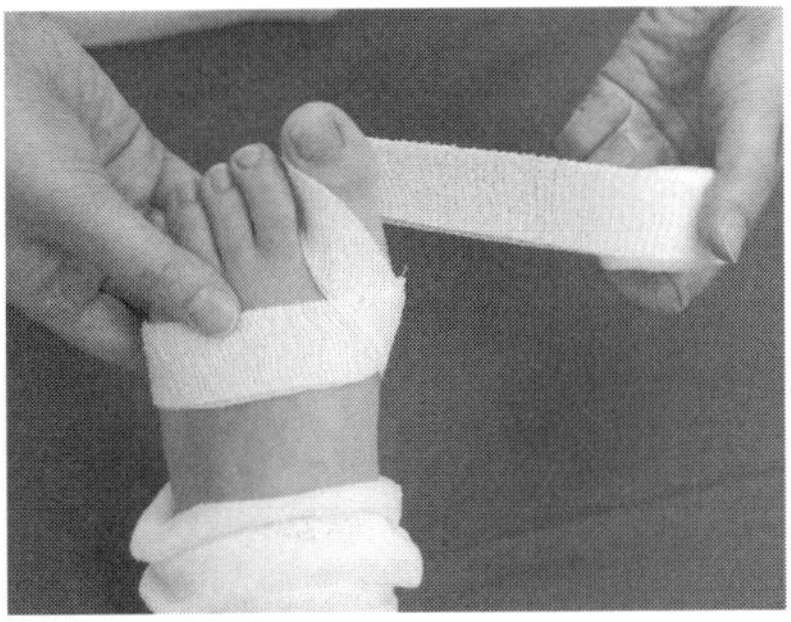

❹伸縮性ガーゼ包帯を足の甲側から、第1趾にかけて2回巻く(指先は開けておく)。

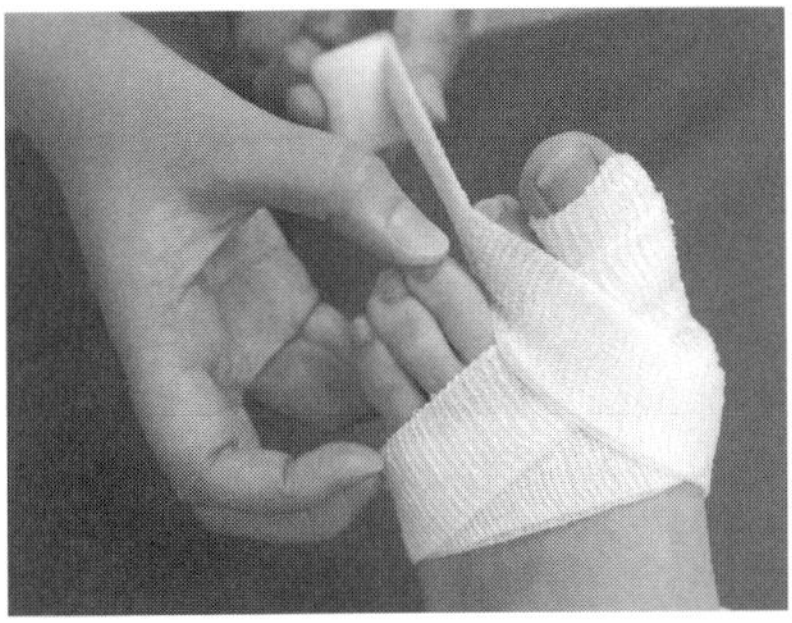

❺第1趾から第5趾のつけ根、足裏、足の甲の順に回し、第2趾を2回巻く。足の甲を1周巻く。

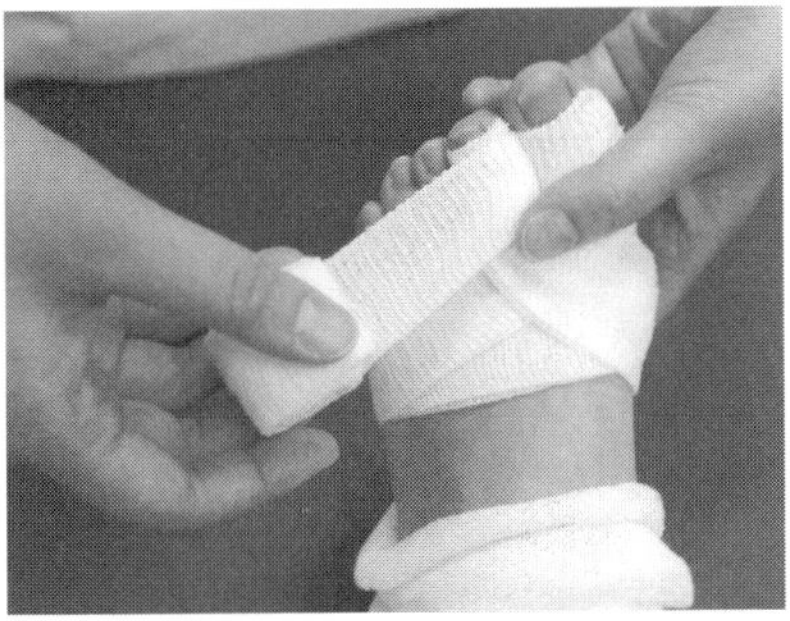

❻同様に第2趾から第5趾のつけ根に回す。

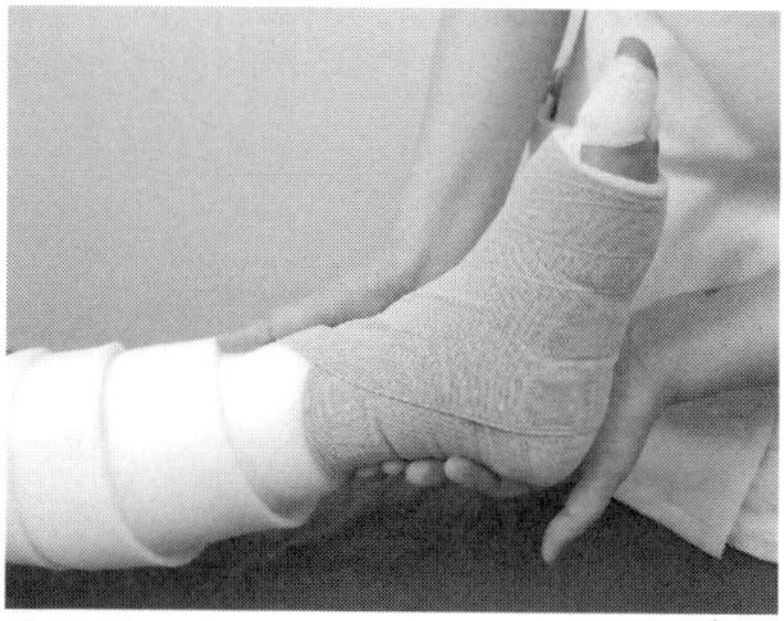

⑲足首の方に巻き上げる。ここまでで、1本目の弾性包帯を使い終わる。

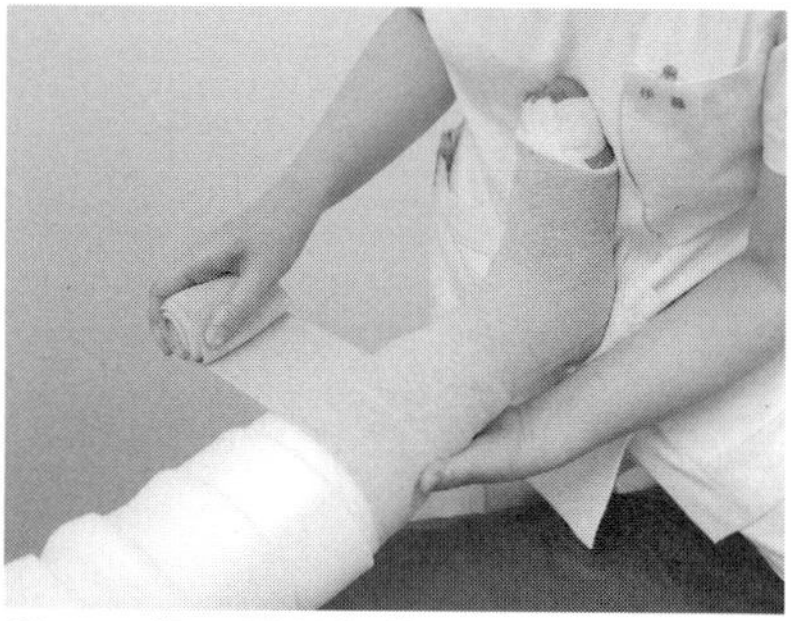

⑳ 8 ㎝幅の弾性包帯を、足首からすねやふくらはぎの方へ巻き上げていく。

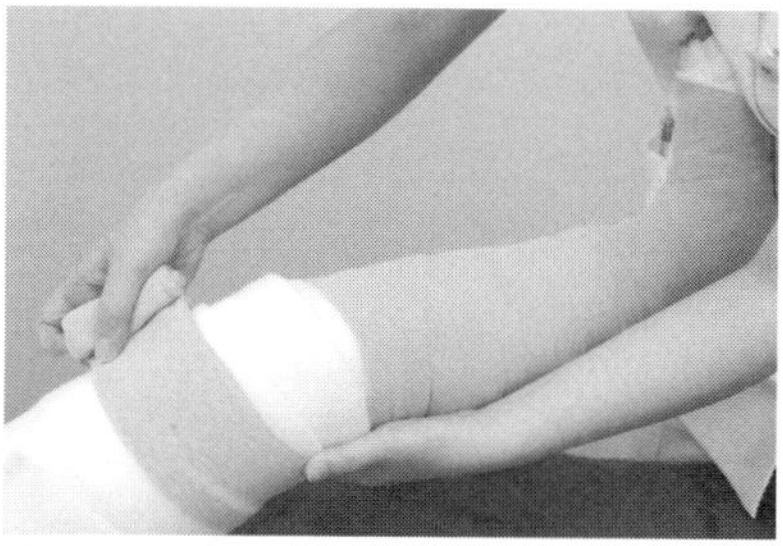

㉑膝下まで巻いたら膝を軽く曲げて、弾性包帯を先に膝上に1回巻いて、膝に戻って1回巻く（膝裏で弾性包帯がクロスするようにして8の字に巻く）。

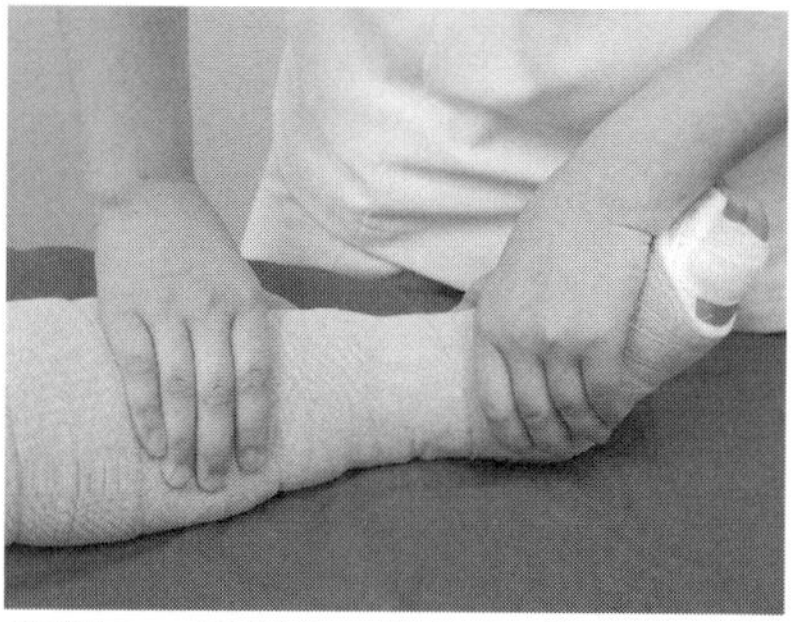

㉒脚のつけ根まで巻き上げたら、全体の圧を確認する。

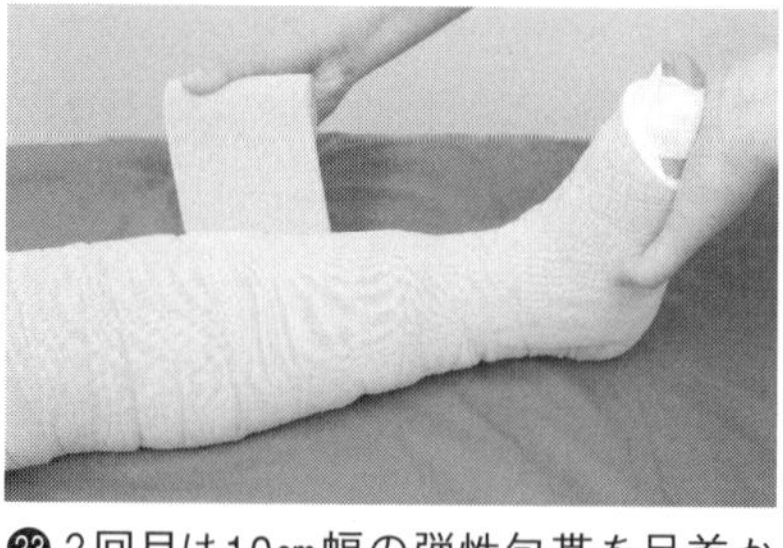

㉓ 2回目は10㎝幅の弾性包帯を足首から、逆向きに一定の圧で巻き上げていく（例＝右巻き→左巻き）。（例＝1cmくらいずらして重ねるように3回巻く。足首から上に3回目を巻く。くるぶしにだけ、さらに巻くこともある）。

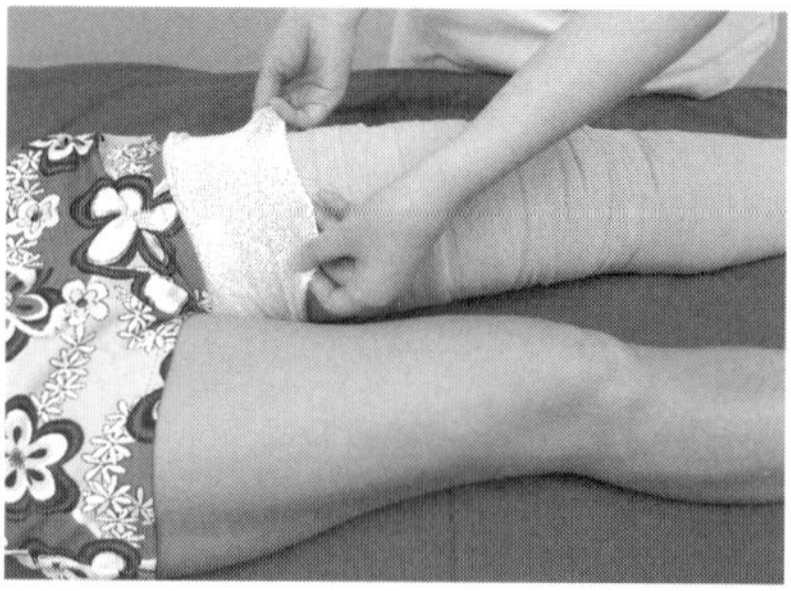

㉔脚のつけ根まで巻き終えたら、巻き終わりをサージカルテープで留める。テープは10cmくらいの長めに切り、端を折り曲げてつまみやすいようにしておくと、後ではずしやすい。めくってあった筒状包帯を伸ばして、弾性包帯の上にかぶせて終了。

弾性包帯の巻き方──下肢（脚）の場合（2）

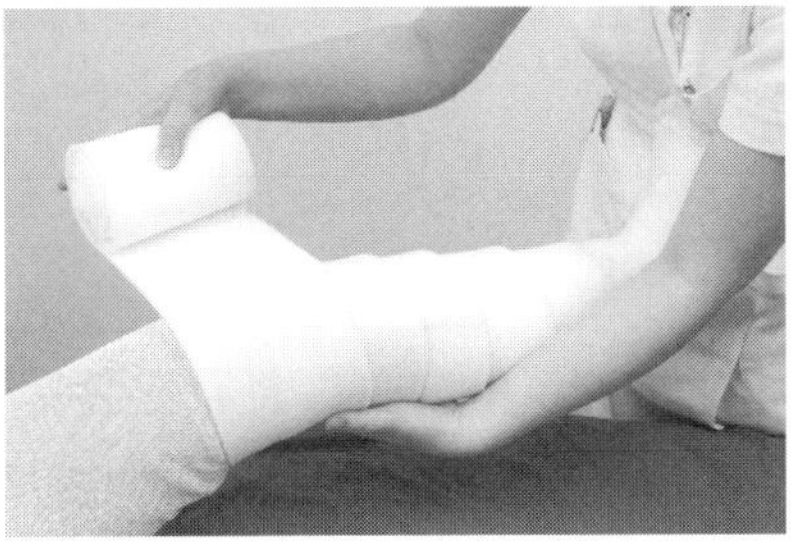

⓭スポンジ包帯が足りなくなったら、2本目を1本目の最後に重ねて巻く。膝《ひざ》の裏には、四角に切ったスポンジ包帯を当てて、その上から巻いていく。

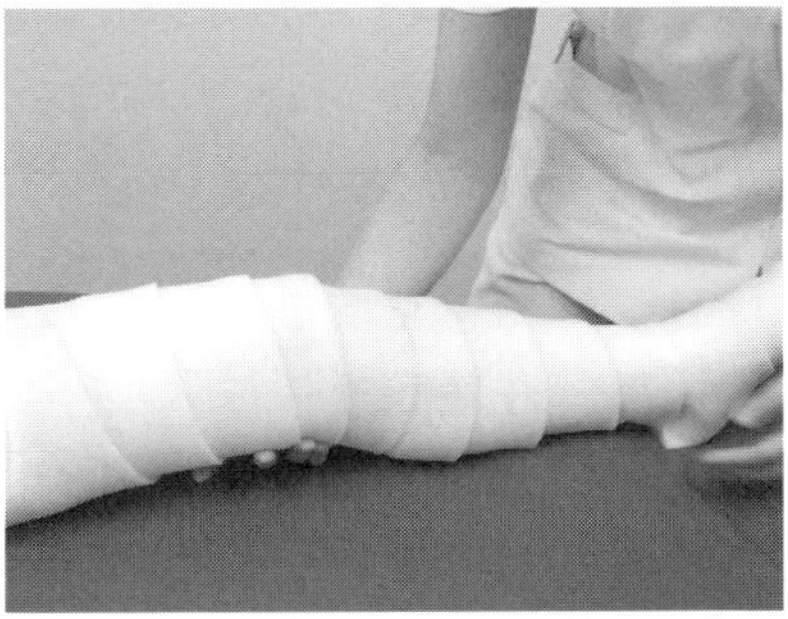

⓮スポンジ包帯を、脚のつけ根まで巻き上げる。

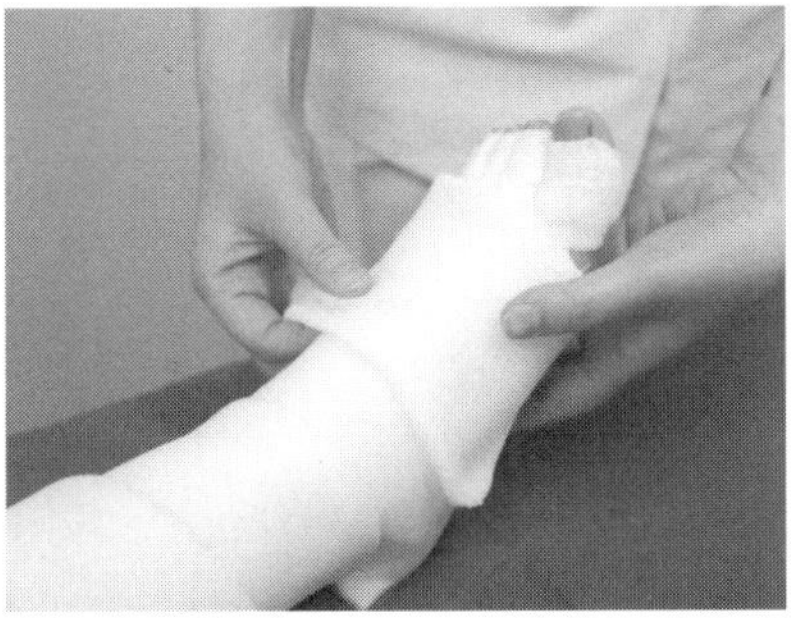

⓯指先に伸ばしてあった筒状包帯を折り返して弾性包帯の上にかぶせる。

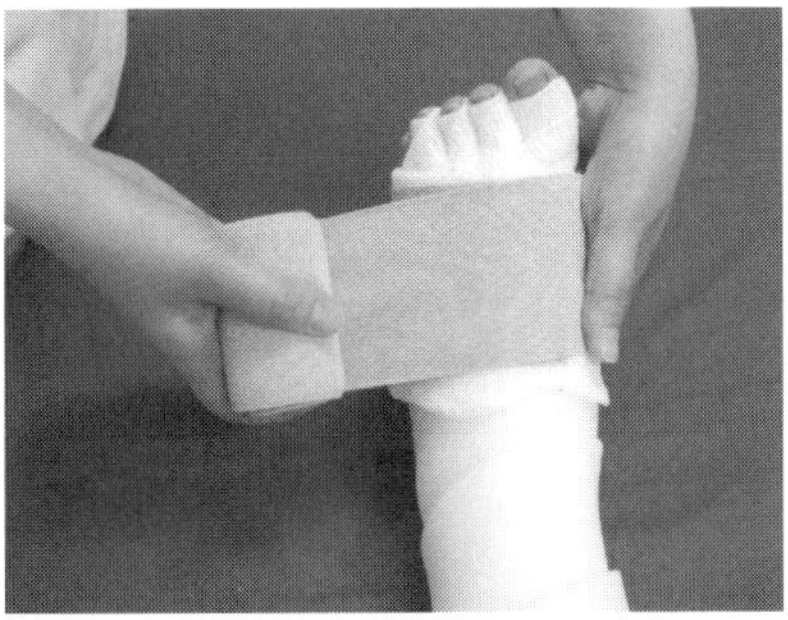

⓰ 6 cm幅の弾性包帯を巻く。包帯を引っ張りながら、まず足の甲の指のつけ根付近に1周巻く。半分ずつくらい重ねながら、だんだん上に巻き上げていく。

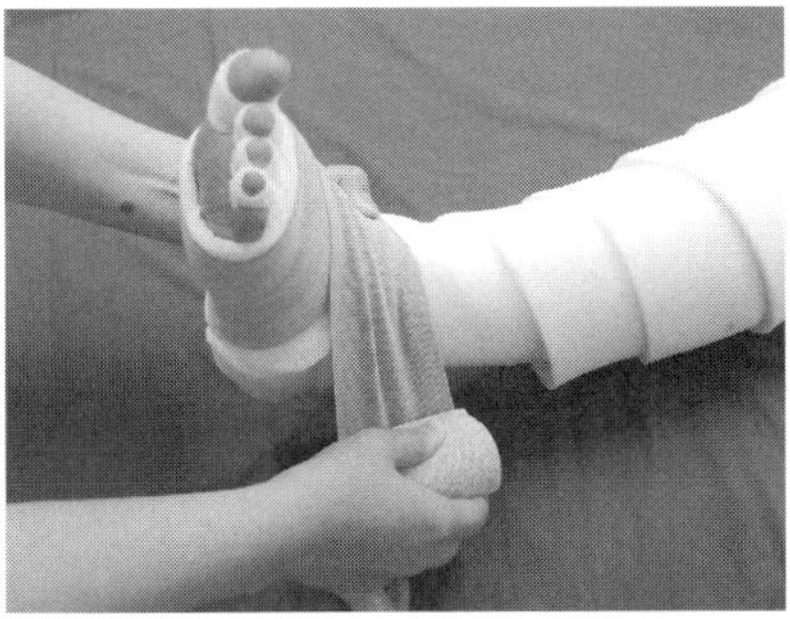

⓱足首は90度にして足首の内側を覆い、先に足首を1回巻く。しわができないように、一方の手で弾性包帯をサポートしながら巻くこと。

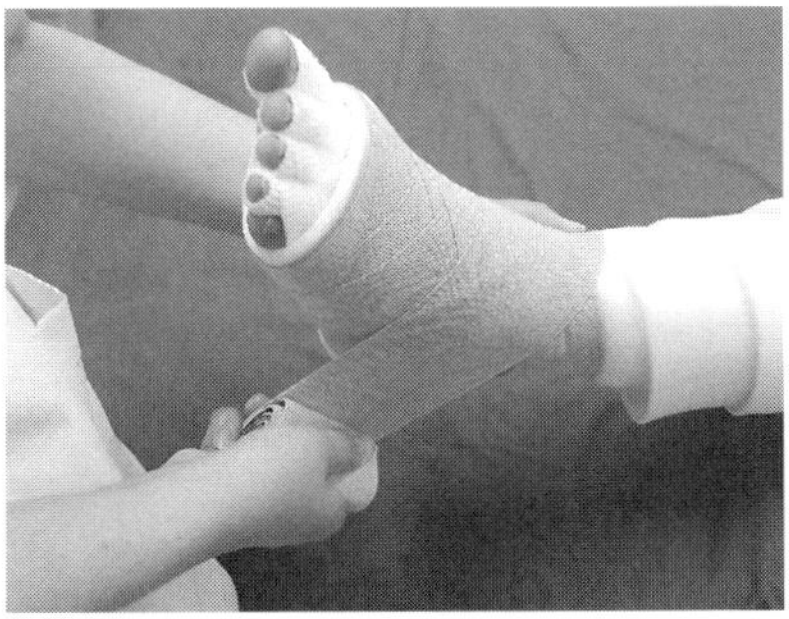

⓲かかとに戻って1回巻きする。

弾性スリーブや弾性ストッキングを適切に用いて、むくみの軽減と改善維持を

リンパ誘導マッサージでリンパの流れをよくしたら、日常生活上で適切な弾性着衣（弾性スリーブや弾性ストッキングなど）を装用してむくみの悪化予防やさらなる改善を目指します。弾性着衣の装用は、同時にマッサージ効果も期待できます。

皮下の弾性組織の代わりに弾性着衣で圧を補う

リンパ誘導マッサージでリンパの流れを改善した後、むくみの程度を軽減・維持するために、弾性包帯や弾性着衣による圧迫療法を行います。

皮下にある弾性繊維は、本来はしっかり編みこまれたセーターに似ています。通常のむくみの場合、皮下にたまった組織液やリンパ液は弾性繊維がリンパ管内に押し戻してしまい、むくみは治ってしまいます。

ところが、リンパ浮腫の場合、たまった組織液の中にはたんぱく質が多く、それが弾性繊維を変性させ、破壊してしまいます。そのため皮下にたまった組織液を押し返す力が弱くなり、さらにむくみが増します。

弾性組織に代わって組織液を押し返すために腕や脚に外側から圧をかけて、組織液やリンパ液が心臓に戻ることを助けるのが、圧迫療法です。

弾性着衣をつけて動くとマッサージ効果が生まれる

弾性スリーブや弾性ストッキングは伸び縮みし、その動きがリンパ管を刺激し、リンパ液の流れをよくします。弾性スリーブや弾性ストッキングを装用した状態で運動したり日常動作を行うことで、リンパ誘導マッサージに似た効果も発揮します。ですから、なるべく動くことが大切です。

日常的・長期的使用に適する弾性スリーブ・ストッキング

弾性包帯による圧迫療法は、包帯の巻き加減を調節できるので、浮腫の変形がかなり進んだ場合の初期治

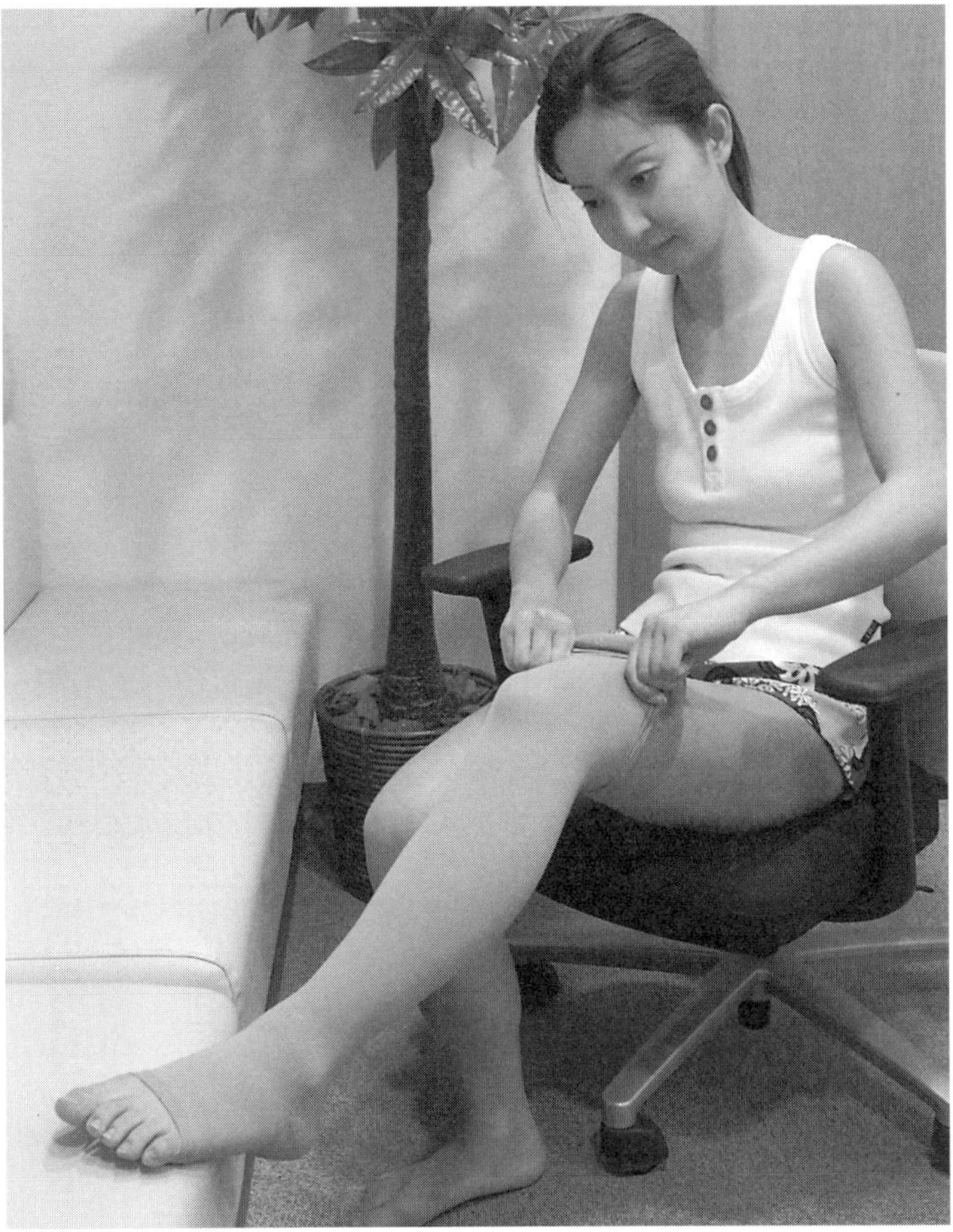

療に適しています。

変形がそれほど大きくない場合や、初期治療の効果で浮腫が軽減し、その状態を維持するため、あるいはよりいっそう改善するためには、弾性スリーブや弾性ストッキングによる圧迫療法が適しています。

弾性着衣には、腕を圧迫するスリーブと脚を圧迫するストッキングがあります。これらは、弾性包帯に比べると、着脱の時間が少ないという利点があります。

改善維持が主な目的になった段階では、日常的・長期的に圧迫を続ける必要があるため、着脱に時間のかからない、また日常活動がしやすい弾性スリーブや弾性ストッキングの方が、利便性があるからです。ただし、弾力が強いので、着脱にはコツが必要です。

■弾性ストッキングの圧の強さ

弾性ストッキングは、圧の程度を表す一定の基準によって分類されており、どのメーカーのものでもほぼ同様です。圧力の数値は足首周りにかかる圧を示しています。弾性ストッキングの圧は、足首で最も強く、上にいくにしたがって弱くなり、脚（もも）のつけ根では約半分になります。

- ●クラスⅠ ＝20〜30mmHg＝弱い圧
- ●クラスⅡ ＝30〜40mmHg＝中程度の圧
- ●クラスⅢ ＝40〜50mmHg＝強い圧
- ●クラスⅣ ＝50〜60mmHg＝超強圧

適切な圧迫力のスリーブやストッキングを選ぶ

浮腫の起きた腕や脚にかける圧が強過ぎると、腕や脚が痛くなるばかりか、動脈や静脈、神経、筋肉などを損傷してしまい危険です。

脚のリンパ浮腫治療には、一般的に40〜50mmHg（弾性ストッキングの圧の表示でクラスⅢ）を用います。腕のリンパ浮腫治療には、30〜40mmHg（クラスⅡ）を用いるのが一般的です。

メーカーごとに圧のかかり具合が異なっていたり、はき心地も異なりますので、できるだけ試着して、適正な圧のものを選ぶようにします。むくみが軽減した場合は、かかる圧を弱い段階に代えます。

むくみが改善しても装用を続ける必要がある

弾性スリーブや弾性ストッキングを装用すると、確かにむくみは軽減します。しかし、いったん破壊された皮下の弾性繊維は、元に戻ったわけではありませんから、弾性スリーブや弾性ストッキングの装用をやめると、またすぐにむくみが戻ります。ですから、弾性スリーブや弾性ストッキングは、腕や脚が細くなっても装用をやめることはできません。

種類やサイズはメーカーごとにさまざま。オーダーメードもあり

弾性スリーブや弾性ストッキングは、複数のメーカーごとに、さまざまな形、生地、繊維の編み方、圧のかかり具合など、特徴や性質に違い

（注）最近の圧の単位はmmHgからhPa（ヘクトパスカル）に変更されましたが、ここでは従来通り、血圧と同じ水銀柱の圧の単位mmHgを用いています。1mmHg＝1.333hPa

があります。

また、S、M、L、さらにメーカーによってはそれ以外のサイズもあります。サイズ基準は、各メーカーで異なり、その数値は説明書に表示してあります。

患者さんの浮腫の状態、体型、年齢、体力、好みなどに合わせて、圧やサイズ、形、生地などを十分に吟味して選びましょう。

弾性スリーブ、弾性ストッキングの装用が適さない場合

- 動脈血行障害があるとき
- 患肢に蜂窩織炎《ほうかしきえん》などの急性の炎症があるとき
- うっ血性心不全があるとき
- 深部静脈血栓症があるとき

など

弾性スリーブや弾性ストッキングの多くは既製品ですが、手足の長さ、浮腫の程度などによって、規制のサイズや圧のレベルが適応しない場合があります。その場合は、患者さんの状態や好みを反映したオーダーメード品を注文することもできます。

初めての装用は専門家の指導を受けてから

弾性スリーブ、弾性ストッキングは圧が強いため、普通のストッキングとは異なり、着脱に力が必要です。毎日の着脱がおっくうにならないように、コツを習得して実践しましょう。

弾性スリーブや弾性ストッキングを装用する場合は、最初に専門の医師やメーカーに相談し、できれば試着して適切な圧、サイズであるかどうかを確認し、納得して選ぶようにしましょう。

一人での着脱は可能ですが、家族の人に協力してもらうことができれば、頼むことです。特に腕は、自分で装用するには、片手で行うことになるので、手助けしてくれる人がいると助かります。

また、高齢者やリウマチなどの障害がある人は、握力が弱っていますし、腰痛持ちの人は、弾性ストッキングを引き上げる力がかかりにくくなります。これらの人は、ほかの人に介助を求めることができたら、頼みましょう。頼めない場合は、フットスリップや補助具を活用しましょう。

なお、夜間の就寝時は患肢を軽く上げて休むようにしますが、この際、圧の一段弱い弾性スリーブ、または弾性ストッキングを装用してもよいでしょう。

弾性スリーブの装用例

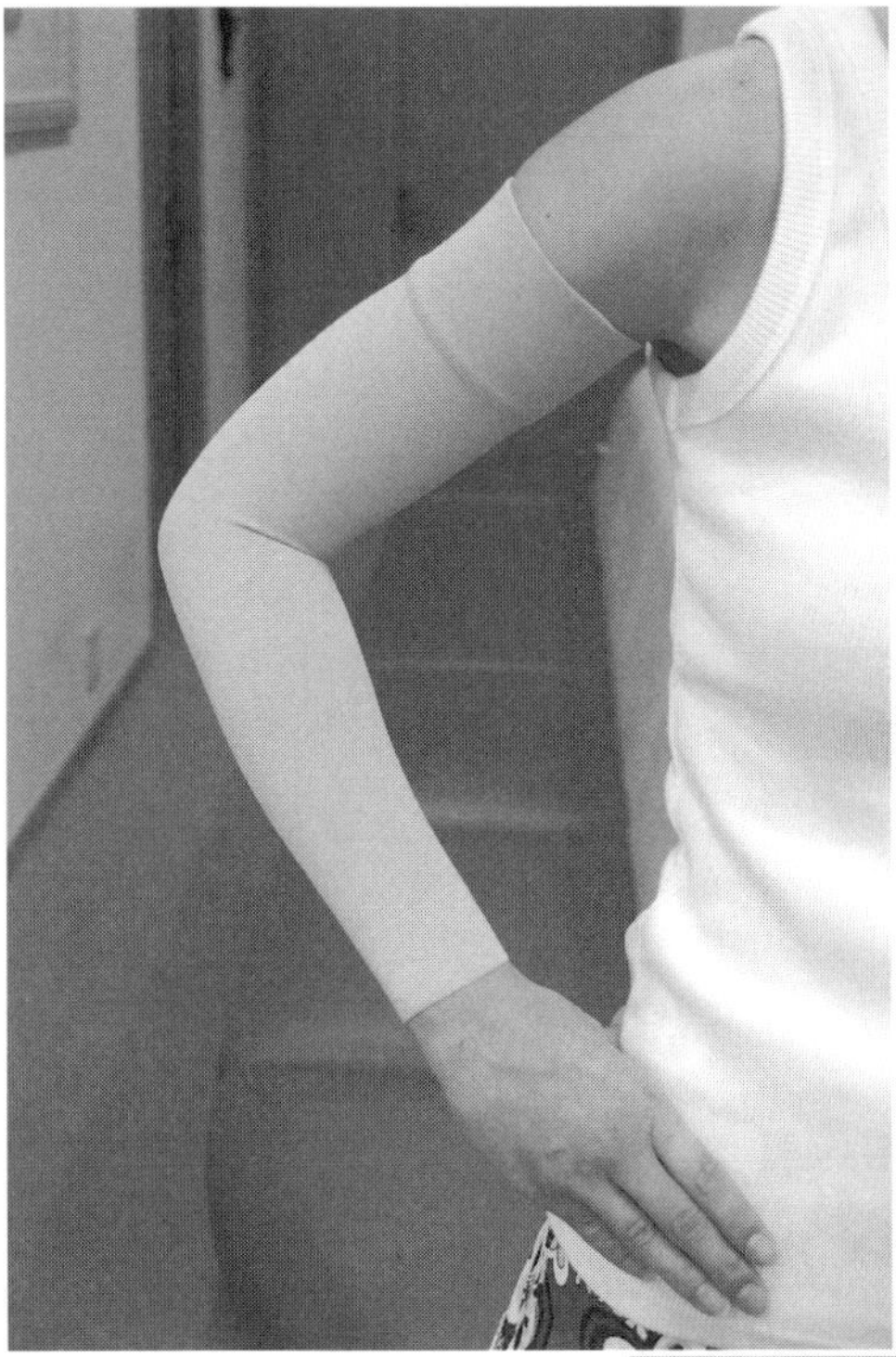

●手首から上腕つけ根までの弾性スリーブを装用した例。

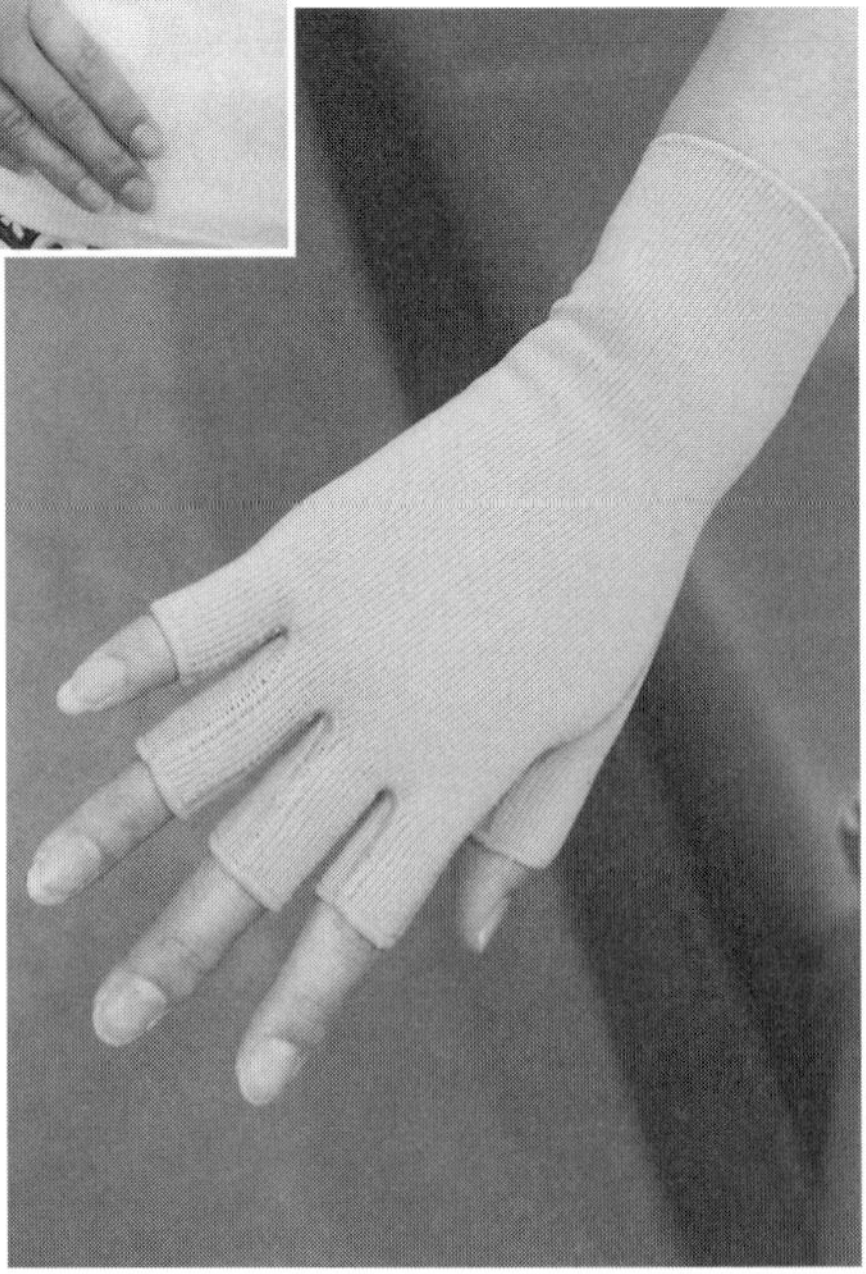

●手指と手の甲に圧を加えるミトン（グローブ）タイプを装用した例。

弾性ストッキングの装用例

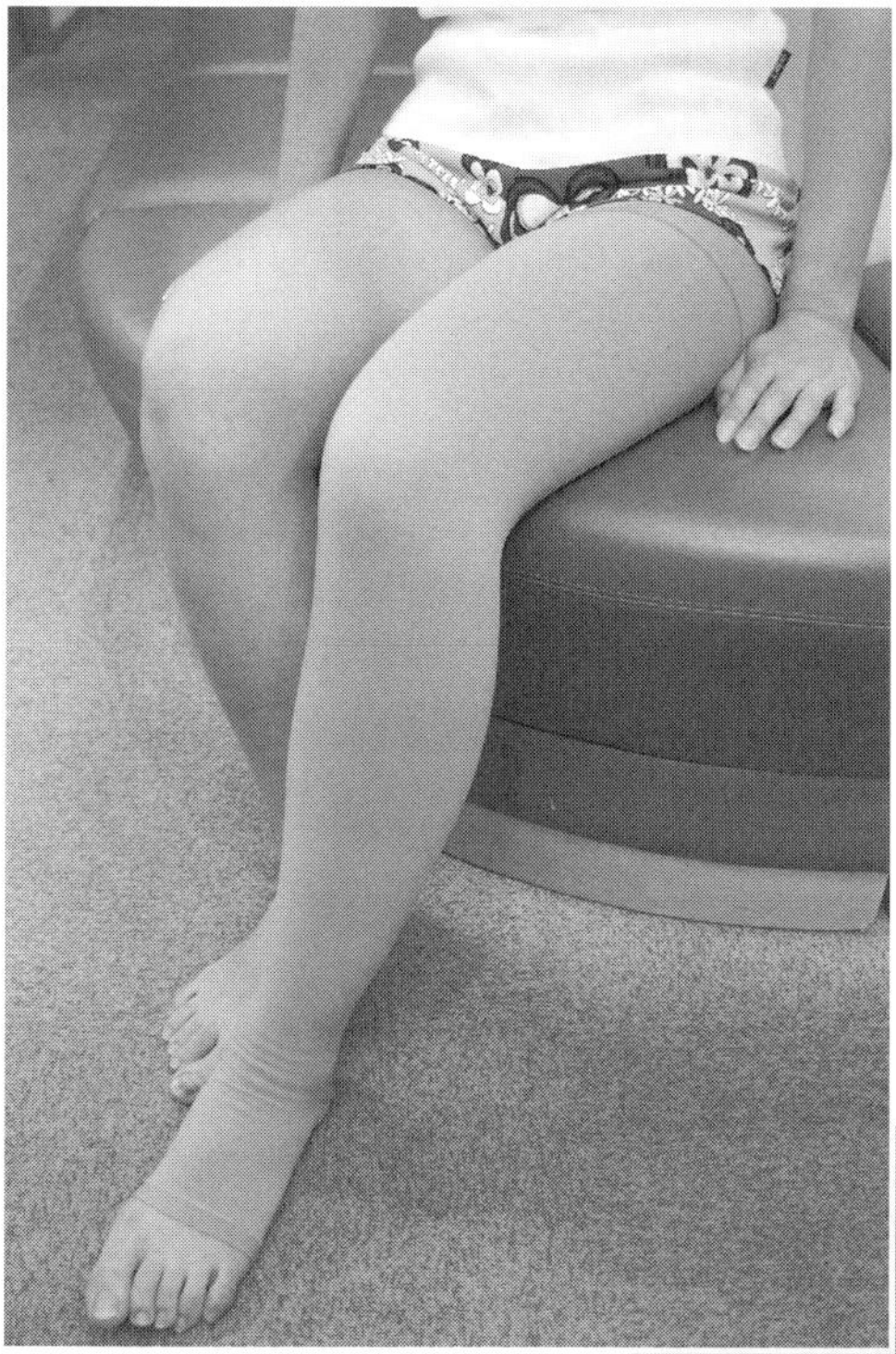

●つま先の開いた、足から大腿部（太もも）のつけ根までの弾性ストッキングを装用した例。

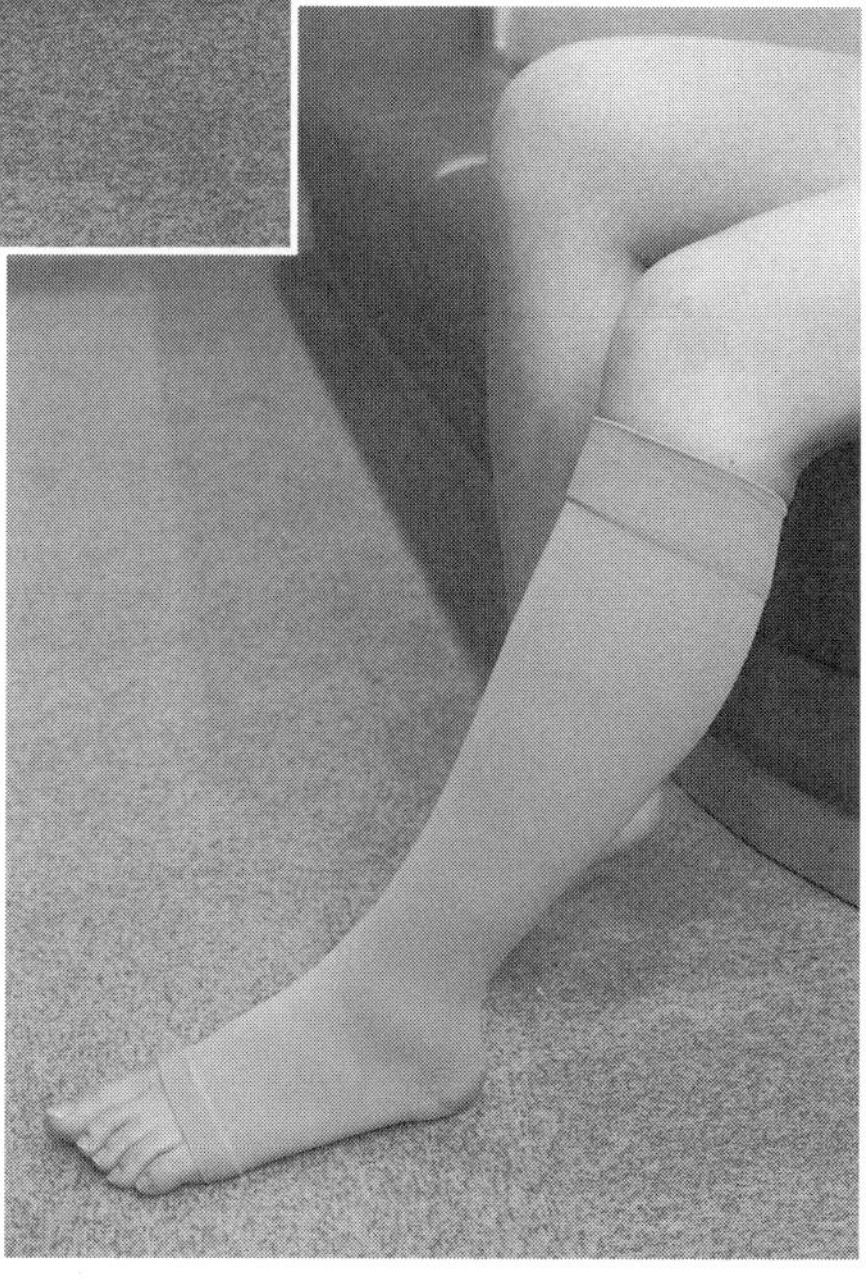

●つま先の開いた、足から膝《ひざ》下までのハイソックスタイプを装用した例。

手首から上腕つけ根までの一般的なタイプ

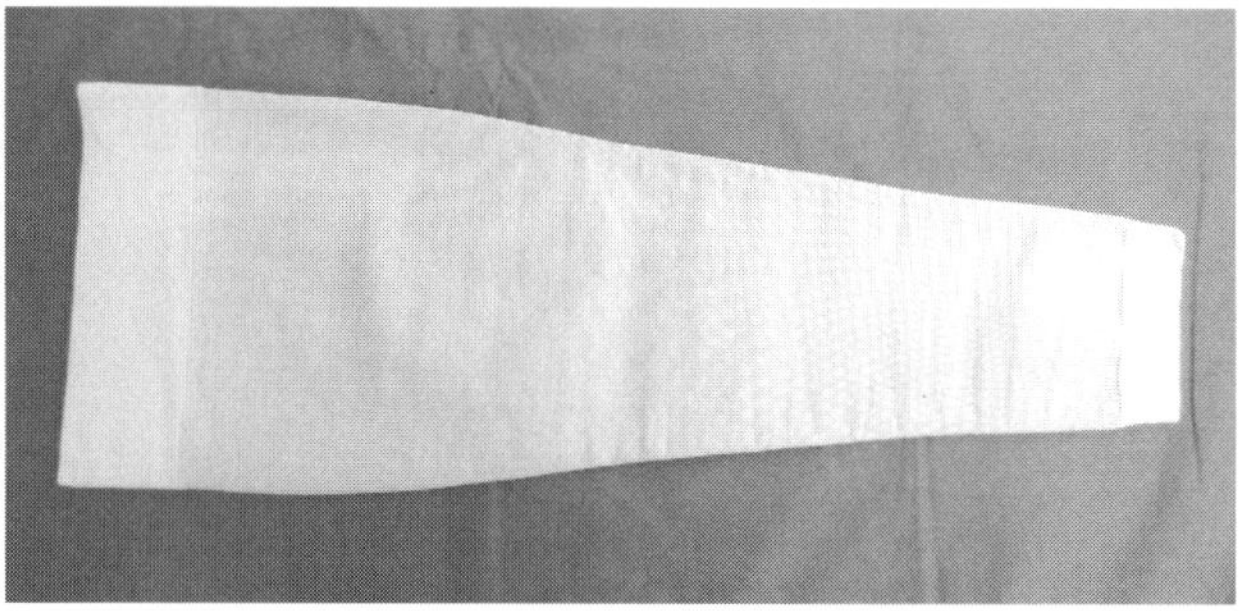

手の甲（ミトン）から上腕つけ根までのタイプ

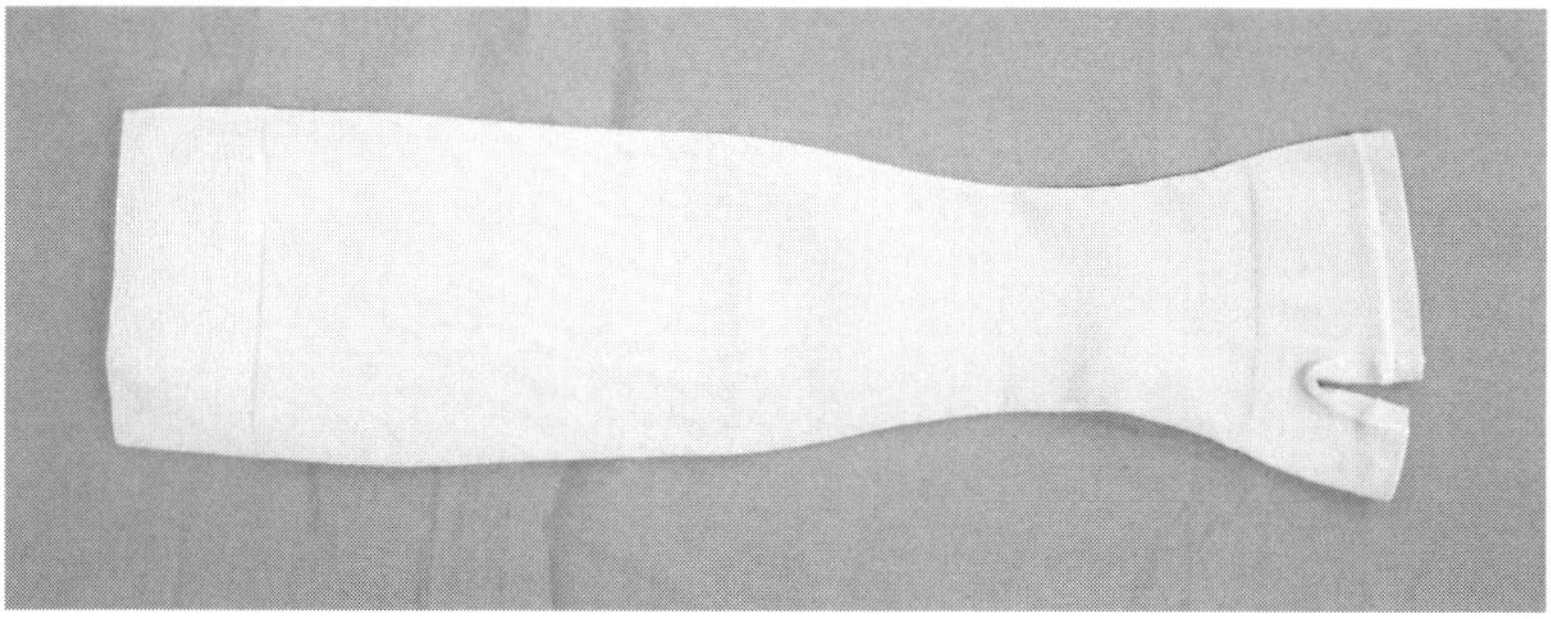

＊いずれも肩までを覆うタイプもある。

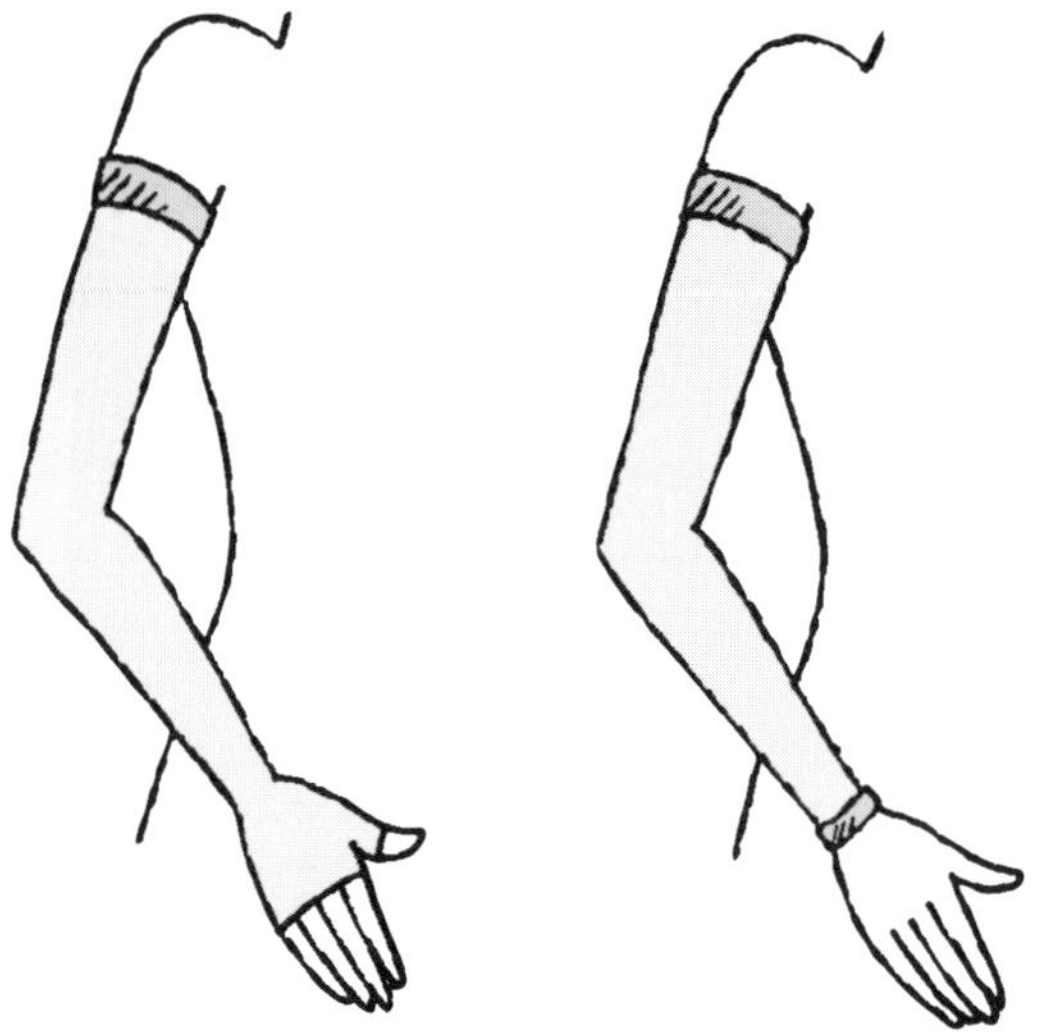

弾性スリーブの種類

ここで紹介するものは、代表的な形で、このほか各メーカーでいろいろな形の製品を作っています。色は、薄い肌色、濃い肌色などがあります。

ミトン

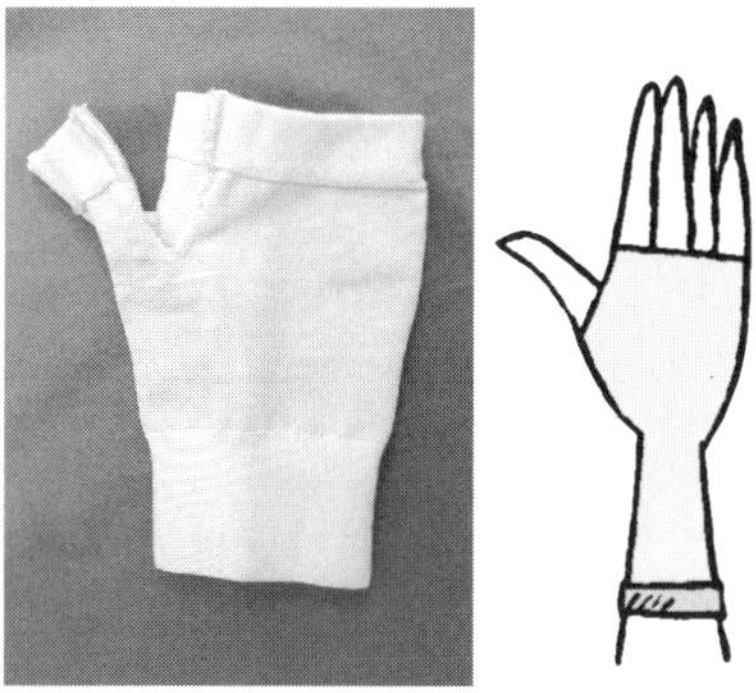

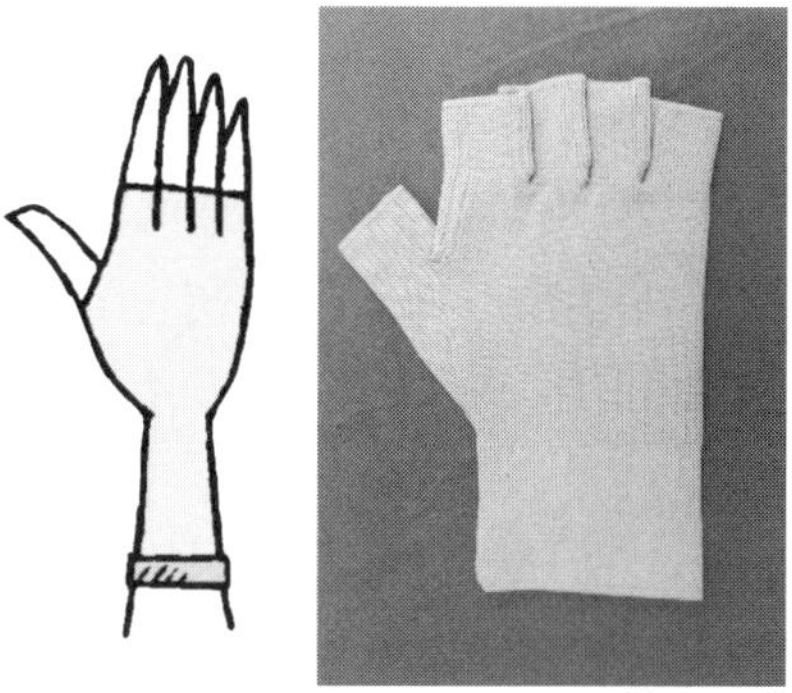

グローブ

手首から肩までで、肩ベルトつき

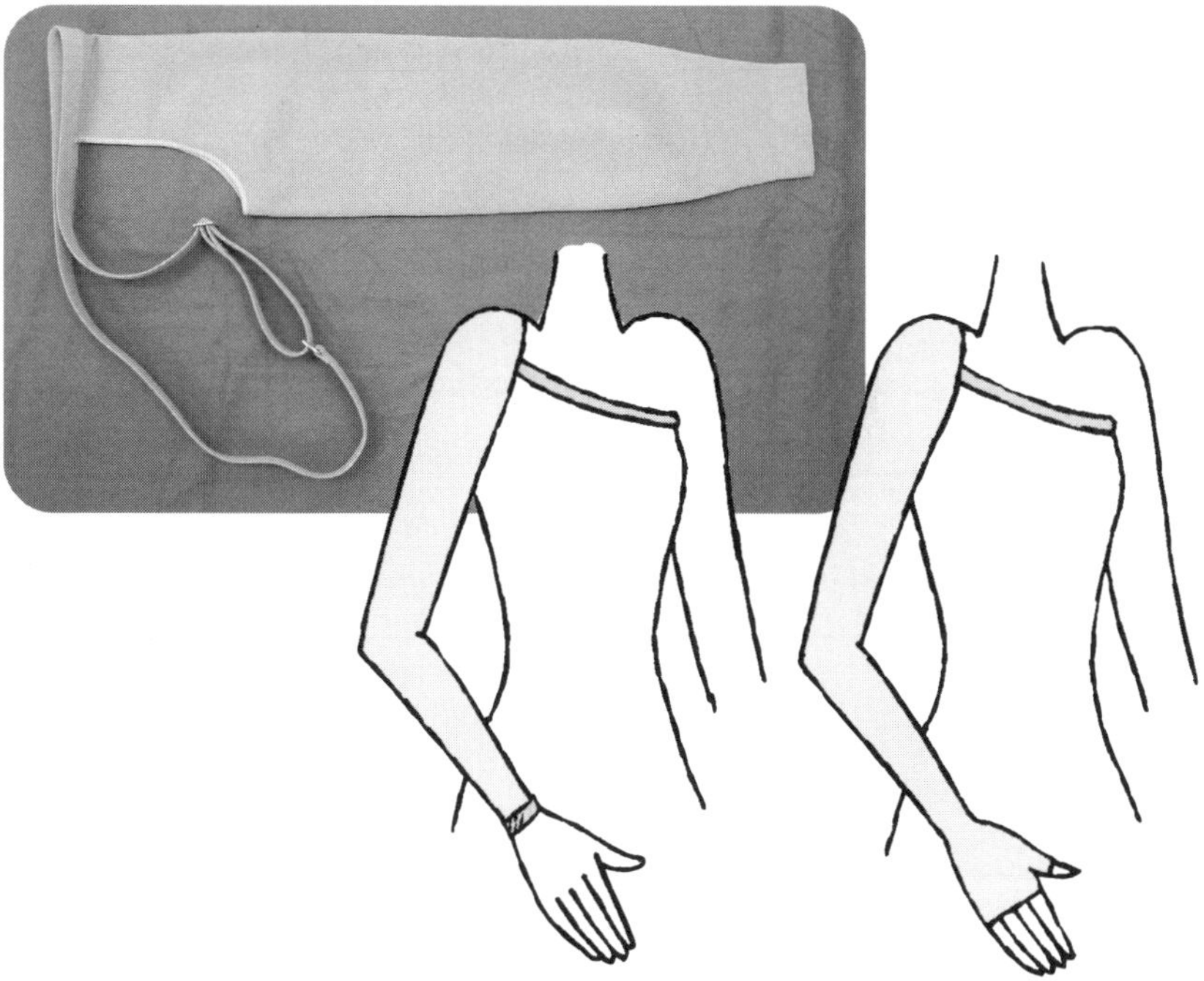

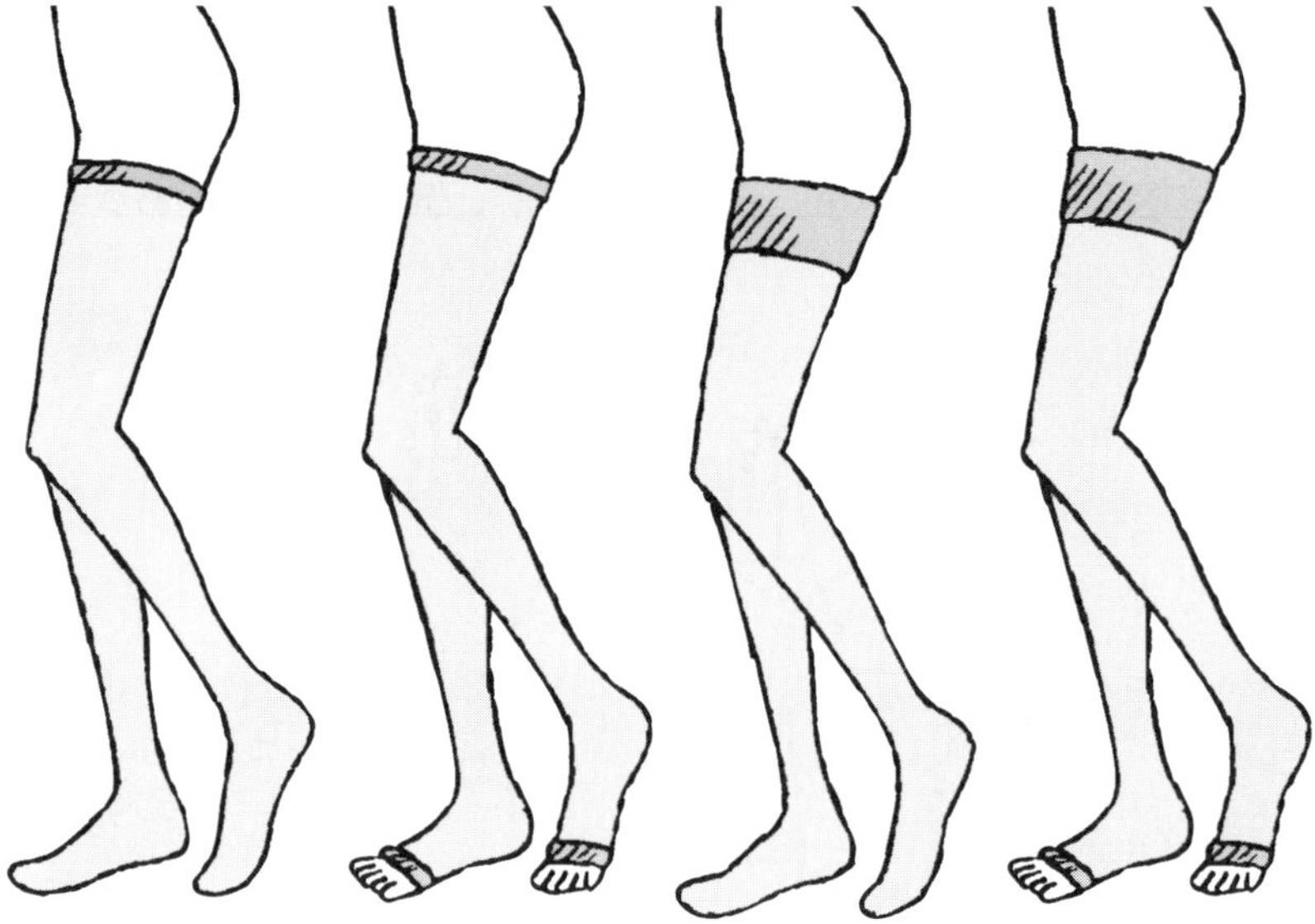

つま先あり
ストッキング

つま先なし
ストッキング

ずれ落ち防止バンドつき

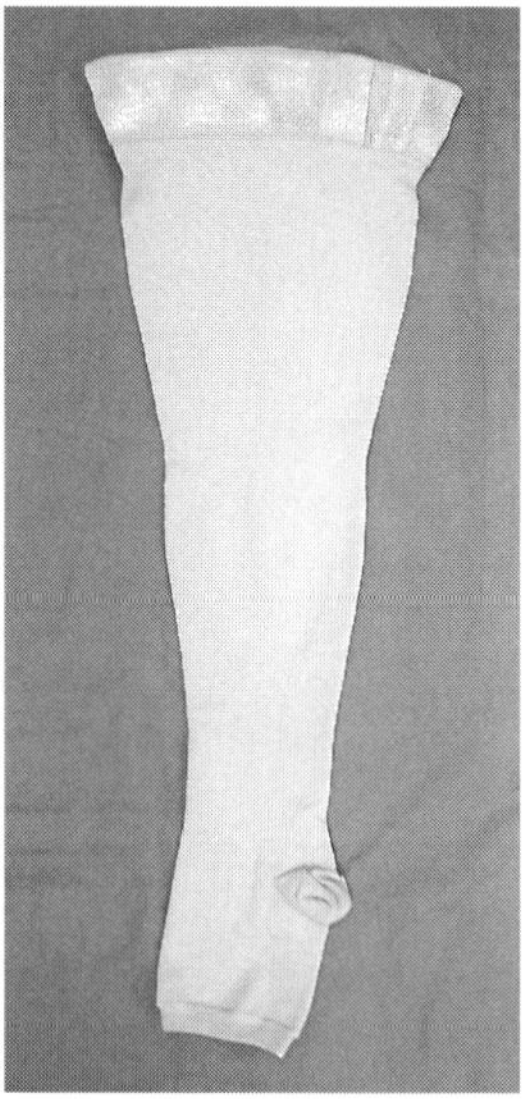

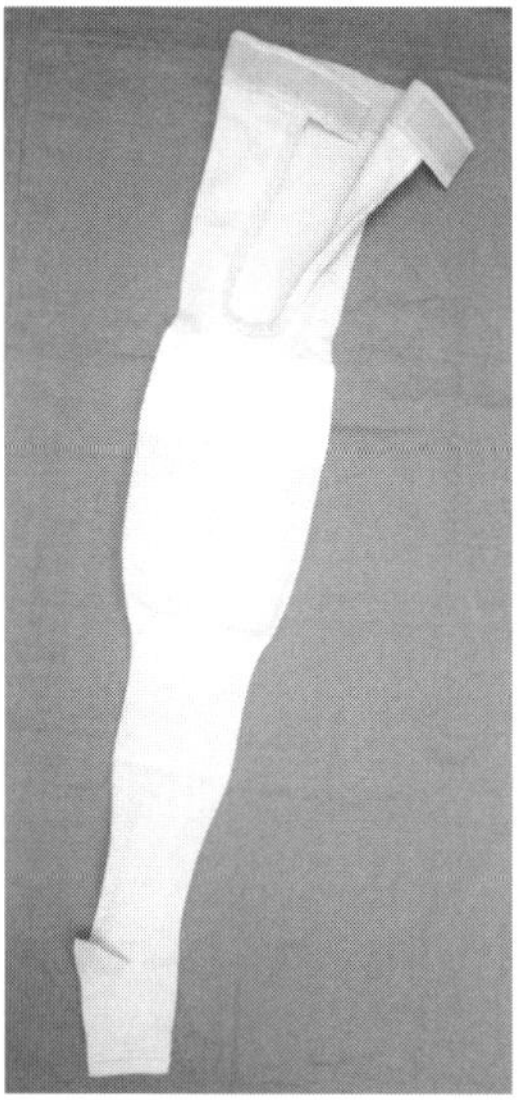

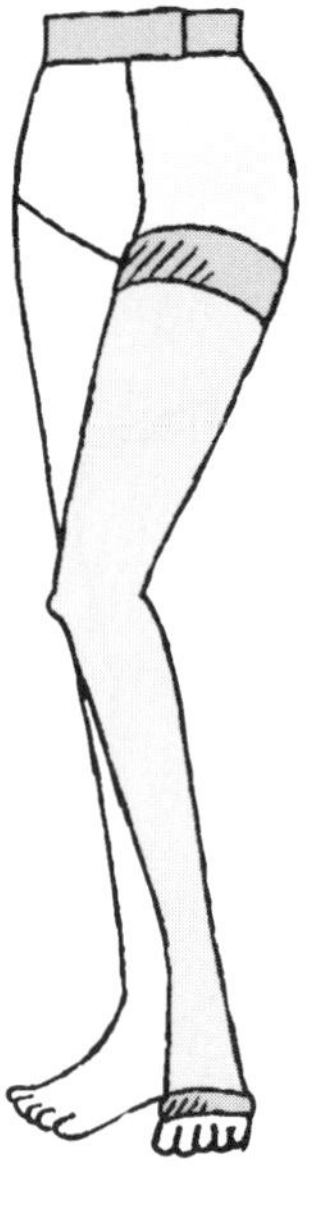

つま先なし片足ベルト付き
ストッキング

弾性ストッキングの種類

ここで紹介するものは、代表的な形で、このほか各メーカーでいろいろな形の製品を作っています。色は、薄い肌色、濃い肌色、黒などがあります。

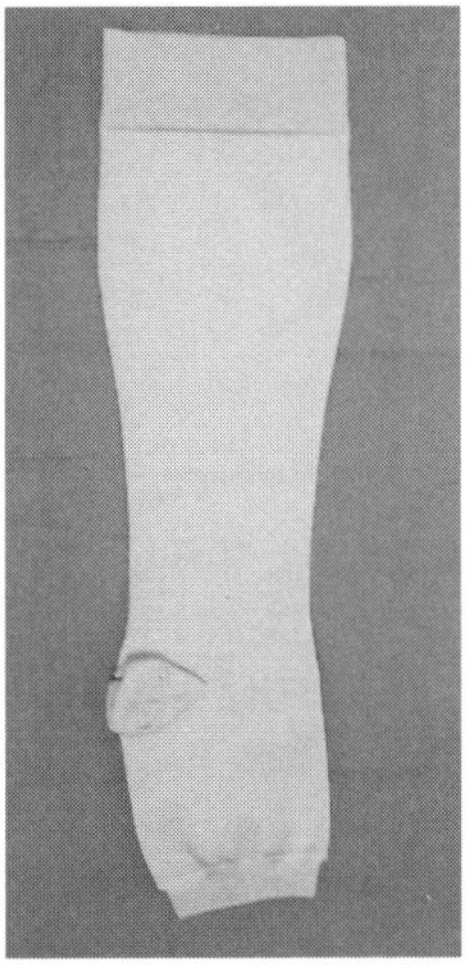

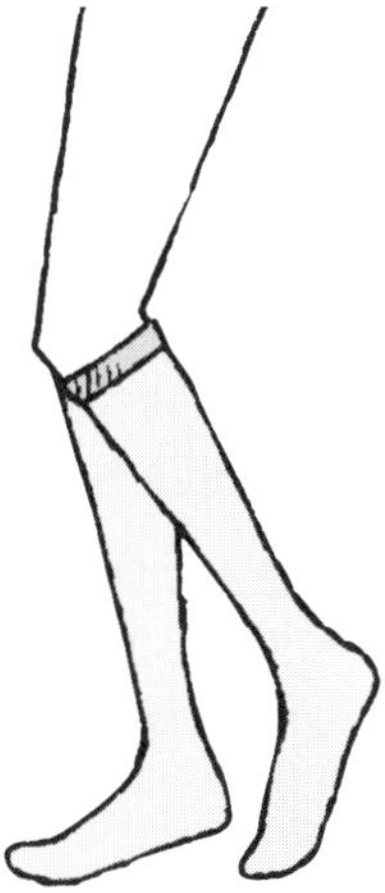

つま先ありハイソックス

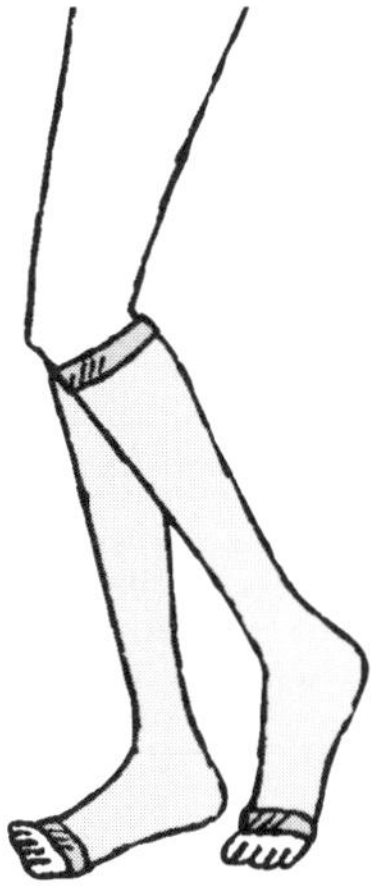

つま先なしハイソックス

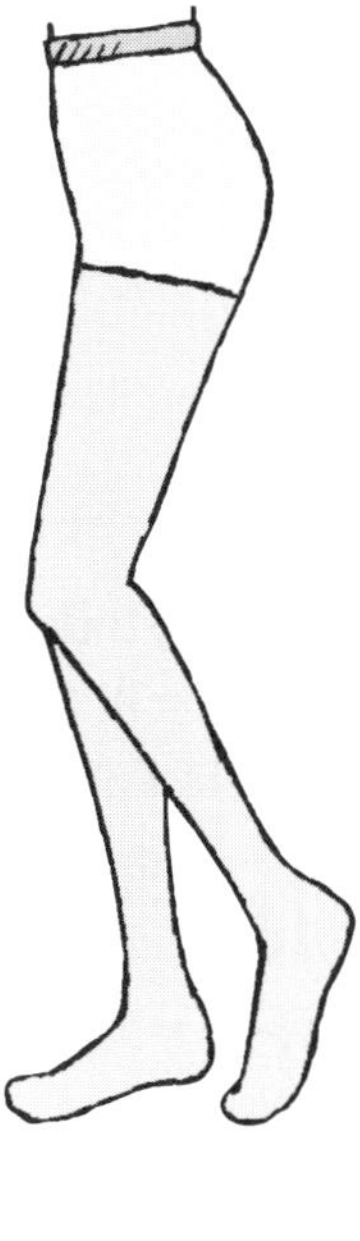

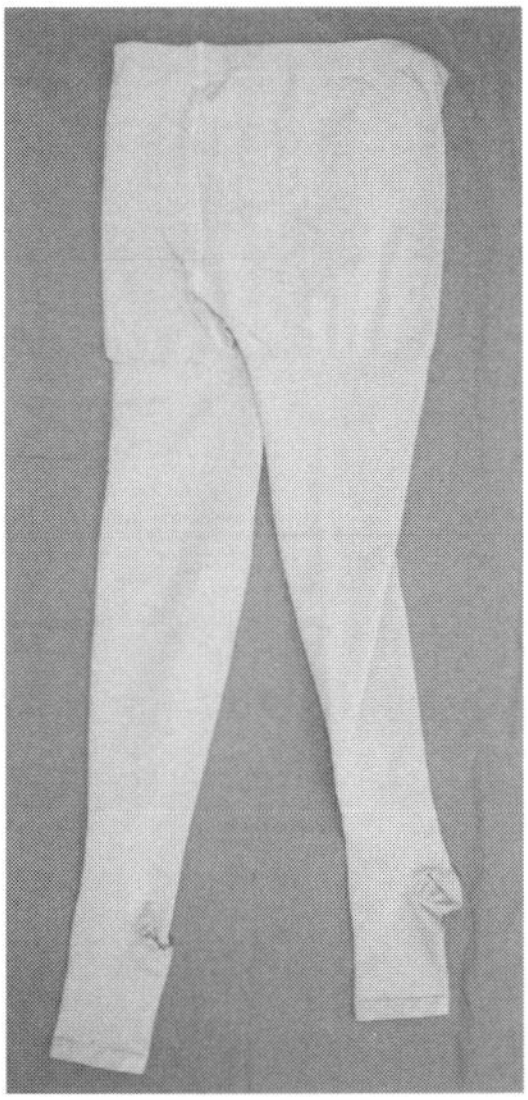

パンティーストッキング
（つま先ありもある）

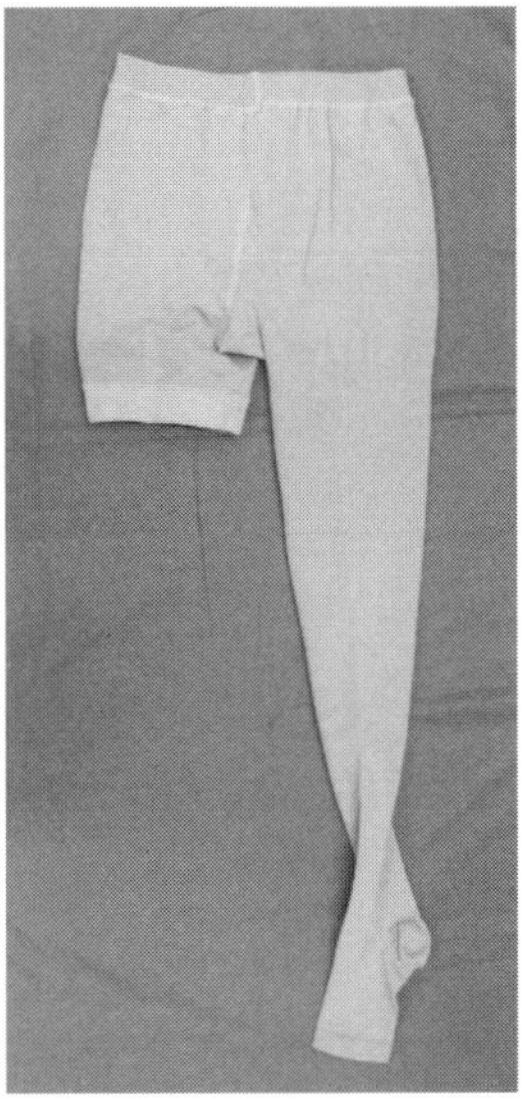

つま先なし片足パンティーストッキング

着脱のコツ

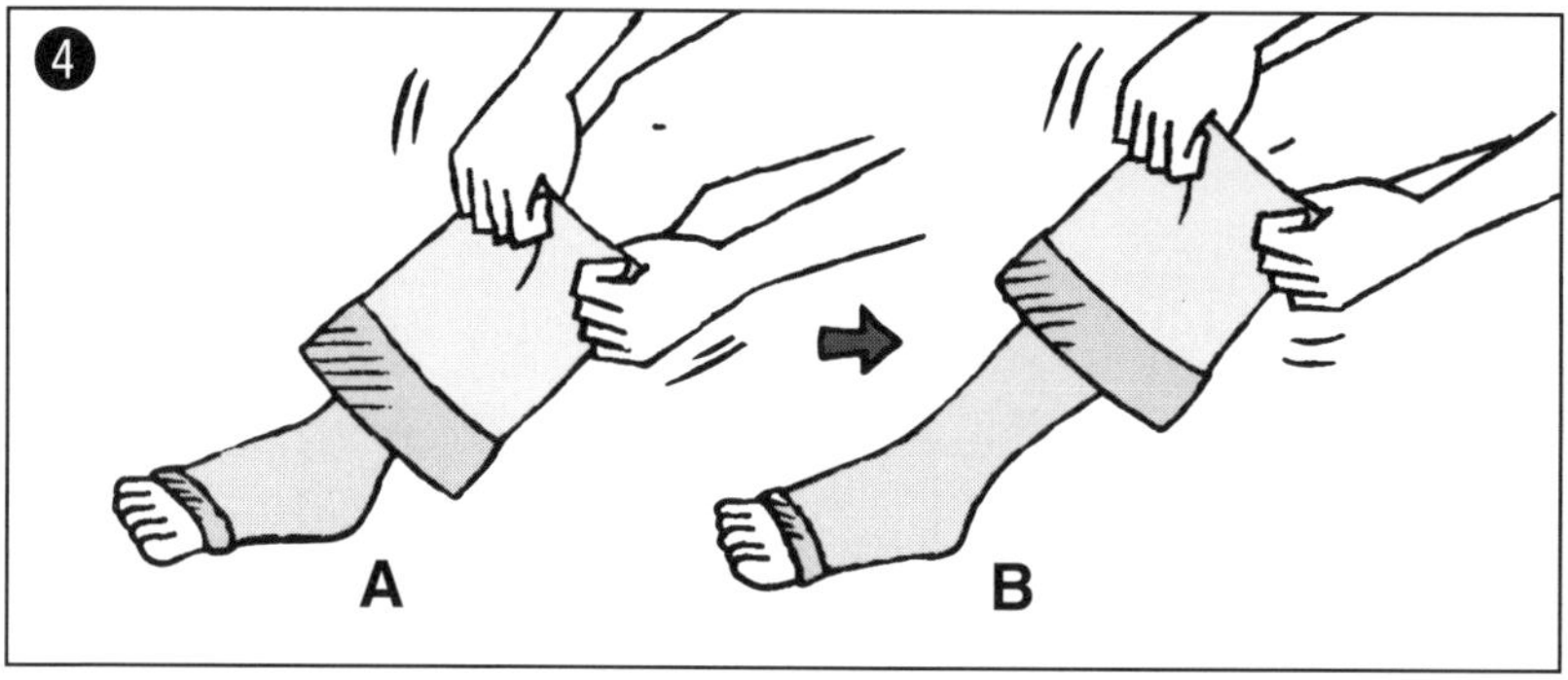

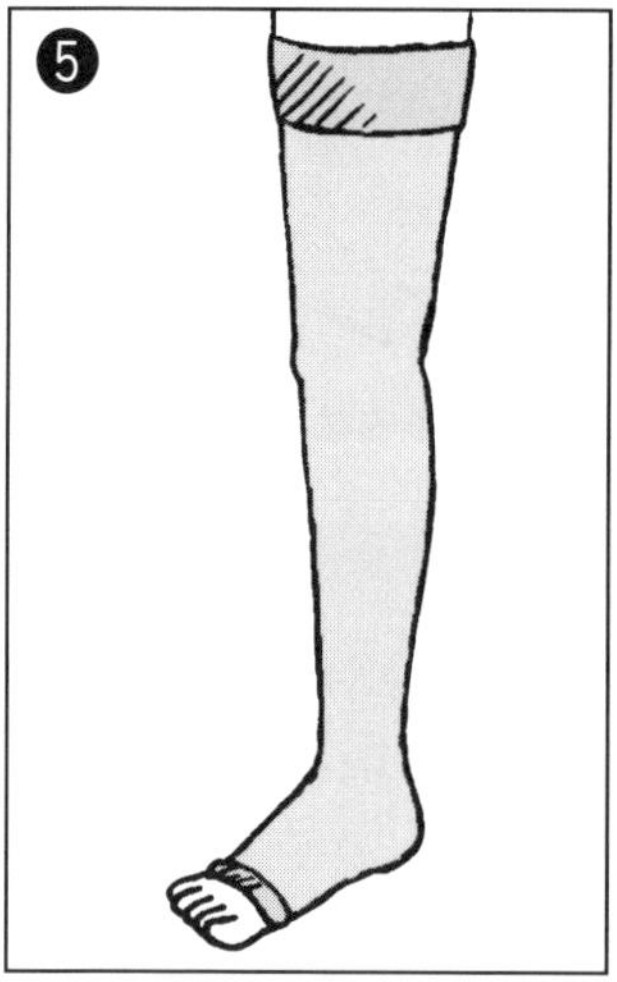

❹裏返しのまま、つまむ位置を少しずらし、足首まで引き上げ、「つまみ直しては少し引き上げる」を繰り返し（A）、ひざ下まではく（B）。

❺立ち上がって、膝《ひざ》、膝上、ももの順にすこしずつ引き上げながら、脚のつけ根まで引き上げる。途中、引きつったり、しわができていないか確認する。そのような部分があったら、そこまで戻ってはき直す。

●弾性スリーブのつけ方

ほぼ、弾性ストッキングのはき方に準じています。自分で片手しか使えないので、可能なら家族やほかの誰かに手伝ってもらいましょう。一人でつける場合は、腕の周りを均等に少しずつ引き上げて肩の近くまでつけます。

●弾性スリーブ、弾性ストッキングの脱ぎ方

弾性スリーブや弾性ストッキングを丸めて一気に脱ごうとせず、はくときと同様に「少しずつ」「均等に」「十分に」引き下げながら脱いでいきます。

弾性スリーブ、弾性ストッキングの

弾性スリーブや弾性ストッキングをはくときは、しわができないように、「少しずつ」「均等に」「十分に」引き上げます。脱ぐときも同様にして、引き下げます。

●弾性ストッキングのはき方

一般のストッキングに比べ、弾性が強いので、装着しにくいと感じます。一般のストッキングは、つま先部分まで丸めて、つま先を入れたら、しわを伸ばしながら比較的早く引き上げてはきますが、弾性ストッキングの場合は異なります。

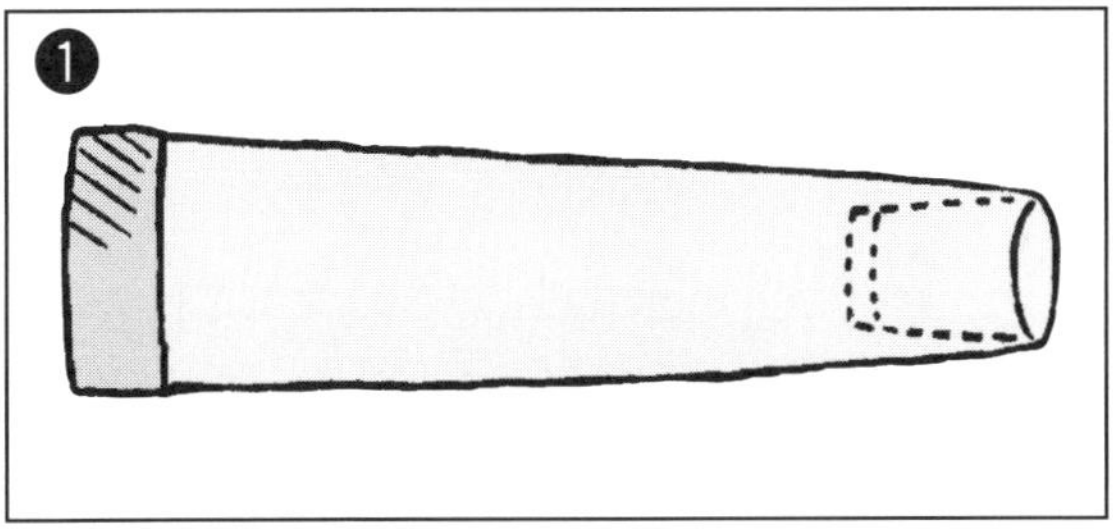

❶ストッキングの内側に手を入れ、かかと部分をつまんで裏返しにする。

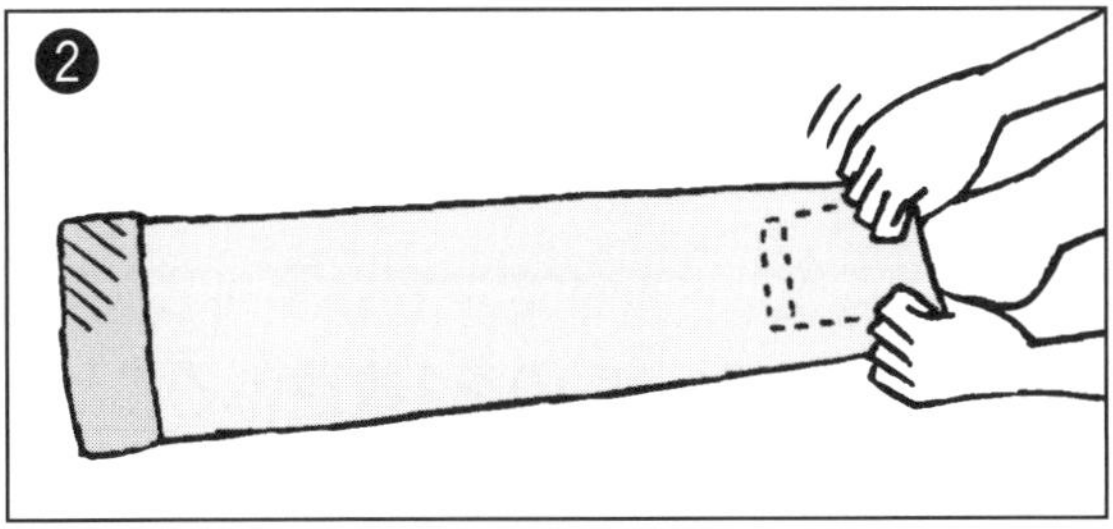

❷いすに座るか脚を投げ出して座った状態で、ストッキングのかかと部分をつまみ、つま先部分につま先を入れる。

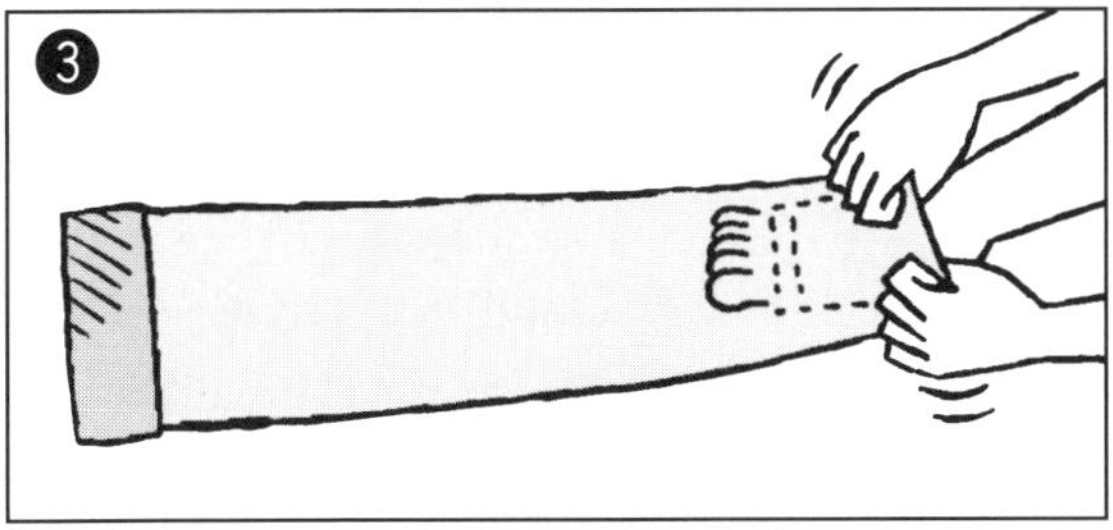

❸裏返しになったまま少しずつ引き上げて、かかとまでを入れる。かかとの部分が最もはきにくい。ゴム手袋などを手にはめると滑らない。

弾性スリーブ、弾性ストッキングの着脱を助けるグッズ

●通常のストッキングを先にはき、その上に弾性ストッキングをはくと、すべりやすくなる。

●つま先のない弾性ストッキングは、フットスリップ（写真）を利用してはくと便利。

●手にゴム手袋や滑り止めつきの軍手などをはめて着脱すると、すべりにくくなる。

●補助具を利用する方法もある（120〜121ページ参照）。

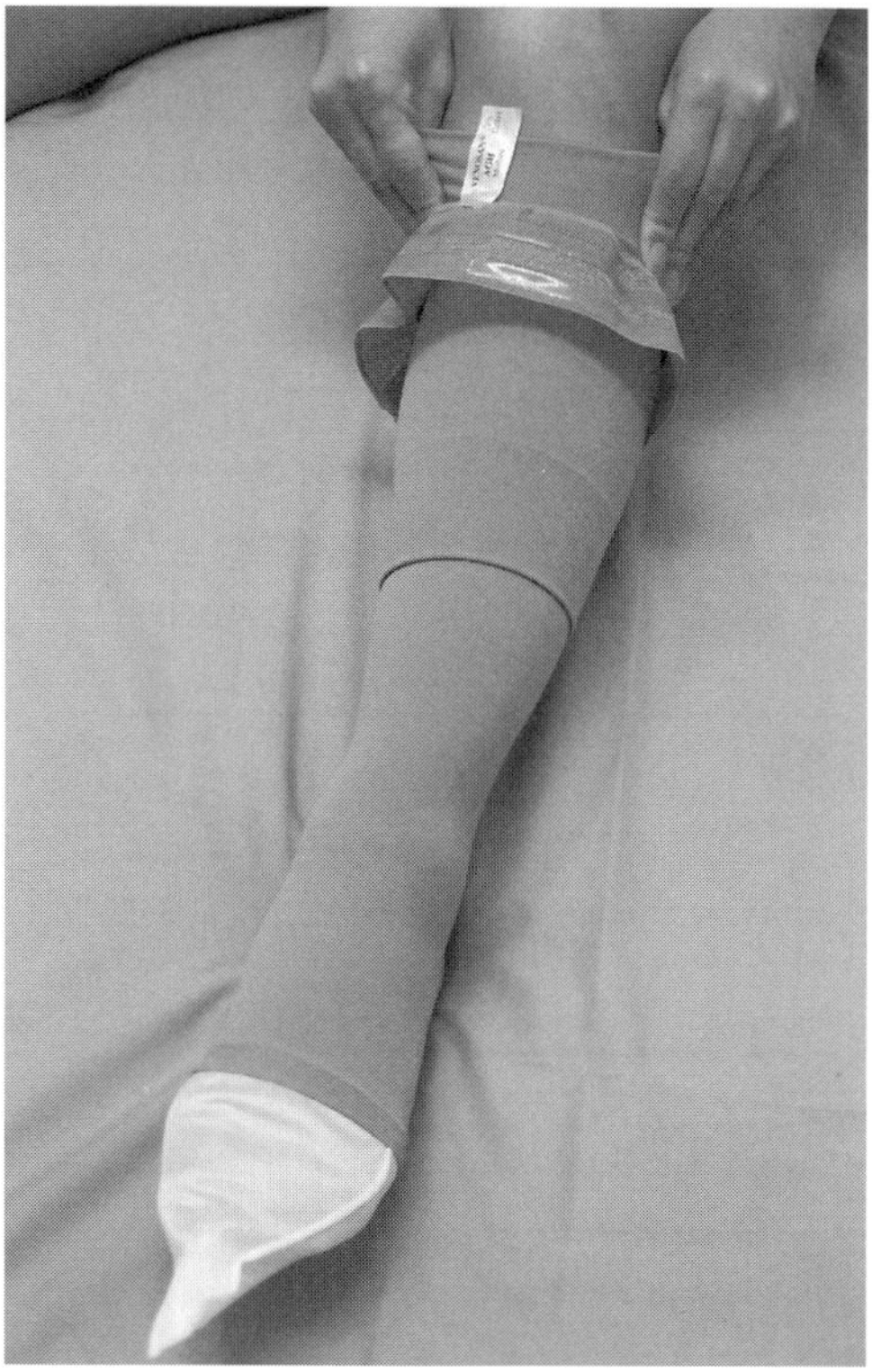

手に力が入らない人は、圧の弱いものを2枚重ねることも

　握力が弱っている高齢者やリウマチなどの障害がある人、腰痛があってものを引っ張る力が弱くなっている人などは、弾性スリーブや弾性ストッキングをうまくはけないことも多いものです。

　手伝ってくれる人がいない場合は、適正な圧よりもやや弱めの圧の弾性スリーブやストッキングを１枚装用した後、重ねてもう１枚装用する方法もあります。20mmHgの弾性ストッキングを２枚重ねてはくと、40mmHgのストッキングを１枚装用したときに近い効果が得られます。

弾性スリーブ、弾性ストッキングの使用上、取り扱い上の注意

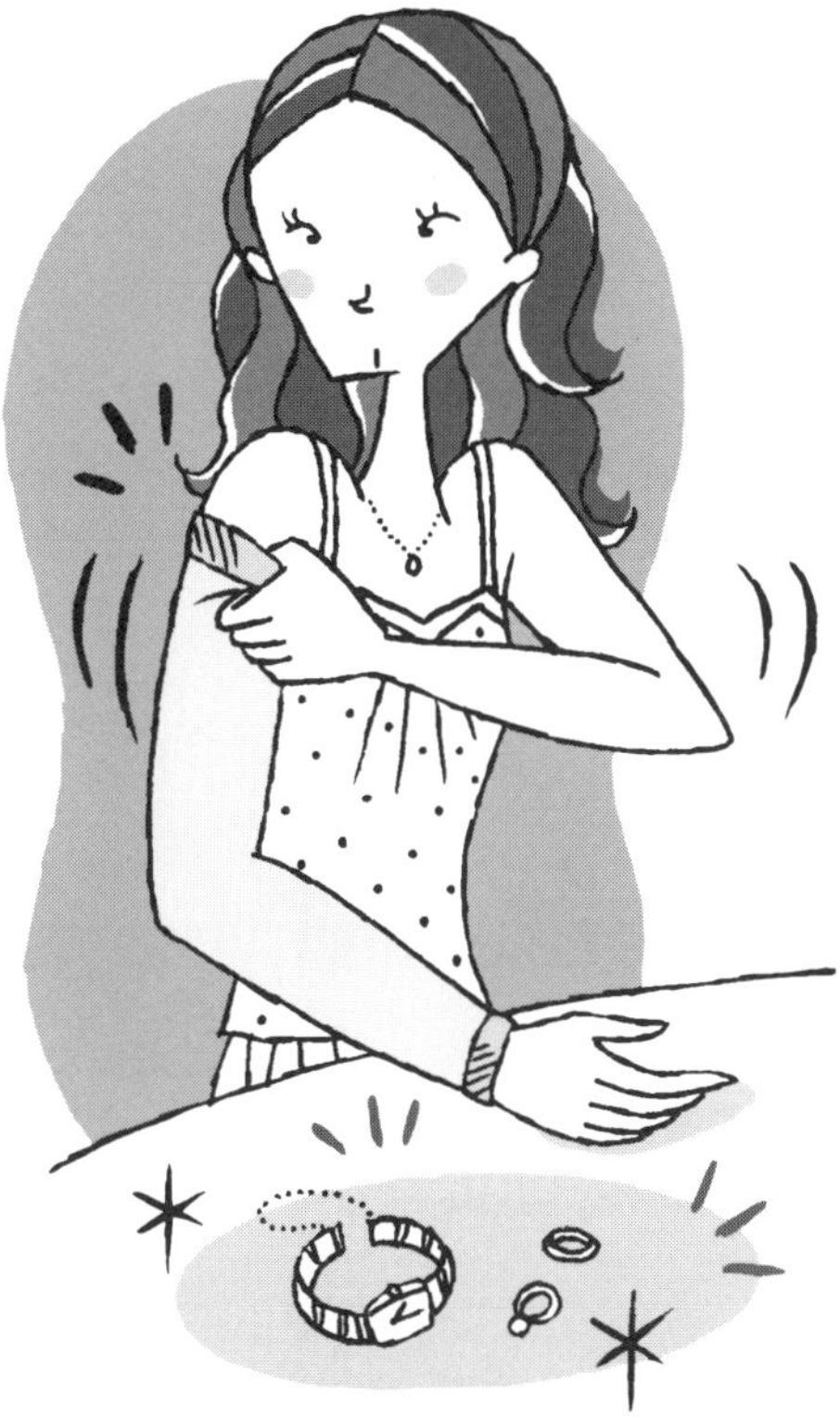

●弾性スリーブ、弾性ストッキングの耐久は、一般に6カ月とされます。弾力が弱まったスリーブやストッキングでは、十分な圧迫の効果が得られません。

● 6カ月以内であっても、傷ついた弾性スリーブ、弾性ストッキングの使用は避けましょう。爪や指輪、時計、ブレスレットなどで損傷させないように、それらは着脱のときにははずしてください。

●弾性スリーブや弾性ストッキングの下端や上端の部分がめくれたり丸まったりすると、患肢に食い込んで局所的に高圧がかかってしまいます。めくれや丸まりを防ぐために、こまめに伸ばしてください。ずり落ちる場合は、弾性ストッキングの上端に、ガーターベルトを用いる方法もあります。パンティーストッキングタイプの弾性ストッキングにすれば、太ももでの丸まりやずれ落ちを心配することはなくなります。

●弾性スリーブや弾性ストッキングを装着したときしわがあると、患肢に食い込んで局所的に高圧がかかってしまいます。しわを作らないように、装用するときは、少しずつ均等に引き上げます。

●網目に皮膚のアカが詰まったり、汗や外部からの汚れがついたままでは、繊維の劣化や不衛生による皮膚の炎症を招くこともあります。こまめに手で洗濯し、衛生に気を配りましょう。洗い方や干し方は、それぞれの製品に添えてある説明書を参照してください。

❹

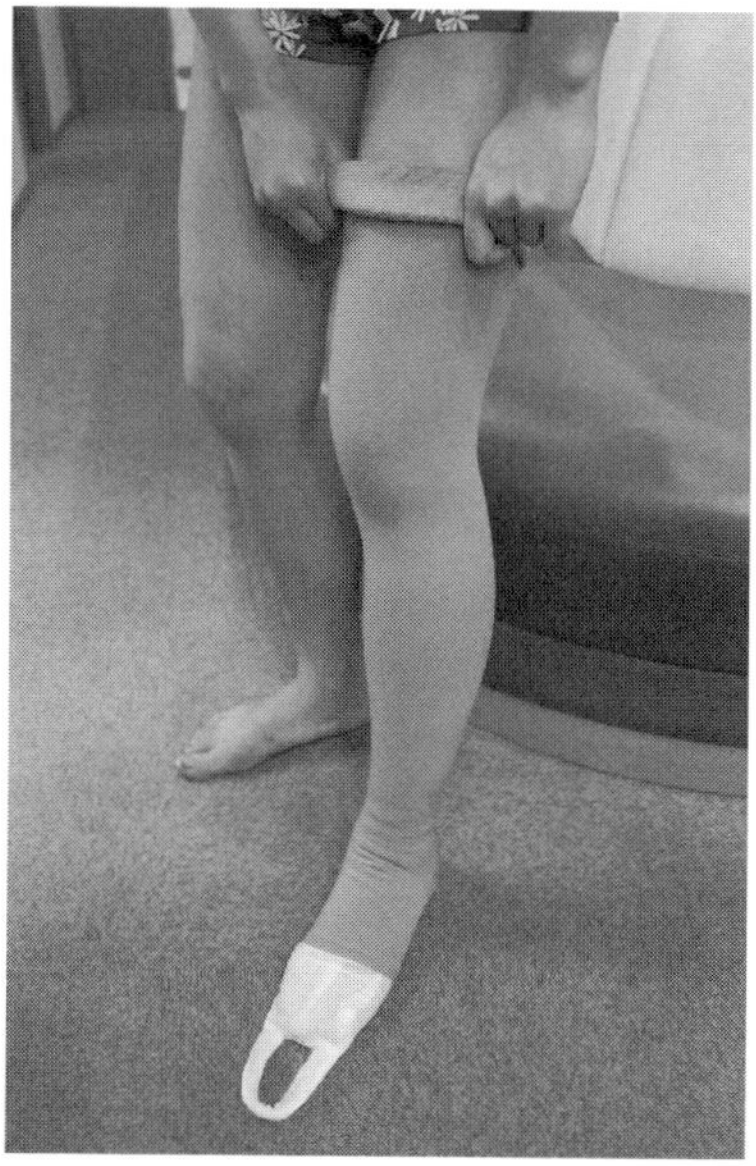

❺

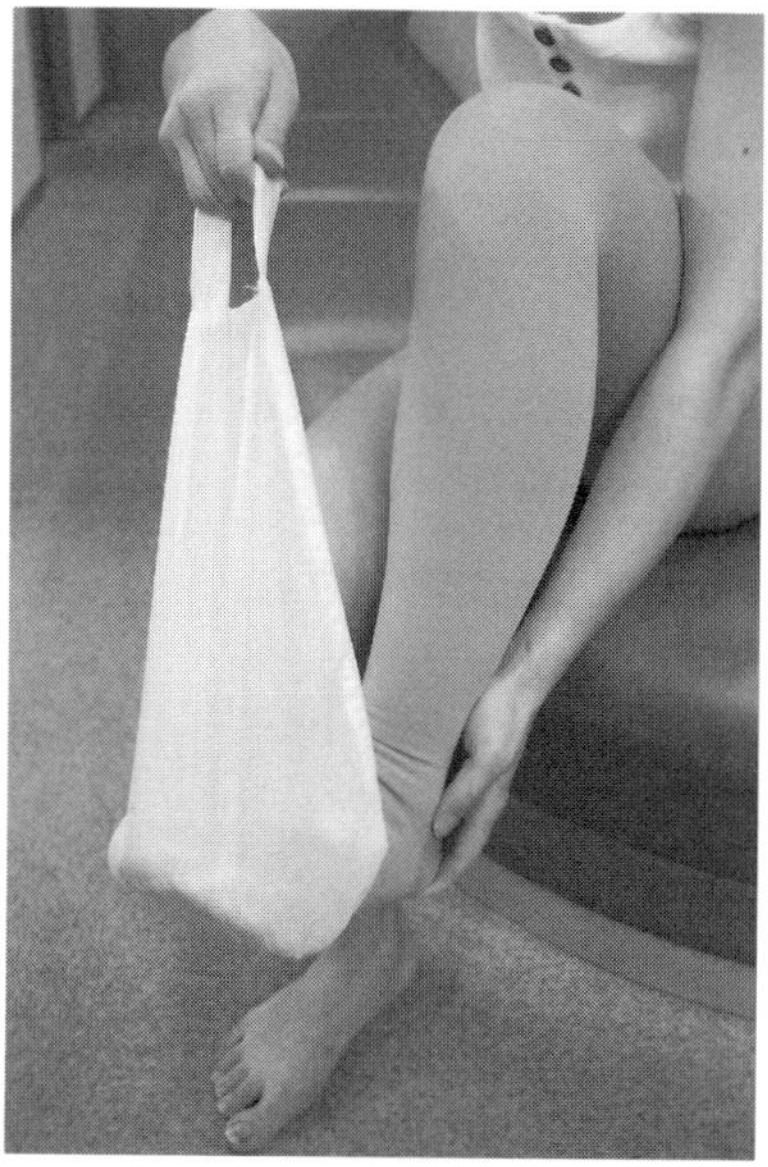

❻

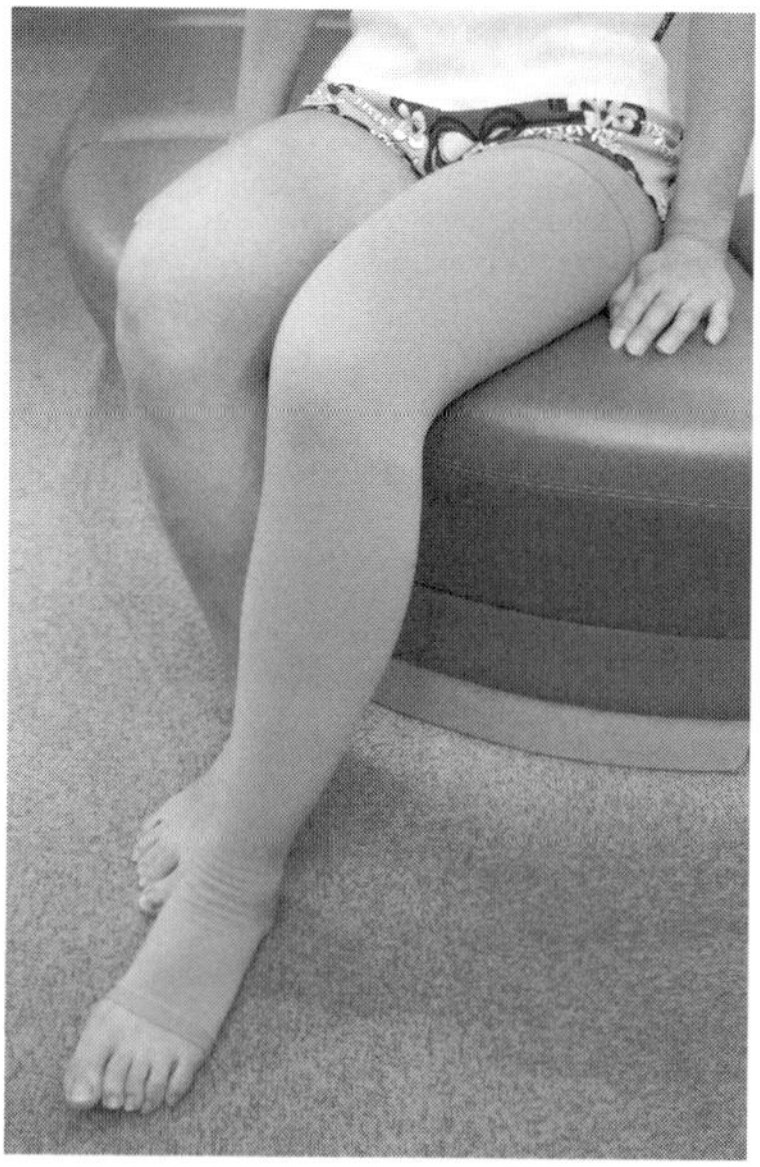

❹膝《ひざ》まではいたら、立ち上がり、大腿のつけ根まで引き上げる。

❺はき終わったら、つま先側から補助具の取っ手を引っ張って、補助具を抜く。

❻装着完了。しわ、たるみ、引きつれなどがないか、確認する。

着脱補助具を利用する手順

弾性スリーブや弾性ストッキングを着脱するときに補助具を利用すれば、摩《ま》擦《さつ》が小さくなって着脱がスムーズになることで、必要な時間と力を減らすことができます。写真は弾性ストッキングをはくときの補助具の使い方です。弾性スリーブ用や、脱ぐときの補助具もあります。つま先があいていないストッキング用もあります。

❶

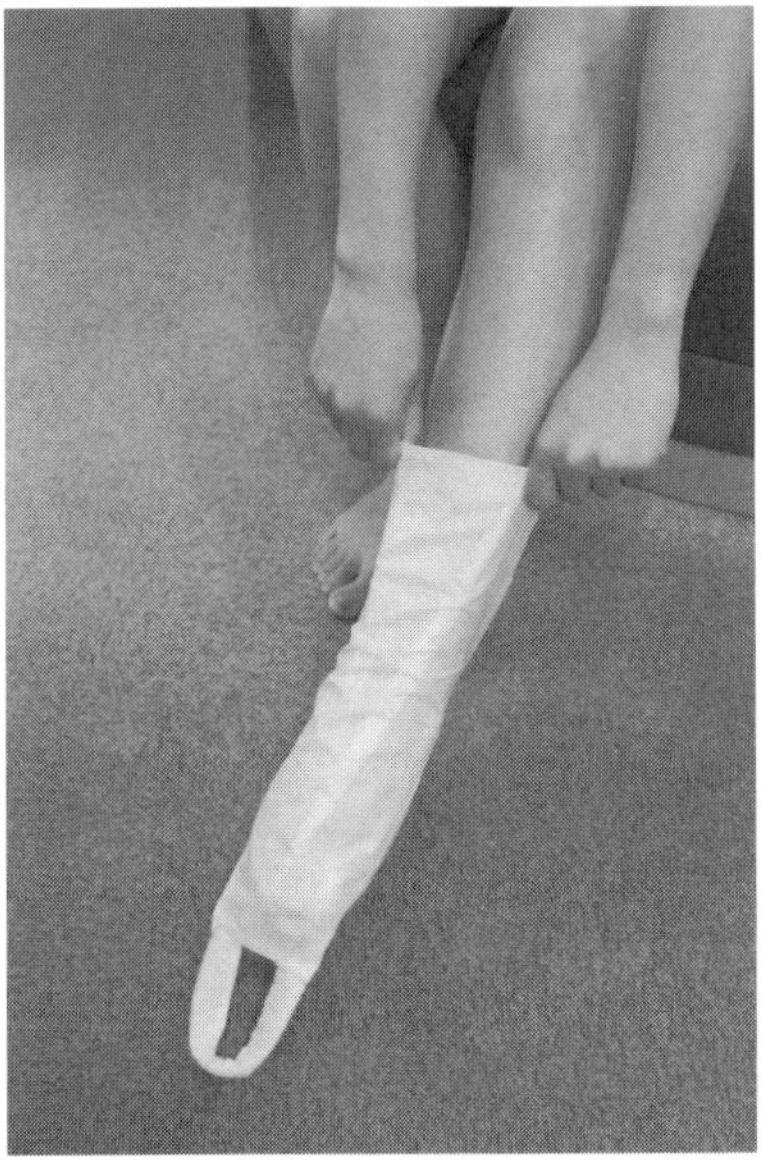

❶装着補助具をはく。

❷装着補助具をはいたまま足先から、弾性ストッキングをはいていく。

❸しわを作らないように、少しずつ、均等に、十分に引っ張る。

❷

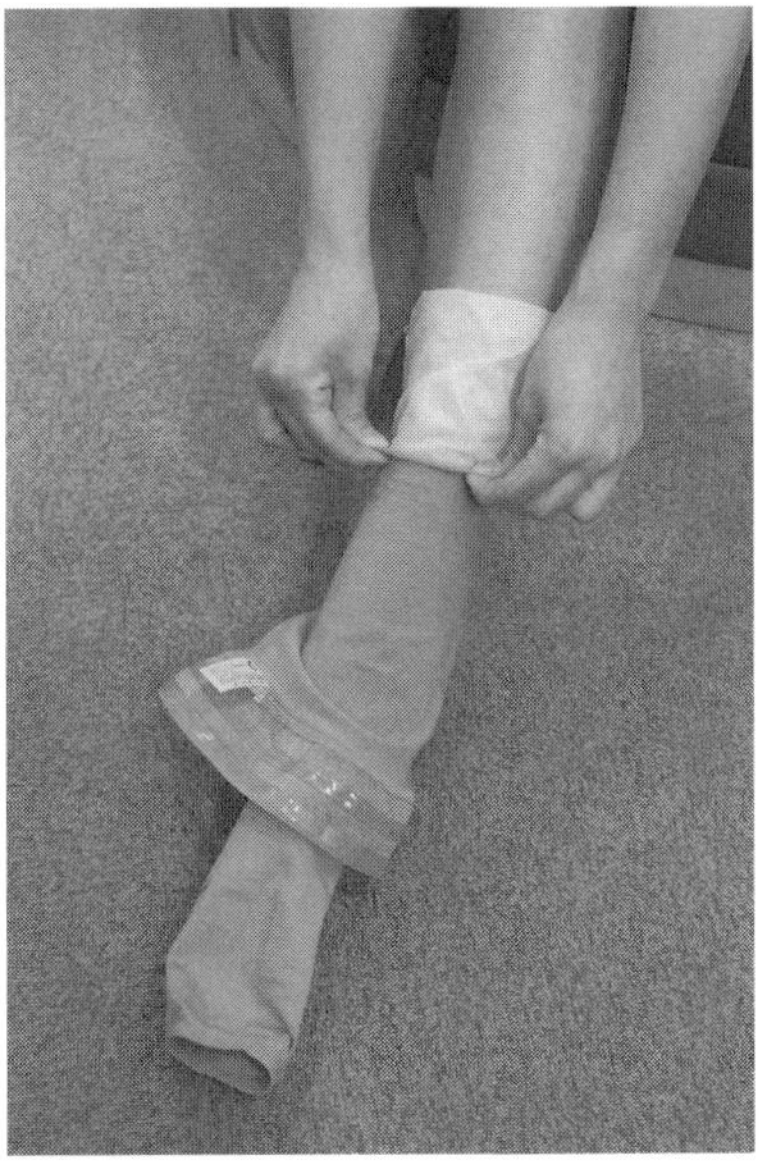

❸

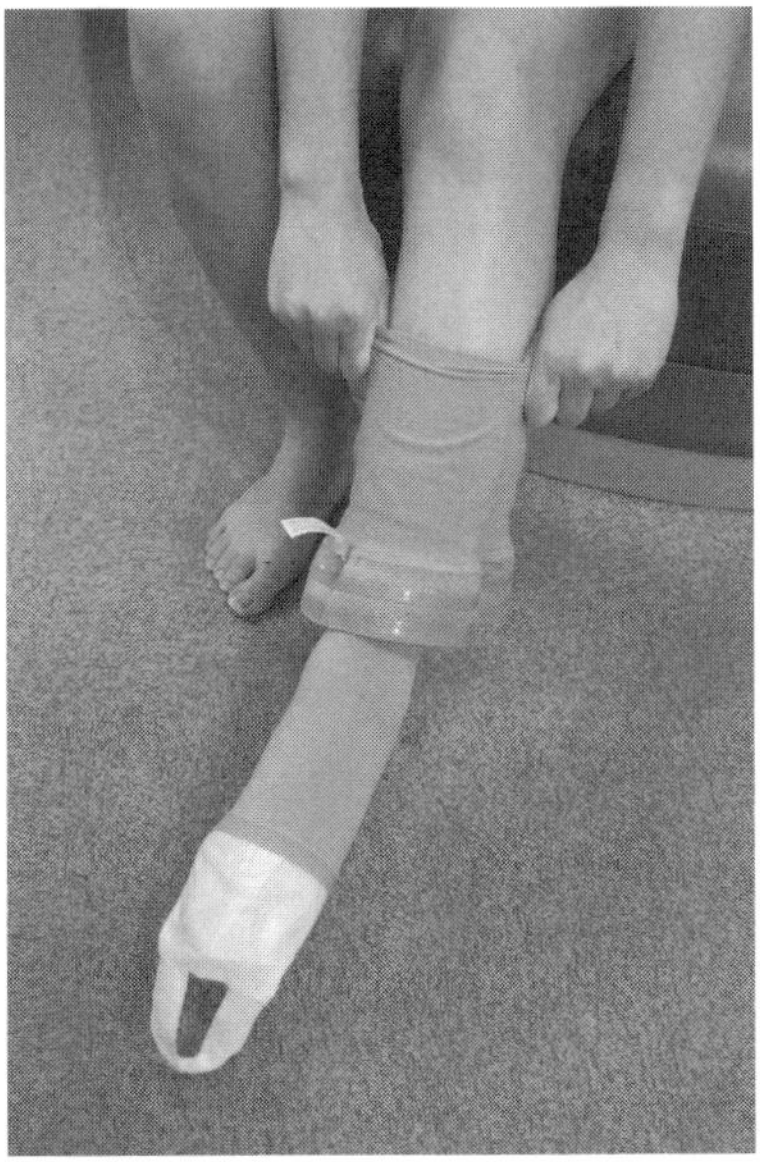

下腹部や外陰部の挙上、マッサージ、圧迫はどうやるの？

下肢リンパ浮腫に伴い、下腹部や外陰部もむくむことが少なくありません。下腹部や外陰部のむくみも、挙上《きょじょう》やマッサージでむくみを軽減し、その状態を圧迫して維持します。

挙上やマッサージはどうやって行うの？

下腹部や外陰部の挙上については、脚を挙上する際にお尻が落ち込まないように、お尻の下にクッションなどを敷いて、お尻や腰から少しずつ高くなるように上げていきます。

リンパ誘導マッサージでは、恥骨を中心にして周囲にむくみを逃がすように外に向けてマッサージ、お尻の方もマッサージします。

圧迫法はどうやって行うの？

外陰部は組織圧が低いので、特にむくみやすい傾向にあります。外陰部を圧迫する弾性製品は、①外陰部から恥骨にかけて一定の圧がかかるもの②ウエストや鼠径《そけい》部を締めつけないものが望まれます。しかし、これまでは適切な弾性製品がありませんでした（肩から外陰部にベルトを回す方法もありますが、肩がこるのが難点です）。

患者さんたちがご自分で工夫して利用されていたのが現状で、次のような例があります。

●下腹部の支えの布地が二重になっているマタニティー用のガードルは、ウエストを締めつけず、恥骨あたりに圧をかけることが可能。外陰部にはうまく圧がかからないので、さらにスポンジなどを中に入れて圧を加える。

●市販の幅広ゴムひもを利用し、ウエスト周りに二重に回し、それとT字に交わる縦のゴムひもが外陰部に当たるように置く。

●パンティーストッキングタイプの弾性ストッキングをはき、外陰部や下腹部に当たる部分は、中

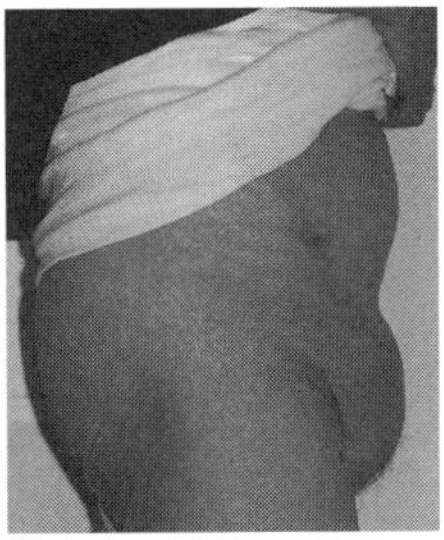

下腹部と外陰部の浮腫

からスポンジなどを当てて圧を加える。

つい最近では、下腹部と外陰部に適切な圧を加えることができ、装着時の違和感や不都合がない弾性ショーツとさらに圧を補強するサポーターが製品化されました。簡単に装着することができて便利ですので、患者さんたちの苦労も軽減できると思われます。

COLUMN

下腹部と外陰部用の弾性製品、新登場

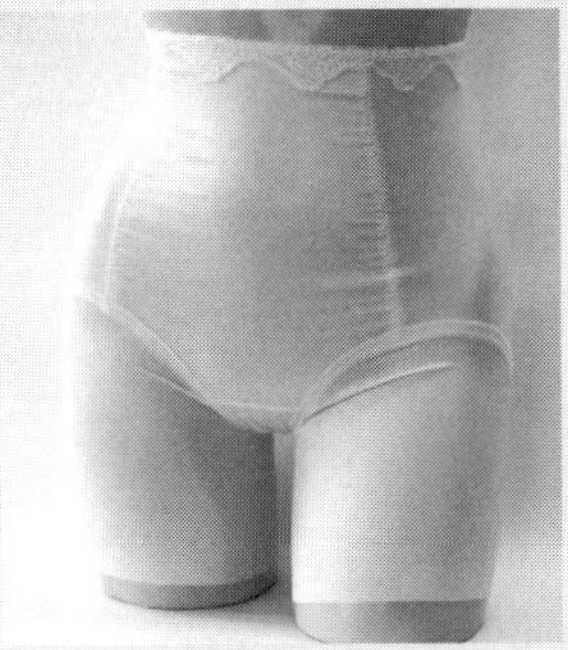

●ソフトフィットパンツ

軽度の腹部、外陰部、鼠径部の浮腫を圧迫するのに向いています。柔らかなはき心地で、綿素材のクロッチつきなので、下着として直接肌につけることもできます。

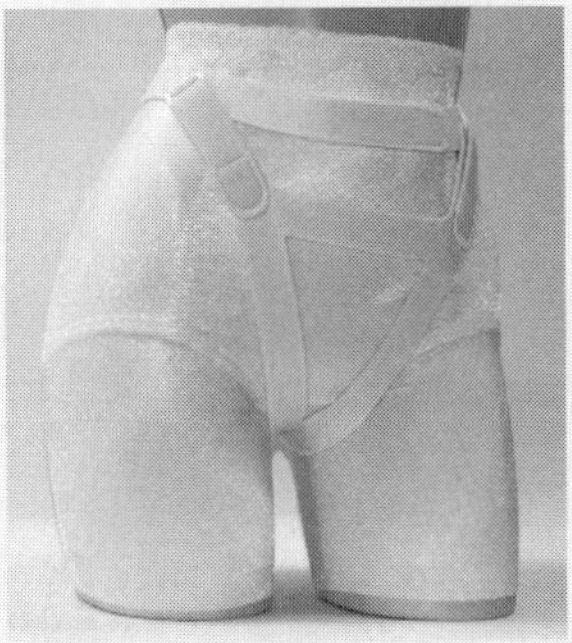

●ワンタッチサポーター

ソフトフィットパンツをはいた上につけることで圧を補強します。中度の腹部、外陰部、鼠頸部の浮腫の圧迫に向いています。ウエストや下腹部のマジックテープで、体に合わせたサイズに調節することもできます。

主にブライダル用オーダーメード下着のメーカーとしてスタートした(株)KEA工房は、10年ほど前から乳がん患者さんのために、人工乳房や専用ブラジャーなどのブレストケア商品を取り扱い、フィッテングと販売も始めました。そのブレストフォーム担当の磯部久子さんは、このほど埼玉県立がんセンターリハビリテーション室の理学療法士・吉原広和先生と、吉田明美さんと共に、患者さんの強い要望に応えて、何度も試行錯誤を重ねて完成させた、下腹部および外陰部の浮腫を圧迫する弾性用品を製品化しました。簡単にはけて、ズボンやスカートに形が出ないので安心です。

問い合わせ先 ●(株)KEA工房

TEL 03-5775-1172 FAX 03-5775-1174

Eメール:info@kea-kobo.com http://www.kea-kobo.com

体のすみずみの筋肉や関節を動かして、全身のリンパ液の流れをよくする

運動の方法には、これでないといけないという決まりはありません。弾性スリーブや弾性ストッキング、または弾性包帯をした状態で、積極的に体をいろいろな方向に動かすことが目的です。基本的には、日常的によく歩き、よく動くことが大切です。積極的に運動すると、なお効果が上がります。

圧迫した状態で、筋肉や関節の屈伸運動を

筋肉が収縮・弛緩すると、むくんだ組織やリンパ管が圧迫され、リンパ液の流れができやすくなります。ですから、日常的によく動いたり運動することが大切です。

リンパ浮腫の治療として運動療法を行う場合は、弾性包帯や弾性スリーブまたは弾性ストッキングを装用し、圧迫した状態で運動をすることが基本です。

激しい運動は避け、瞬発力または過度な持久力が必要な運動ではなく、また筋肉を鍛えるウエートトレーニングでもなく、筋肉と関節を伸ばすストレッチ体操とも違います。

筋肉や関節を曲げたり伸ばしたりする運動を中心に、いろいろな方向に関節を伸ばすイメージでゆっくりした動きをする方が効果的です。運動障害のある人は、誰かに動かしてもらうようにしましょう。

負担や疲労を感じない程度に続けることが大切

運動は負担になったり疲れるほど長い時間行わず、1回20～30分程度にします。毎日行う場合は、これより短くてもよいでしょう。楽しみながら行うことが、習慣化できる要素です。

運動の方法は、リンパ浮腫の予防のための運動として61～63ページで紹介した方法や、次の１２６～１２９ページで紹介した運動もぜひ行ってみてください。いずれも、弾性包帯や弾性スリーブまたは弾性ストッキングを装用して圧迫した状態で行います。運動中は気持ちを集中し、量や回数

が多過ぎず少な過ぎず、適度であることを心がけましょう。

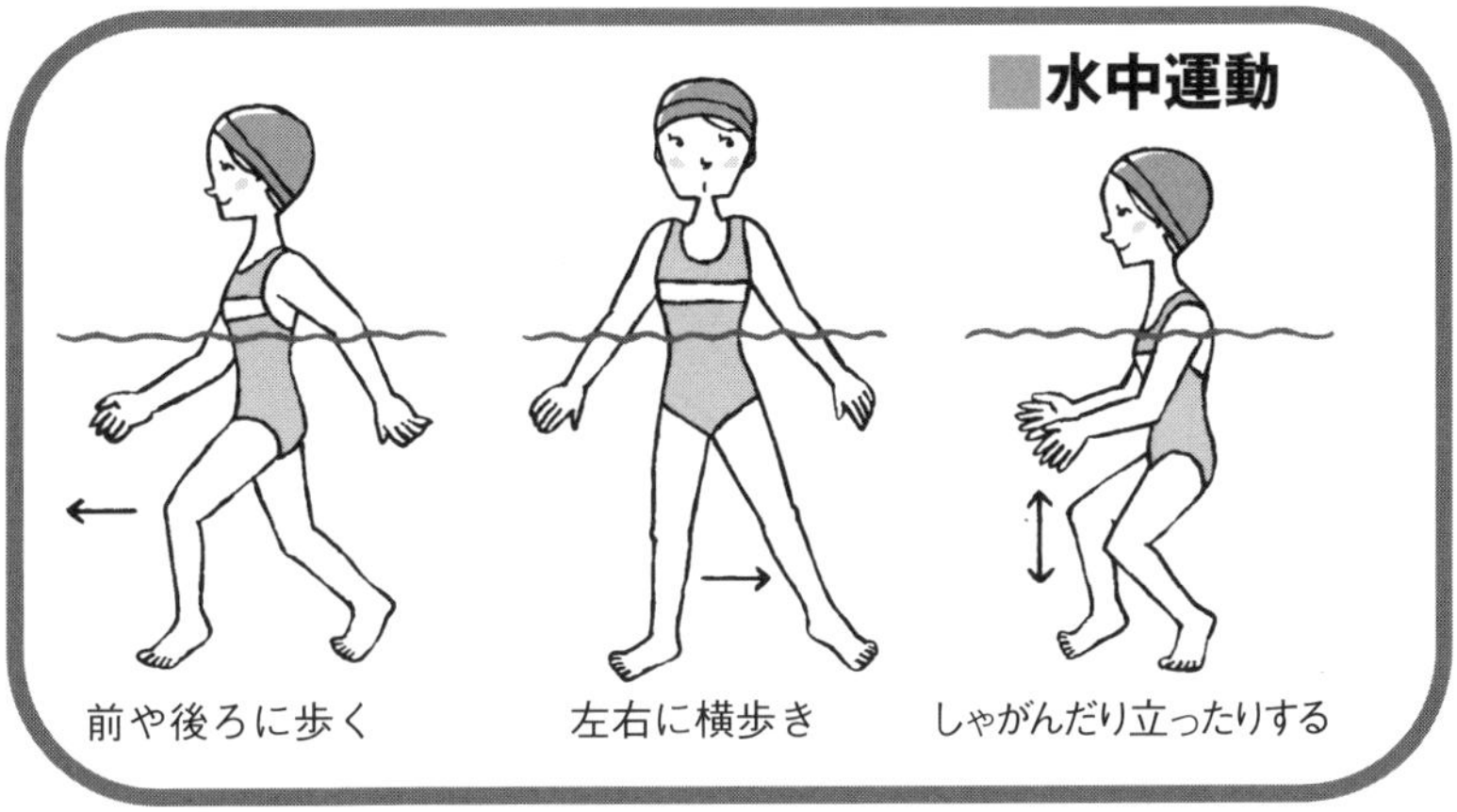

軽い水泳や水中歩行は有効な運動療法

水中では水圧があるために、体のすみずみまで圧迫することができ、むくんだ組織やリンパ管を圧迫する効果が生じます。特に水中で手足を適度に動かすと、マッサージに似た効果が生まれます。適度な水中運動としては、軽い水泳や水中歩行がお勧めです。

プールに入るときは、弾性スリーブや弾性ストッキングは、いったん脱ぎます。プールから出て着替えたら、すぐに弾性ストッキングや弾性スリーブを着用すれば、いっそう効果的でしょう。

ただし、感染の危険性もあります。プールでは、消毒用の塩素によって肌を傷める場合があります。長時間プールに入ることは避け、プールから出たら、シャワーを浴びて、プールの水をよく流しておきます。

脚のリンパ浮腫には自転車こぎが効果的

脚のリンパ浮腫の場合、自転車に乗ってペダルをこぐことは、足首・膝関節・股関節および脚全体の筋肉を使うので、リンパ液の流れをよくするための、身近で効果的な運動です。室内でエルゴメーターを利用する場合も、同様の効果があります。

また、ゆっくりこいで、額からうっすらと汗がにじんでくるくらいまで（30分くらいが目安）続けると、有酸素運動の効果が出てきます。

有酸素運動は、体脂肪を燃焼させる効果があるので、太りぎみの人には、特にお勧めです。

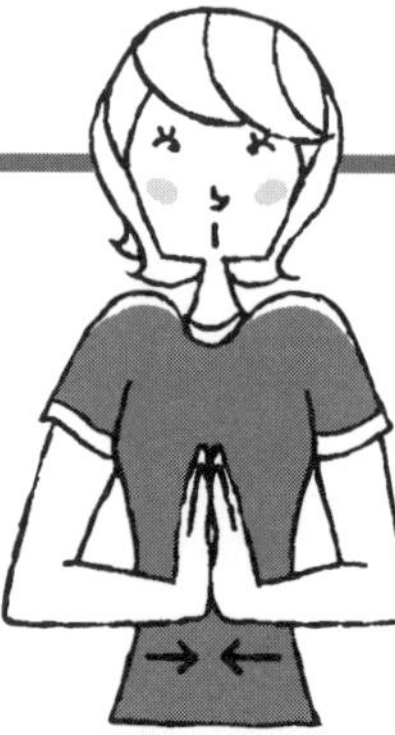

⑨手のひらを合わせて押す。

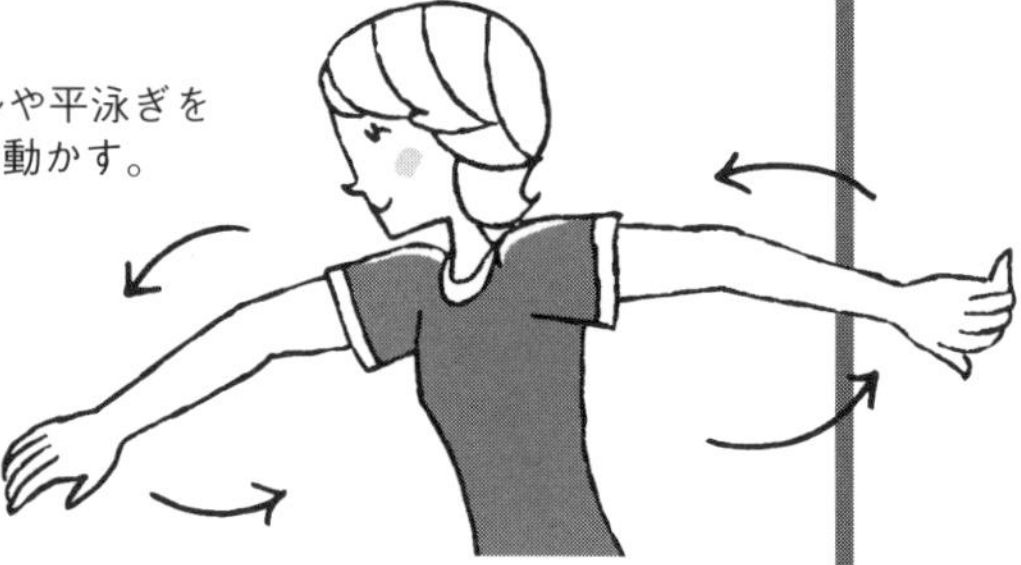

⑩水泳のクロールや平泳ぎをするように腕を動かす。

大きめのボール(ビーチボールなど)を使って運動する

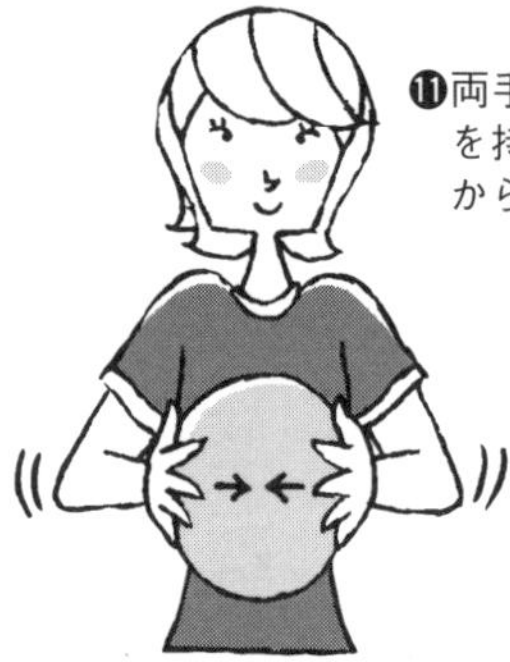

⑪両手でボールを持って左右から押す。

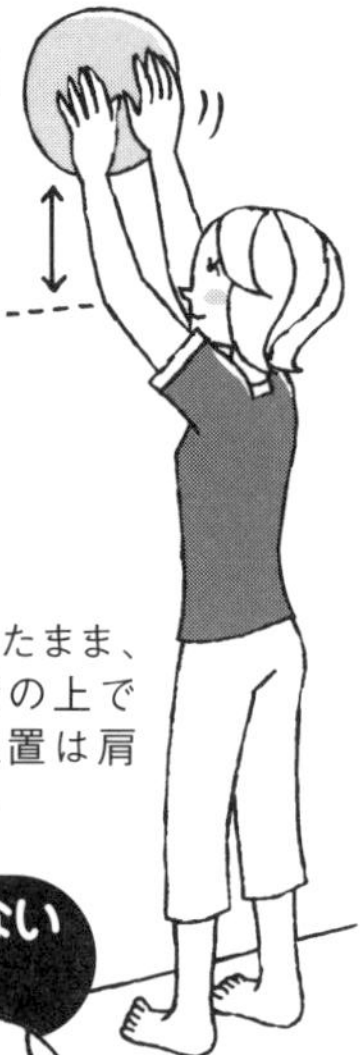

⑫腕は伸ばしたまま、ボールを壁の上で転がす。位置は肩から上部で。

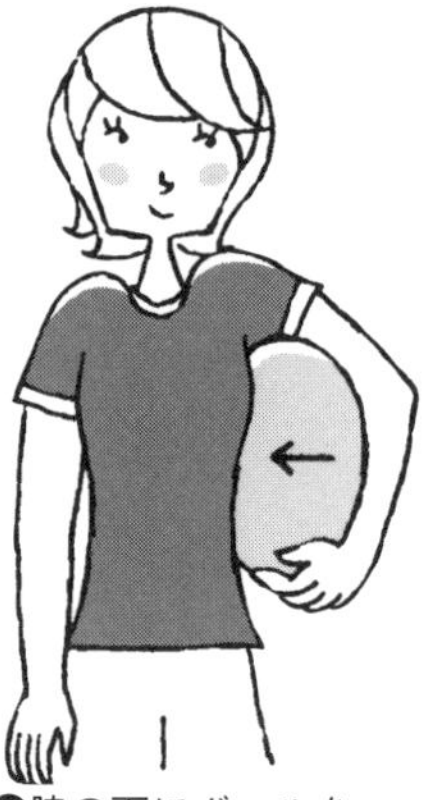

⑬脇の下にボールをはさみつける。

棒(角材より丸いほうがよい。重くないもの)を使って運動する

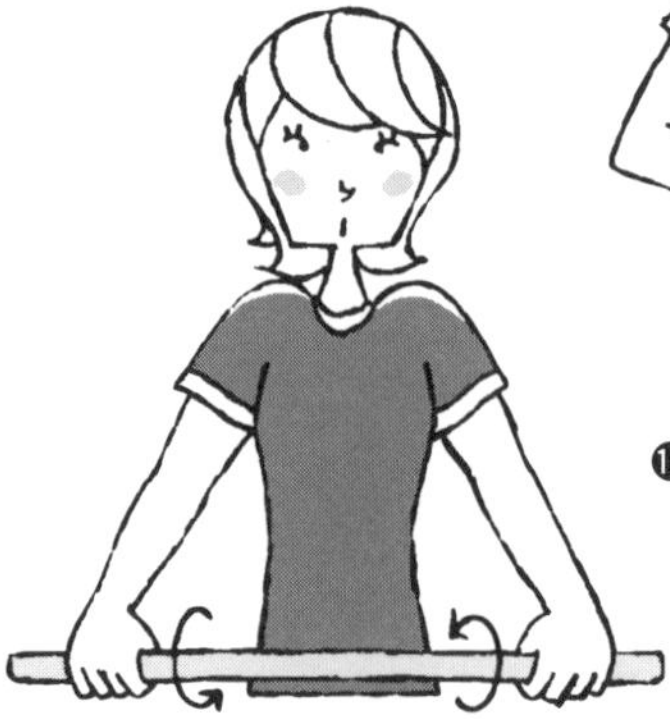

⑭棒を水平に持って、向こう側に回旋させる。次に手前側に回旋させる。

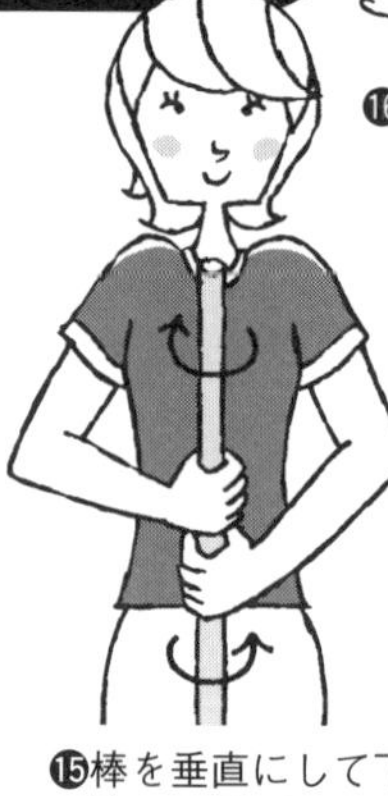

⑮棒を垂直にして下端を両手で持ち、右回りに回旋させながら、徐々に棒を下に降ろしていく。次に左回りに回旋させながら、棒を徐々に上げていく。両手の高さは一定。

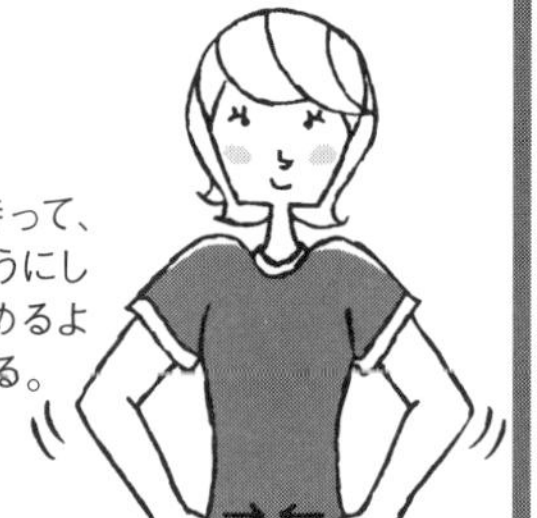

⑯棒を水平に持って、引き伸ばすようにしたり、押し縮めるように力を加える。

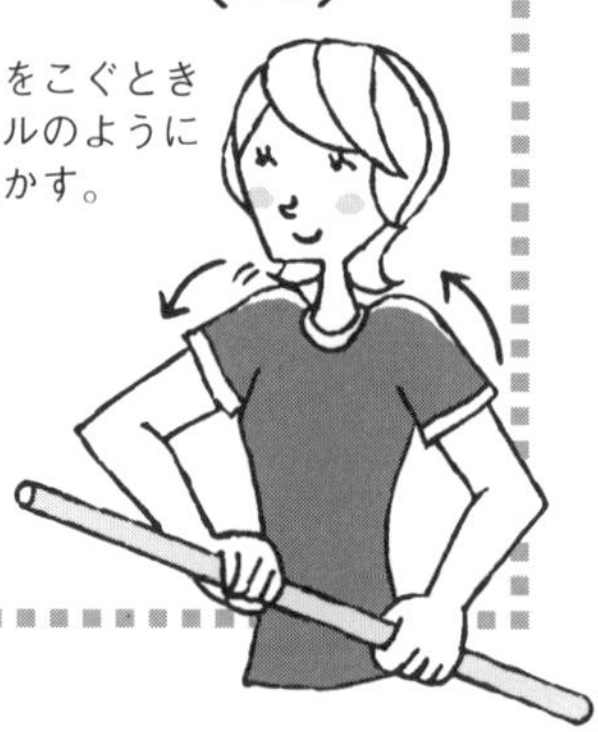

⑰カヌーをこぐときのオールのように棒を動かす。

上肢（腕）の運動療法（弾性スリーブ装用のこと）

手首、腕、肩を回す

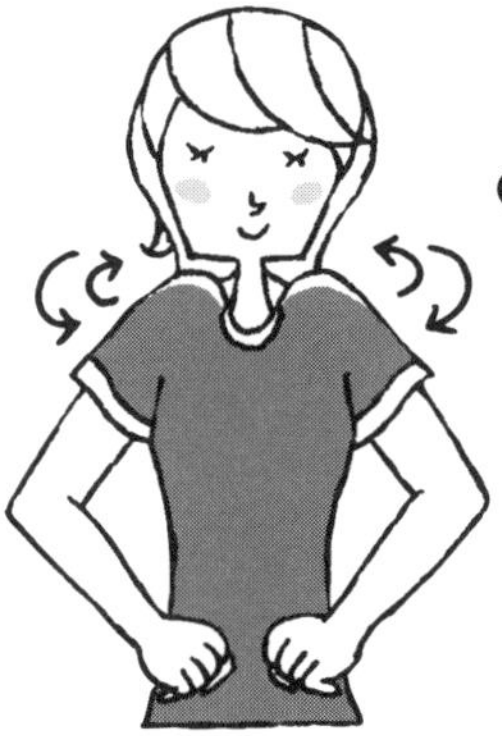

❶肩を前後に大きく回す。

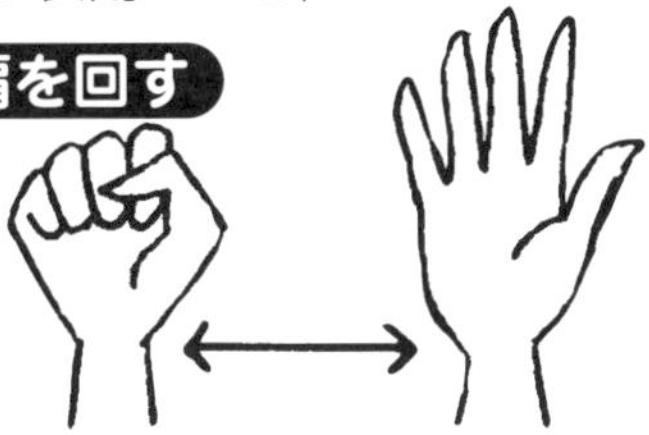

❷じゃんけんのグーパーを繰り返し、手を閉じたり開いたりする。

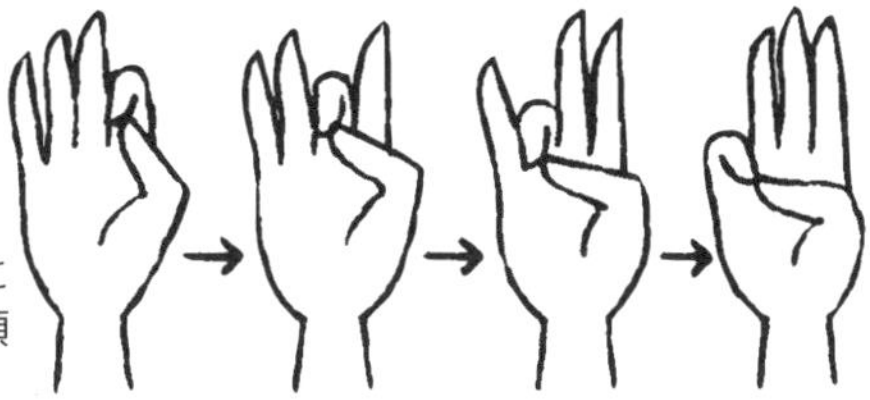

❸親指と人差し指、次に親指と中指といった順にくっつけていく。

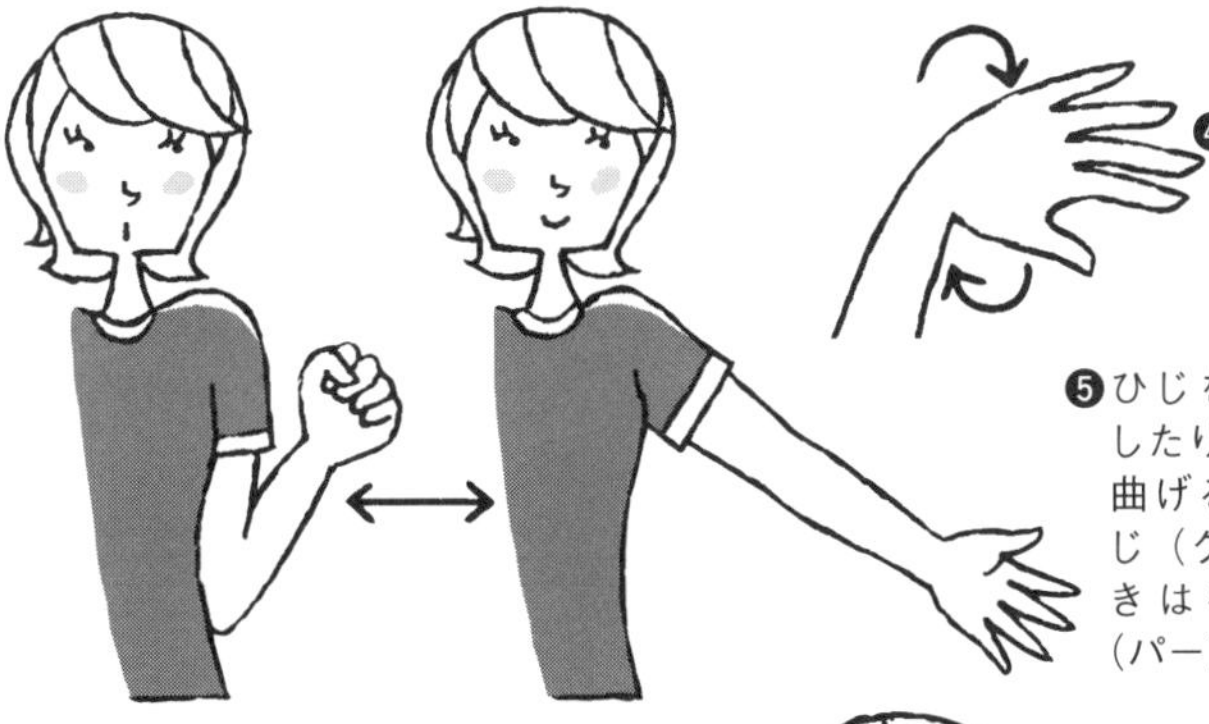

❹手首を回す。内回し外回し。

❺ひじを曲げたり伸ばしたりする。曲げるときは指は閉じ（グー）、伸ばすときは手の指は開く（パー）。

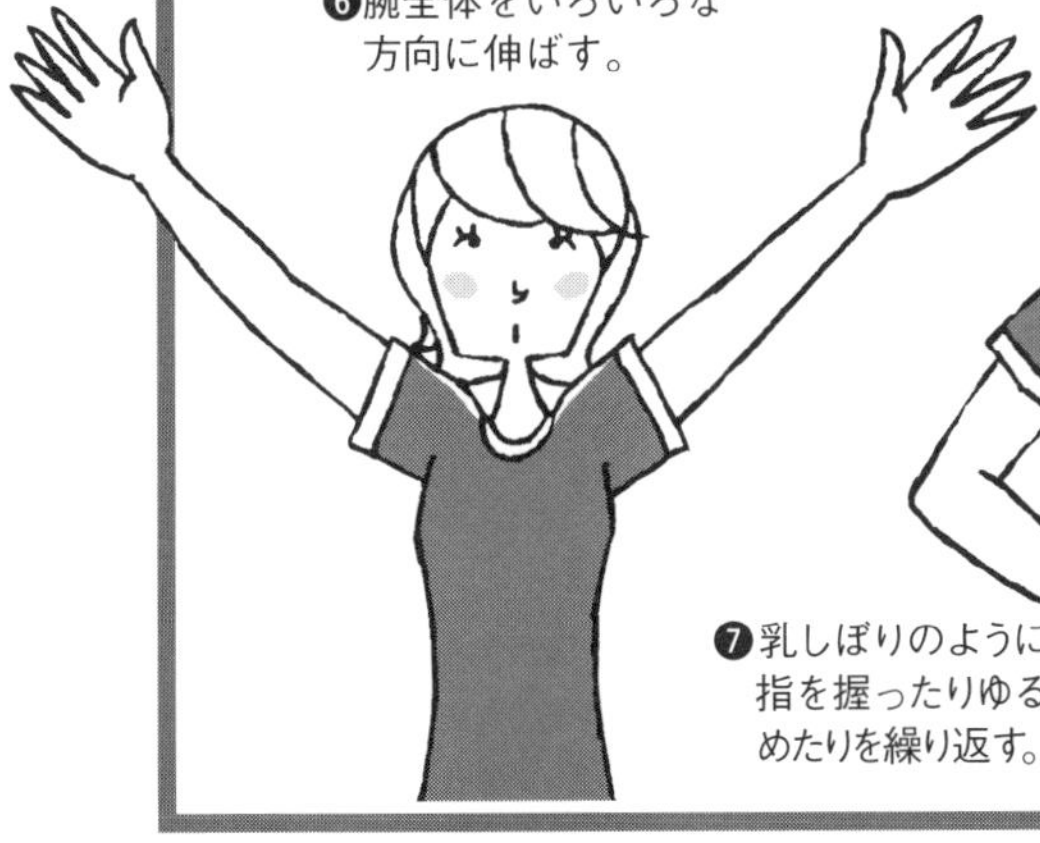

❻腕全体をいろいろな方向に伸ばす。

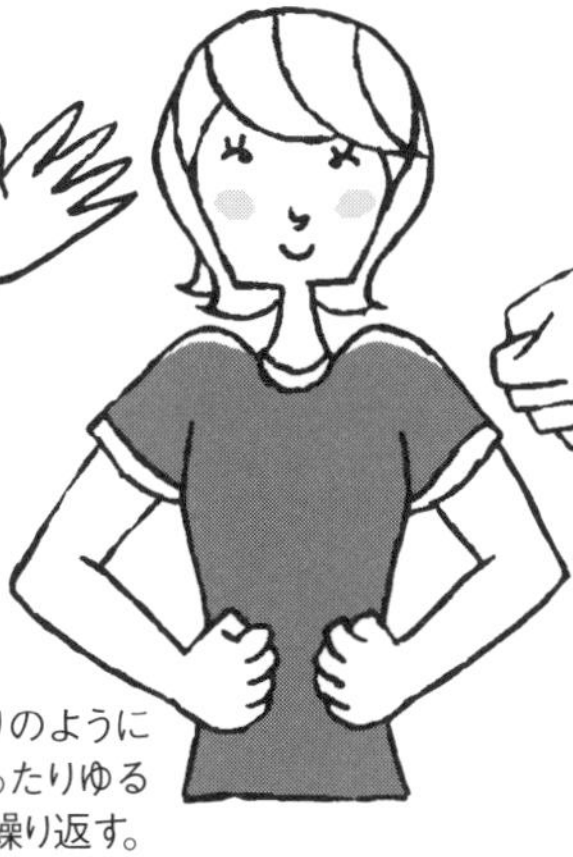

❼乳しぼりのように指を握ったりゆるめたりを繰り返す。

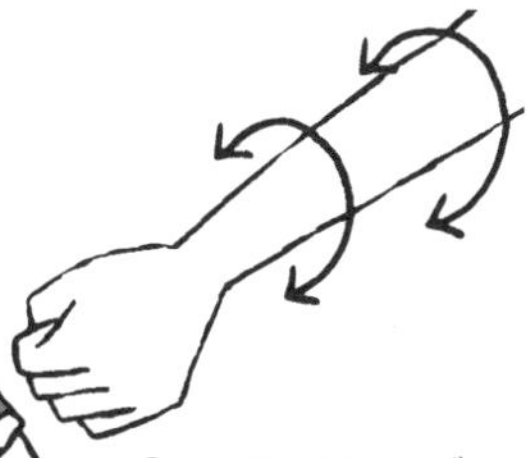

❽ネジやドアノブを回すように手首を回す。右回し、左回しどちらも。

あおむけになって運動する

❼腰を両手で支え、両脚を上げ、自転車をこぐように、脚を回転させる。逆回転も行う。

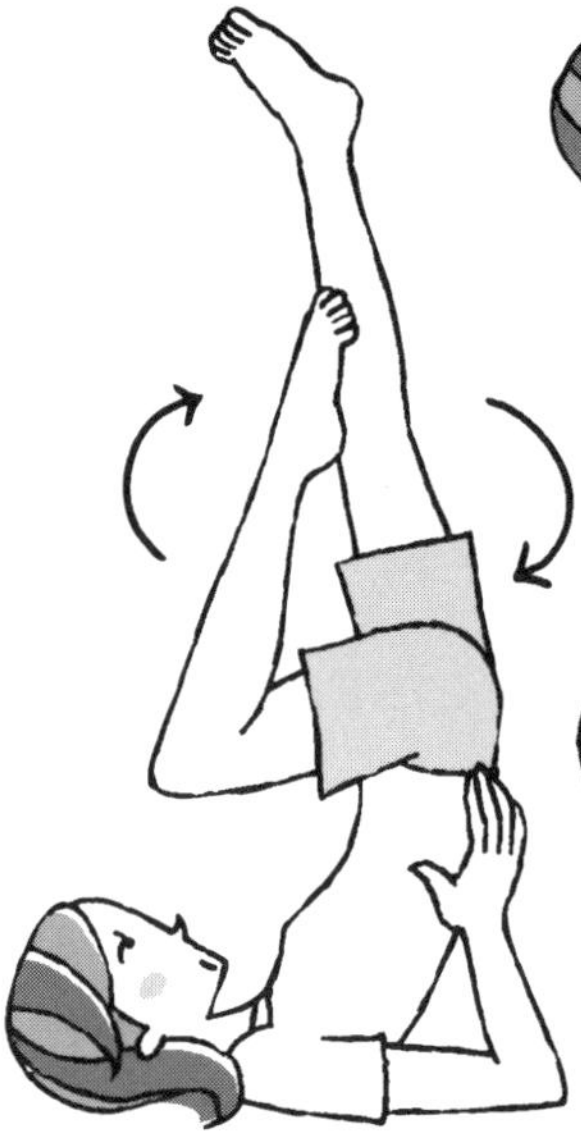

❽両脚を伸ばしてふくらはぎ全体を床に押しつけながら、頭を持ち上げて足先をのぞき込む。10秒ほど続けたら頭を下げ、繰り返す。

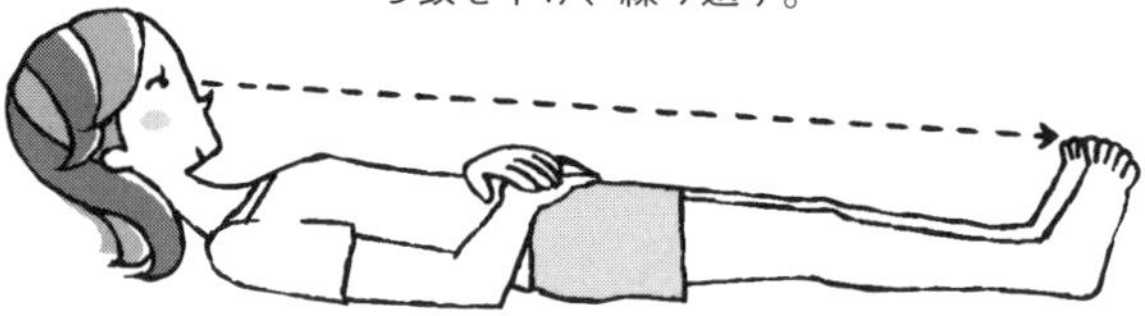

❾寝たまま、腰をやや持ち上げる。

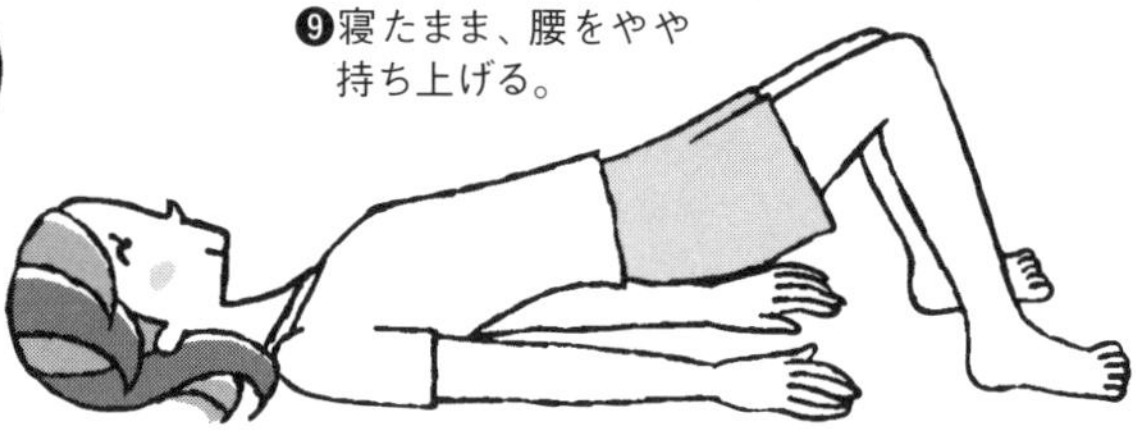

❿脚は伸ばしたまま、交互に上げる。

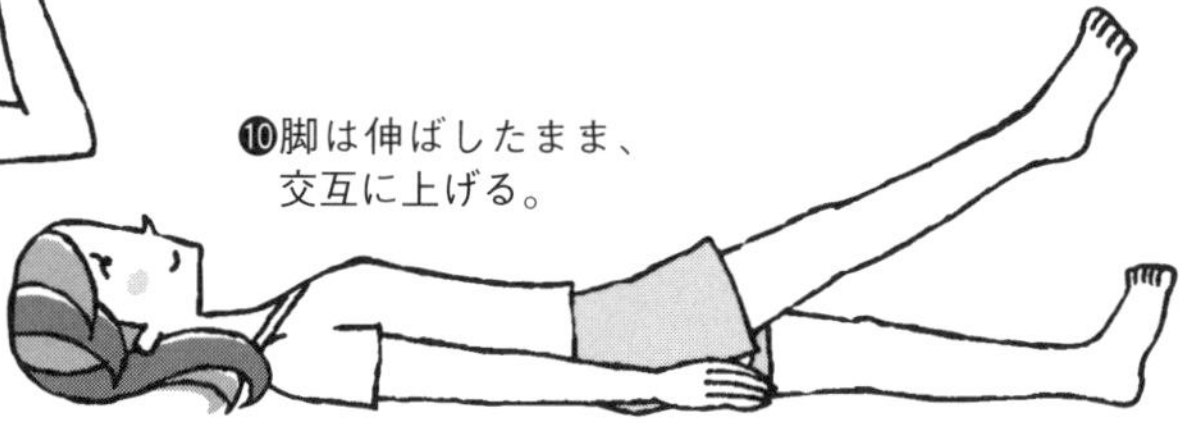

ボール（ビーチボールなど）を使って運動する

⓫片足は壁や手すりにつかまって体を安定させ、床にボールを置いてポンプを踏むようにボールを踏む。

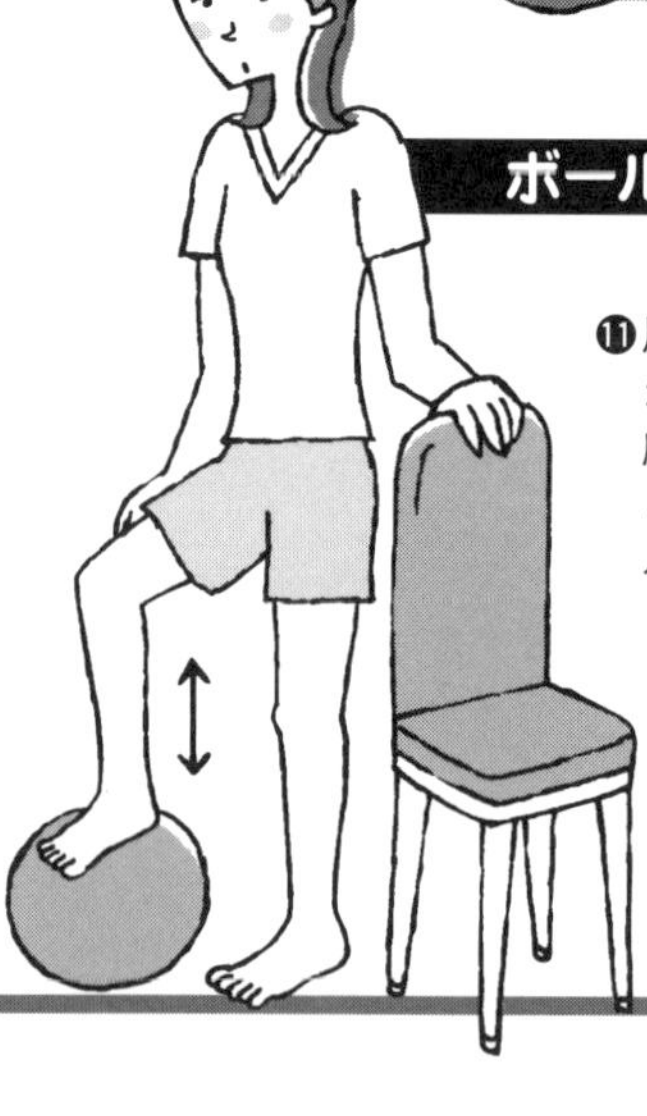

⓬両膝の間にボールをはさんで締めつける。

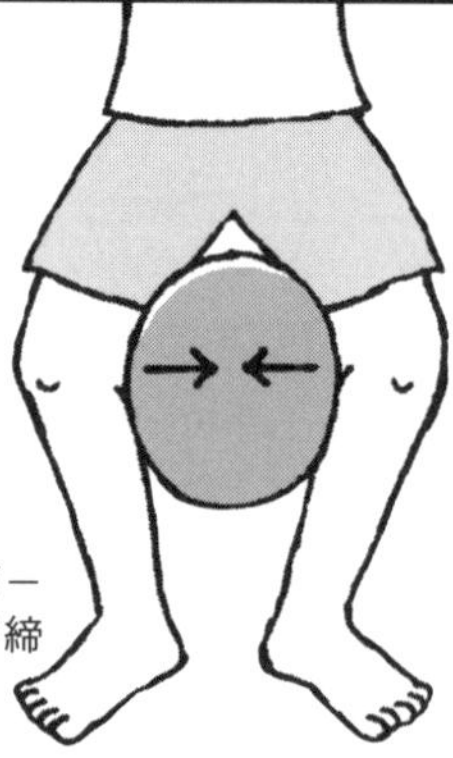

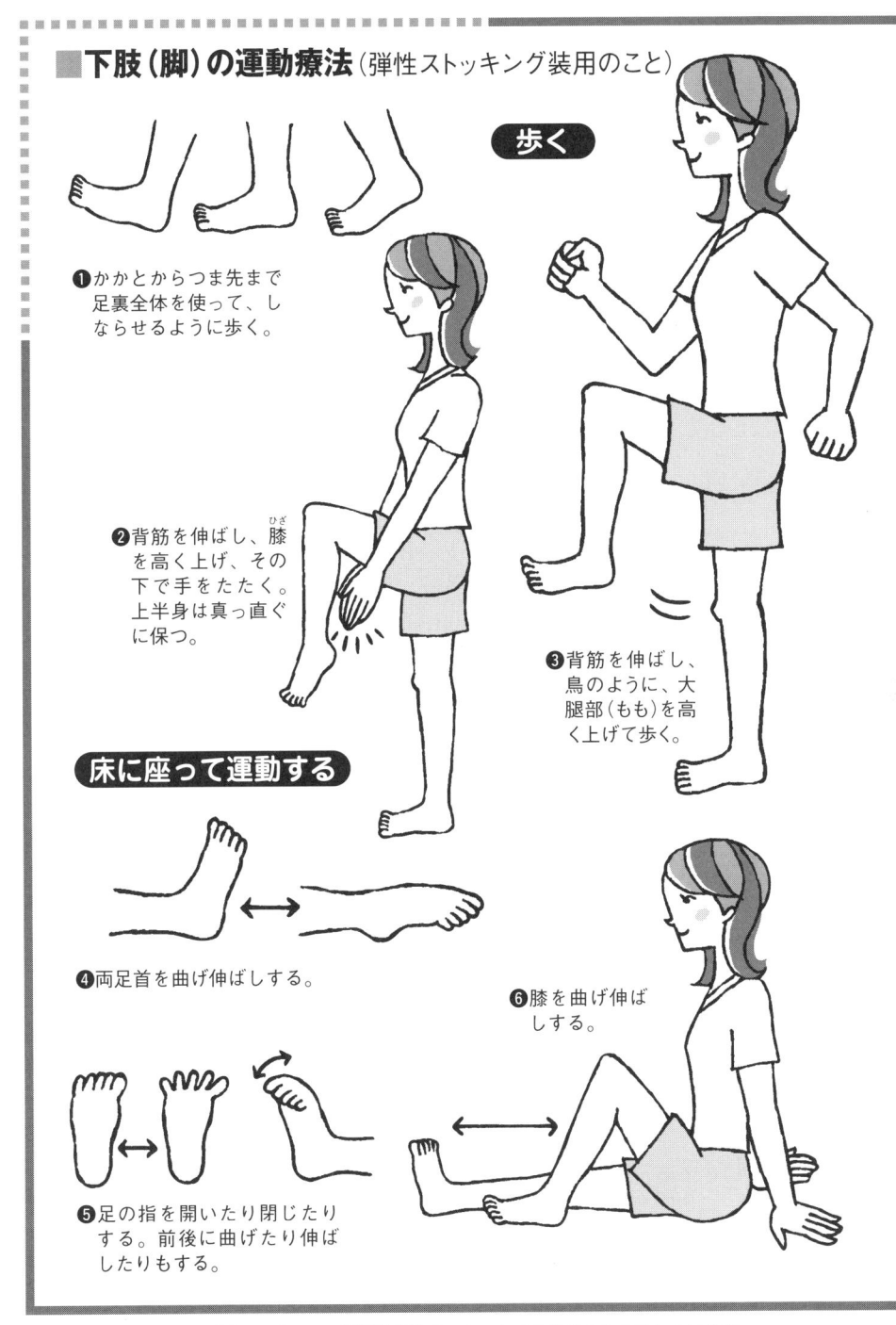

下肢（脚）の運動療法（弾性ストッキング装用のこと）

歩く

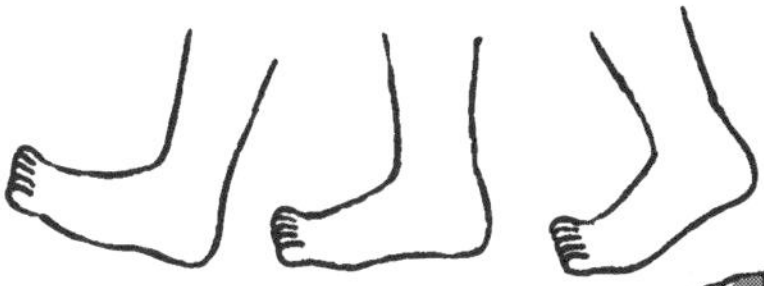

❶かかとからつま先まで足裏全体を使って、しならせるように歩く。

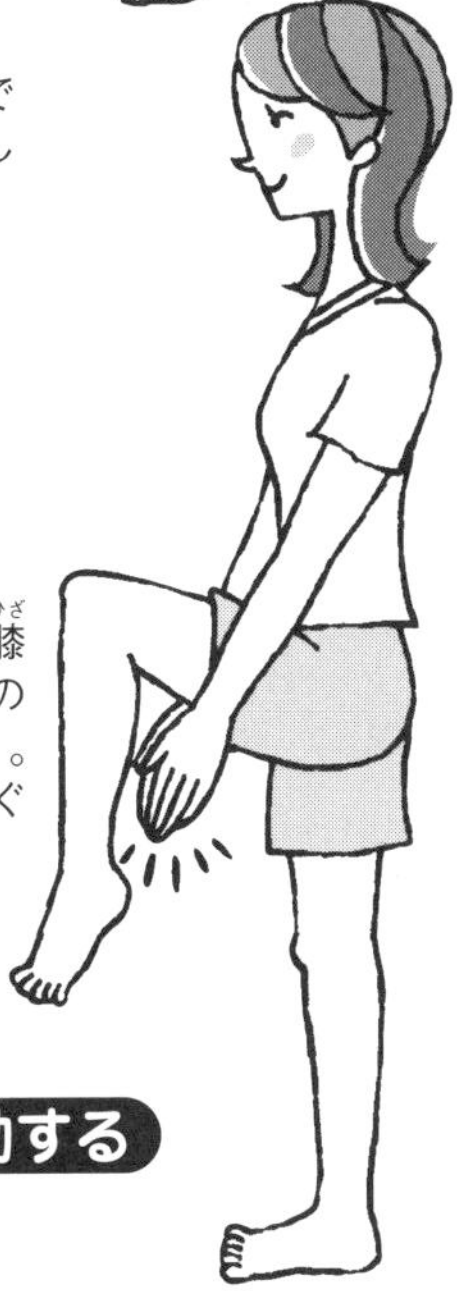

❷背筋を伸ばし、膝《ひざ》を高く上げ、その下で手をたたく。上半身は真っ直ぐに保つ。

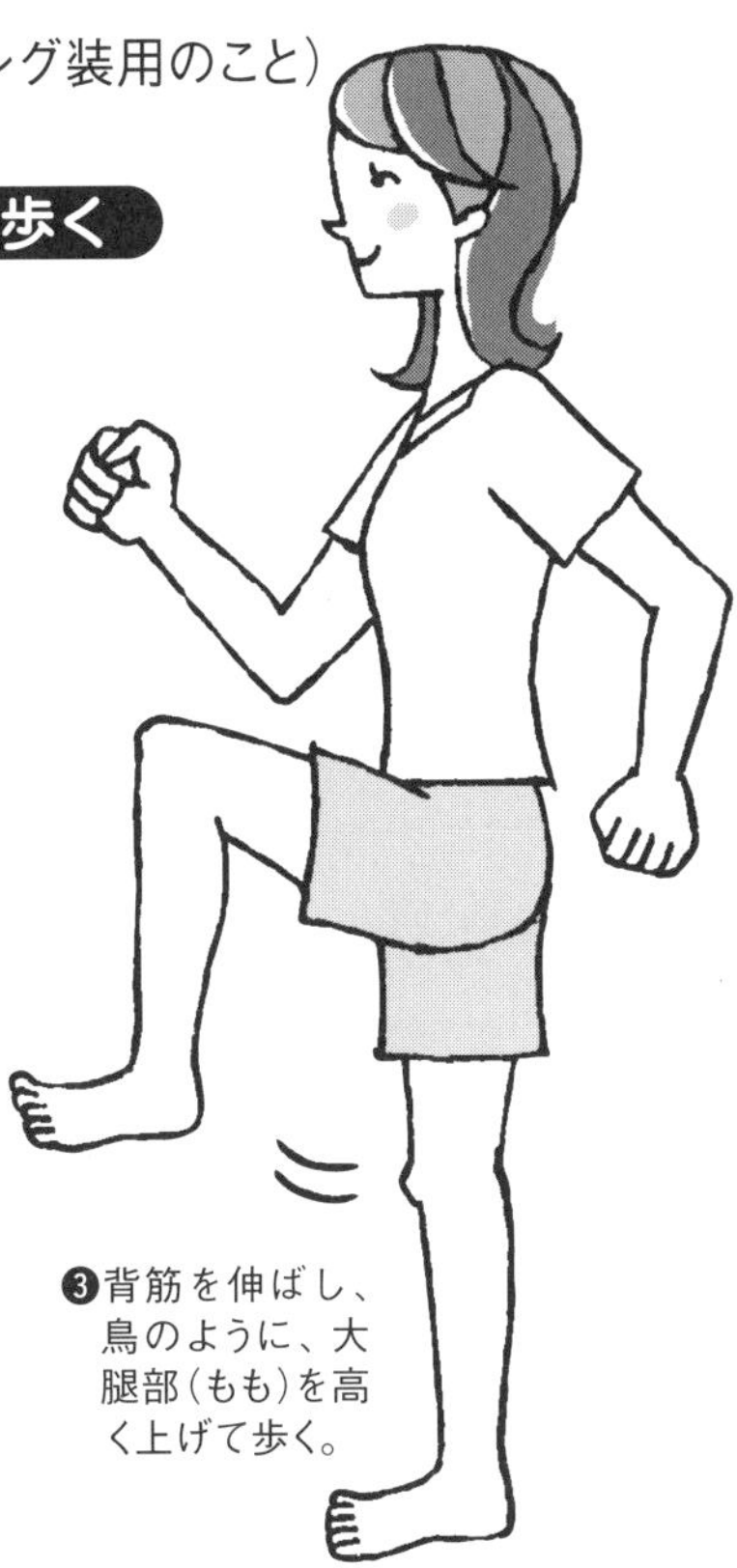

❸背筋を伸ばし、鳥のように、大腿部（もも）を高く上げて歩く。

床に座って運動する

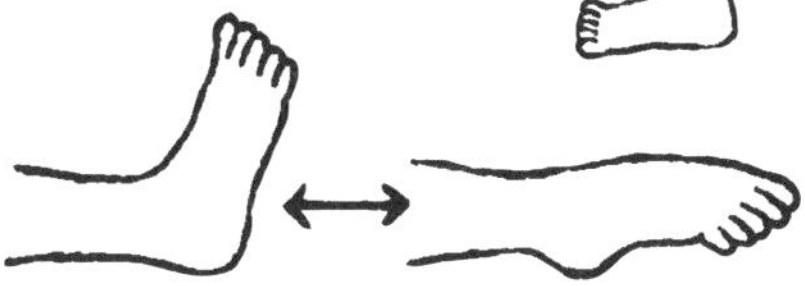

❹両足首を曲げ伸ばしする。

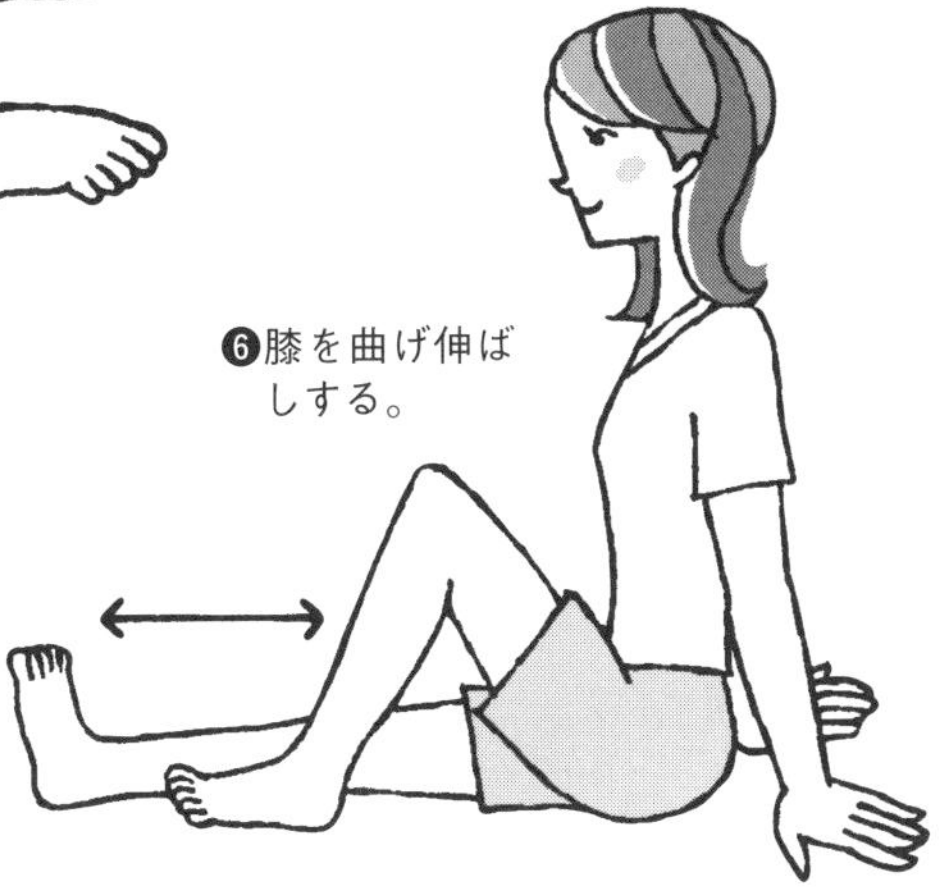

❻膝を曲げ伸ばしする。

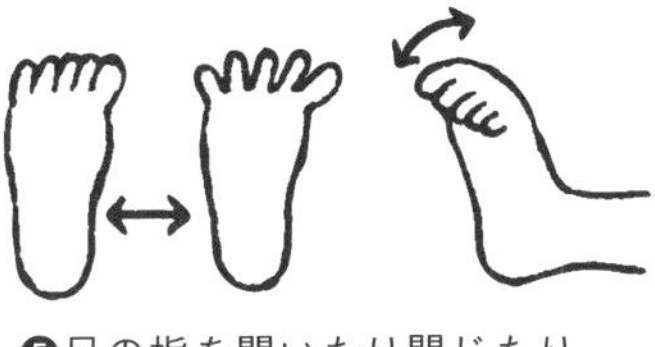

❺足の指を開いたり閉じたりする。前後に曲げたり伸ばしたりもする。

※P126〜129の記事は、「リンパ浮腫治療院オスト―むくみ治療のしおり」より作成

日常生活で、特に気をつけたいこと

一度リンパ浮腫が起こってしまえば、なかなか劇的な完治は難しいものです。複合的理学療法に加えて、日常生活の中でもむくみを軽減し、その状態を維持する、あるいは悪化させないという継続的なセルフケアがあってこそ治療効果が高まります。

肥満や高脂血症を改善すれば治療効果も高まる

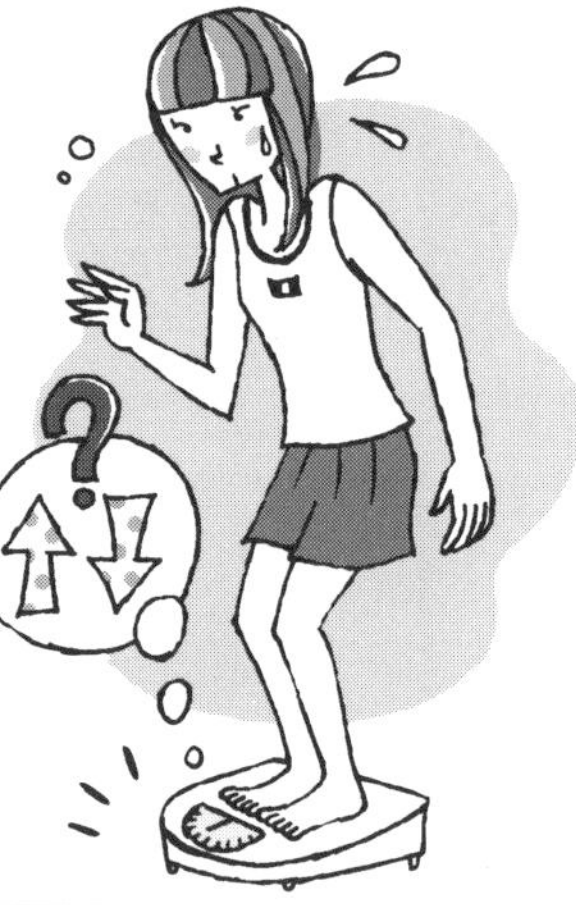

リンパ浮腫の治療にとって肥満は大敵です。脂肪の圧迫によってリンパ液の流れが妨げられると考えてもよいでしょう。外見上それほど太っていなくとも、内臓に脂肪が多くついた、いわゆる内臓肥満も同様に腕や脚のむくみを促進します。

まずは、あなたが適正体重を維持しているのか、太っているのかを、左ページの計算方法で割り出してみましょう。

太りぎみ、太り過ぎの人は、食べ過ぎに気をつけ、適度な運動を続けて、適正体重を維持するように努めることが大切です。

健康診断の結果などから、特にコレステロール値や中性脂肪値が高めの人は、脂肪の多い食事を控え、適度な運動を続けて、正常値を維持するようにしましょう。それらの数値が境界域を超えて高脂血症となった人は、医師に受診して治療を受けてください。

体重やコレステロール値・中性脂肪値が高かった人が、食事や運動に気をつけたり、医師に受診して治療を受けた結果、その数値が落ちてくると、リンパ浮腫の治療の改善効果がはっきり現れてくることが多いようです。体重やコレステロール値・中性脂肪値のコントロールは、生活習慣病予防にも大切なことです。

あなたの適正体重を知っていますか？

肥満はリンパ浮腫の悪化を助長するだけでなく、高血圧や糖尿病をはじめ、数々の生活習慣病の原因になります。また、やせ過ぎの人も病気になりやすいとされています。ＢＭＩ（Body Mass Index）の算出方法であなたの適正体重を知り、太り過ぎの人ややせ過ぎの人は、適正体重を目指して体重コントロールをしましょう。

あなたの適正体重を知りましょう

□ × □ × 22 = □

身長(m)　身長(m)　適正体重(kg)

身長別適正体重を含む普通体重の早見表

身長	150 cm	155 cm	160 cm	165 cm	170 cm	175 cm	180 cm	185 cm
普通体重	41.6 kg以上 ～ 56.3 kg未満	44.4 kg以上 ～ 60.0 kg未満	47.4 kg以上 ～ 64.0 kg未満	50.4 kg以上 ～ 68.1 kg未満	53.5 kg以上 ～ 72.3 kg未満	56.7 kg以上 ～ 76.6 kg未満	59.9 kg以上 ～ 81.0 kg未満	63.3 kg以上 ～ 85.6 kg未満

現在の体重からあなたのBMIを計算しましょう

□ ÷ (□ × □) = □

体重(kg)　身長(m)　身長(m)　ＢＭＩ

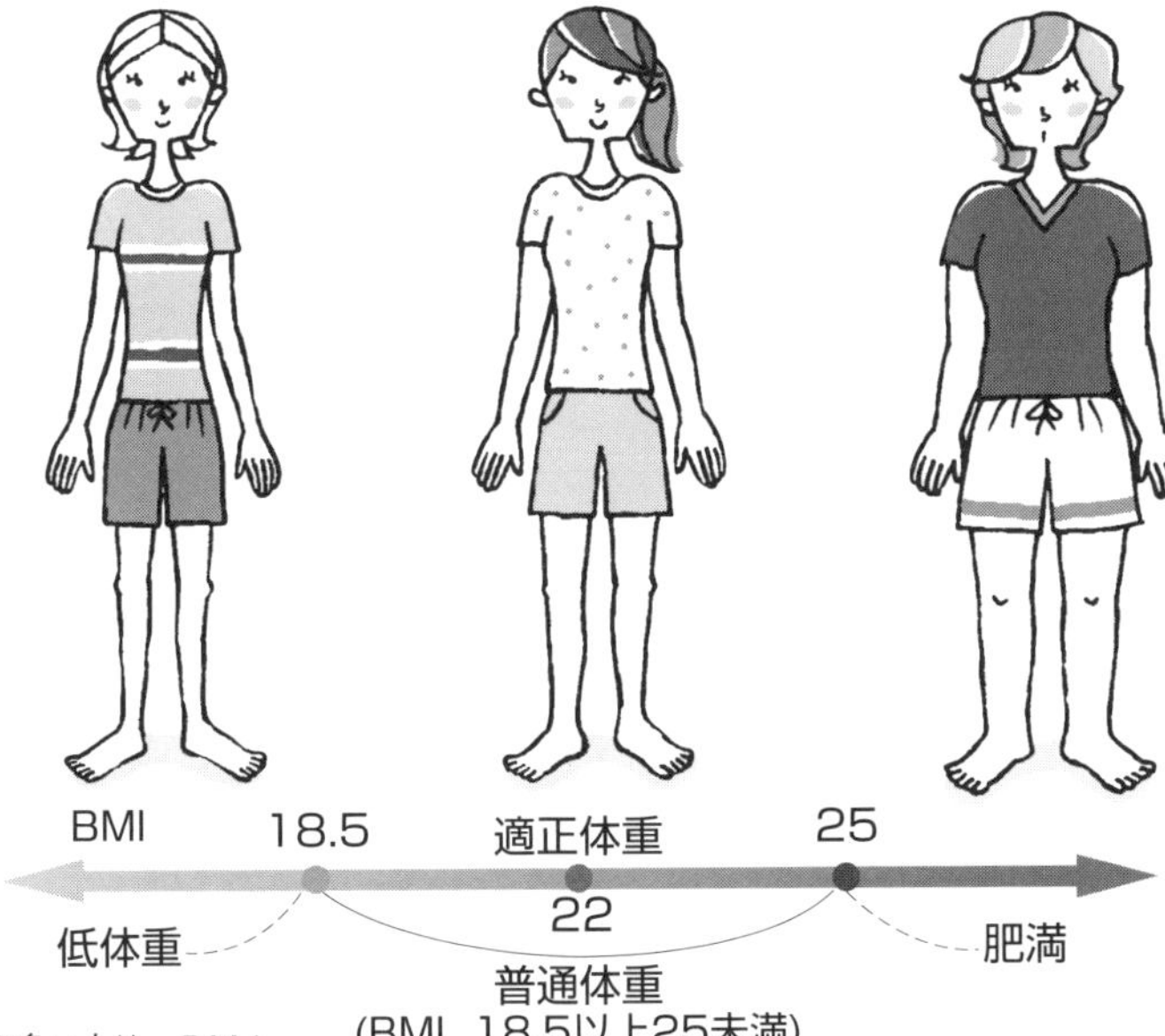

＊筋肉の多い人は、ＢＭＩが大きくても必ずしも肥満とは言えません。

（参考資料：「日本肥満学会肥満症新診断基準検討委員会」報告）

けがと感染を予防して悪化を食い止める

ねんざ、打撲、やけどなどのけがは腫れを伴いますし、切り傷や擦り傷は皮膚を傷つけてしまいます。日常生活の中にもこのようなけがの危険性があります。けがに注意するだけでなく、予防も考えましょう。例えば、

- ヒールの高い靴をはかないようにする。
- けがの恐れがある家事の際には手袋を使用する。

などです。

けがだけでなく、虫さされやバクテリアなどによる感染症を防ぐことも大切です。庭仕事など戸外で作業をするときには、

- 長袖、長ズボンを着用する。
- 手袋を使用する。
- 虫除けスプレーや蚊取り線香で、虫を寄せ付けないようにする。

などの準備が必要です。

また、水虫菌が蜂《ほう》窩《か》織《しき》炎《えん》を起こすことがありますので、水虫は治療しておきましょう。

＊リンパ浮腫を悪化させないための日常生活上の注意点は、「2章　リンパ浮腫を起こさないために」で取り上げたことと、ほとんど同じです。詳しくは2章を参照してください。

30分以上の早歩きの習慣で、体脂肪を効率よく燃焼させる

運動に必要なエネルギーは、体内の主に糖質と脂肪が使われます。運動開始時には糖質が使われ、次いで血中脂肪、それが不足してくると全身に分布している脂肪組織に蓄えられている脂肪（体脂肪）の順に使われます。体脂肪が使われ始めるまでに、30分はかかります。

ですから体脂肪を効率よく燃焼させて減らすには、途中休みを入れずに30分以上続けて有酸素運動をすることが大切です。最も身近で習慣化できそうな有酸素運動は、「早足で歩く」ことです。額にうっすら汗がにじんでくるのは、体脂肪が燃え出してきたサイン。できれば毎日、少なくとも1週間に2回以上は、早歩きを習慣にしたいものです。

■リンパ浮腫の漢方療法、はり・きゅう療法は有効か

漢方薬も浮腫の治療に利用されます。効果の見られた例も報告されていますが、どの種類の漢方薬にしても補助的に使用するもので、漢方薬のみでの改善は期待できないようです。一方、はり・きゅう療法は、皮膚を傷つける危険性があるので避けた方がよいでしょう。

漢方薬

リンパ浮腫の治療では以下のような漢方薬が使われています。むくみの軽減のほか、むくみに伴う冷え・ほてり、神経痛などの症状緩和に役立つようです。

●薏苡仁湯《よくいにんとう》

ヨクイニンという成分が組織間の水分を吸収しやすくする

●牛車腎気丸《ごしゃじんきがん》

虚弱と冷え改善に使用する

●五苓散《ごれいさん》

ほてりを改善する

●柴苓湯《さいれいとう》
（五苓散＋小柴胡湯）

炎症を繰り返す場合や線維化の強いむくみに使用する

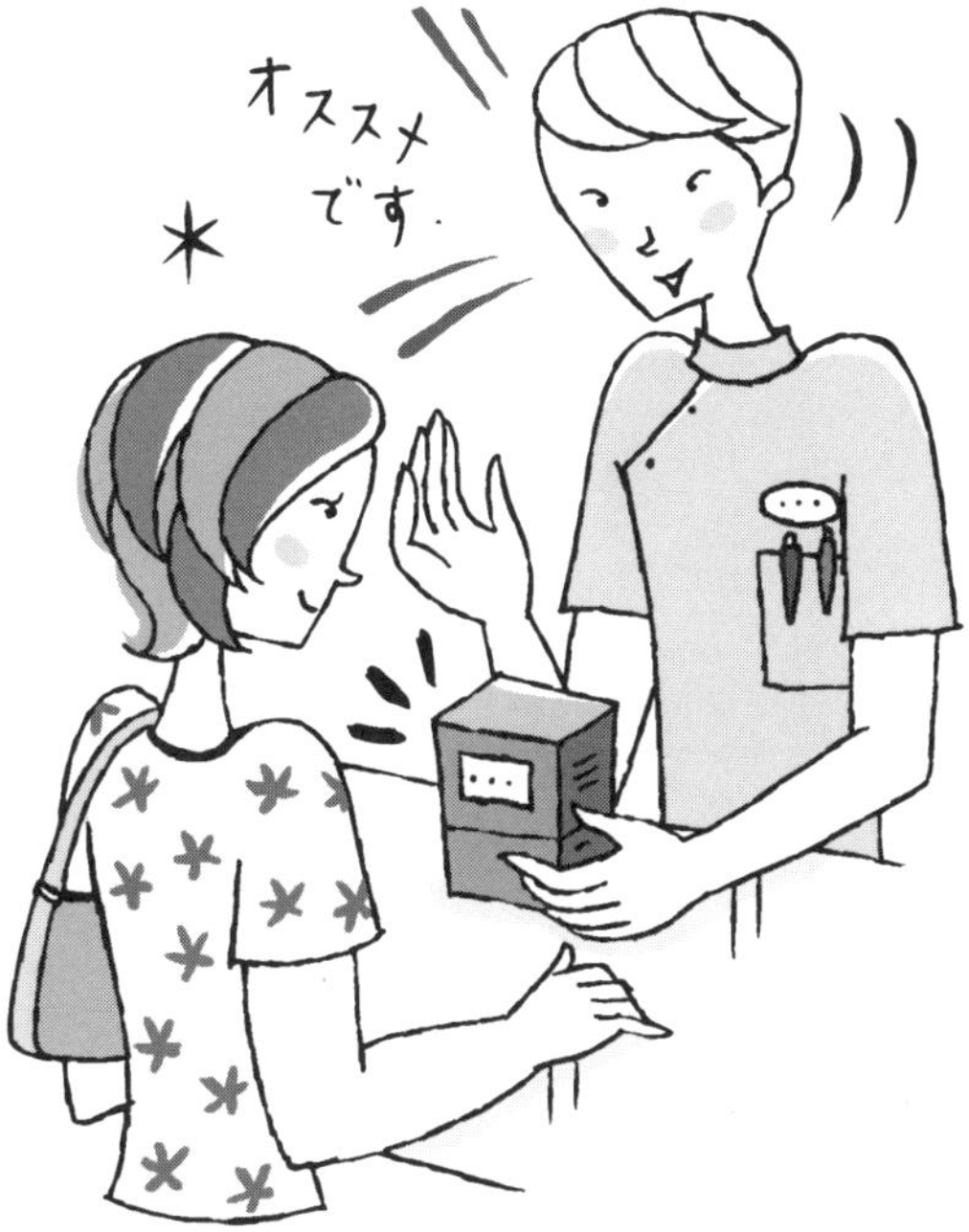

はり・きゅう

はり・きゅうには炎症症状を抑える働きや免疫機能を高める効果があります。しかし、はり・きゅうは皮膚を傷める危険性があるので、避けた方がよいでしょう。

薬や手術で治療が行われる場合

リンパ浮腫を改善する特効薬は、いまのところありません。状況によってはリンパ液の流れをよくする効果、利尿効果のある薬が用いられる場合もありますが、あくまでも補助療法のレベルです。リンパ浮腫の治療は、複合的理学療法が第一選択ですが、複合的理学療法の効果が期待できない場合は、リンパ管と静脈をつなぎ合わせる手術も行われています。

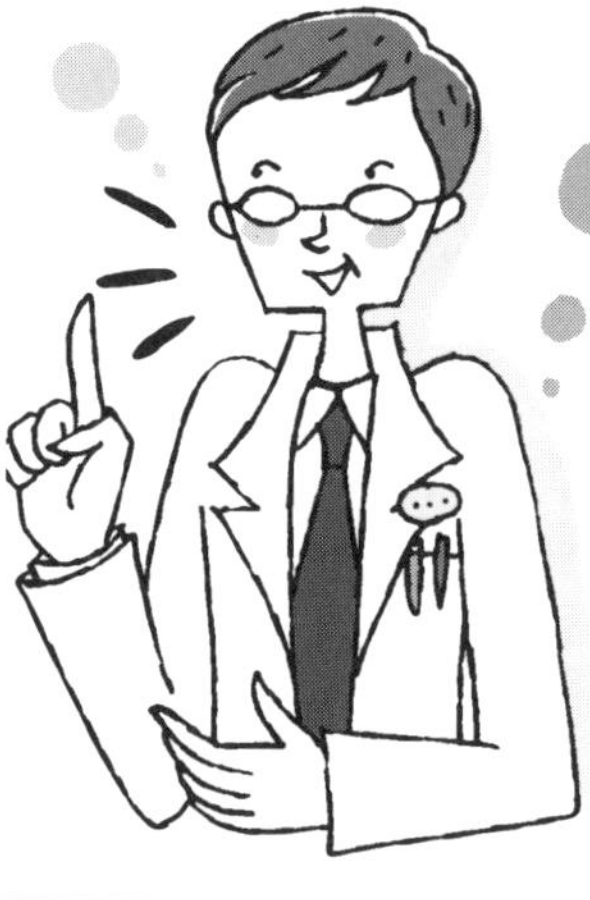

リンパ浮腫の薬物療法

リンパ浮腫に効く薬はほとんどないのが実情です。

・メリロートエキス（商品名：エスベリベン）

メリロートというハーブを抽出したもので、現在、日本で唯一リンパ液の流れを促進するのに有効であることが確かめられています。同じ成分のサプリメントが市販されていますが、即効性は期待できません。長期服用や大量服用は、肝機能障害を起こすことがあります。

・利尿剤

利尿剤は全身の水分を尿として排泄《はいせつ》させる薬です。リンパ浮腫では浮腫の部分だけにたんぱく質と水分がたまっているのであって、全身の水分量が多いわけではありません。ですから利尿剤を使うと、かえって体のバランスを崩してしまう恐れもあります。また、脱水症状による倦怠《けんたい》感、コレステロール・血糖値や尿酸値の上昇など副作用の危険性もあります。

しかし、一方で利尿剤によってむくみが少なくなるのも事実ですから、以下の場合には全身のバランスを崩さないよう少量を使うこともあります。

COLUMN

リンパ浮腫治療薬はダイエット・サプリメントでもある

リンパ浮腫の治療薬メリロートエキスは、ダイエット用のサプリメントでもあります。リンパ管の機能を活性化し、リンパ液の流れをよくしてむくみを取ると同時に、皮下脂肪も分解してリンパ管が排除してくれることを期待するものです。最近、よく耳にする「セルライト」とは、皮下に蓄積した脂肪のことです。

しかし、薬のみに頼っても、ダイエット効果は大きくはありません。ダイエットも、やはり理学療法が有効です。食べ過ぎ・脂肪のとり過ぎに注意し、日常的な適度な運動を習慣化し、体を積極的に動かすことを心がけましょう。

①むくみがひどく、弾性ストッキングや弾性スリーブ、弾性包帯による圧迫療法だけでは押さえが効かない場合

②ある程度までむくみが減ったが、もう一息むくみを減らしたいと強く願う場合

③炎症がある場合

ただし、利尿剤を服用する際には、定期的に受診するようにしてください。

リンパ球注入療法

血液を体外で遠心分離処理をしてリンパ球成分だけを取り出し、むくみがある側のつけ根の動脈にそのリンパ球を注入する方法です。確立された治療法ではなく、個人差もあってほとんど効果がみられない人もいます。現在ではほとんど行われていません。

腰部交感神経節ブロック法

下肢のリンパ浮腫の治療法として、腰にある交感神経節を麻酔薬でブロックして交感神経を遮断して、動静脈の圧を下げる方法です。動脈内から血管外への水分の漏出を抑えて、同時に血管外にあるむくみの液を静脈内へ吸収しようとするものです。

婦人科がん手術後に発症した早期のリンパ浮腫には、特に効果が見られるという報告があります。

しかし、慢性の浮腫には確実な効果が期待できないことが多いため、治療法としての位置づけは明らかではありません。

顕微鏡下で、リンパ管と細静脈をつなぐ手術の有効性高まる

リンパ浮腫の治療は、複合的理学療法が中心とされていますが、手術療法が適用される場合もあります。課題の多かった手術療法も、顕微鏡下での超微小外科的手術の良好な治療実績から、今後のリンパ浮腫治療は、選択肢が広がりつつあります。

試行錯誤されてきたリンパ浮腫の手術療法

リンパ浮腫に対する手術療法の歴史は古く、20世紀初頭からさまざまな手術法が考案されてきました。

当初は、

- リンパ浮腫によって増生した余剰な皮膚や皮下組織を切除し、たまったリンパ液を絹糸やナイロン系の糸で体内循環に誘導する方法が試みられ、次に
- 大網（胃から垂れ下がっている網状組織）や小腸などの自家組織の一部を、閉塞したリンパ管の部位に移植することによって、リンパ液を体内循環に誘導する方法

なども試みられてきました。

しかし、手術によるダメージが大きい割には治療効果が乏しく、現在行われることはまずありません。

それに代わって、現代ではマイクロ・サージャリー（顕微鏡と微小器具を用いた微小外科的手術）の手法を用いたリンパ管の吻合《ふんごう》（つなぎ合わせる）術が、リンパ浮腫の手術療法として注目されています。

複合的理学療法に加えて手術療法が適用される場合

上肢（腕）に比べ、日常的に挙上《きょじょう》姿勢をとりにくい下肢（脚）の方が浮腫は重症になりやすいので、手術療法の対象になるのも多くは下肢リンパ浮腫の症例です。

手術療法に関しては、短期的に有効な成績が得られることはもちろんですが、浮腫の再発を抑え、良好な状態を長期的に持続できることが目標となります。

■下肢リンパ浮腫の治療経過

①

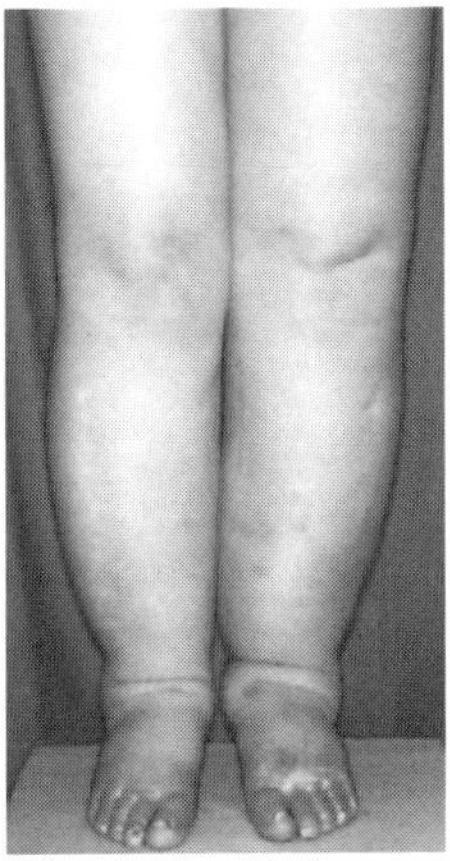

②

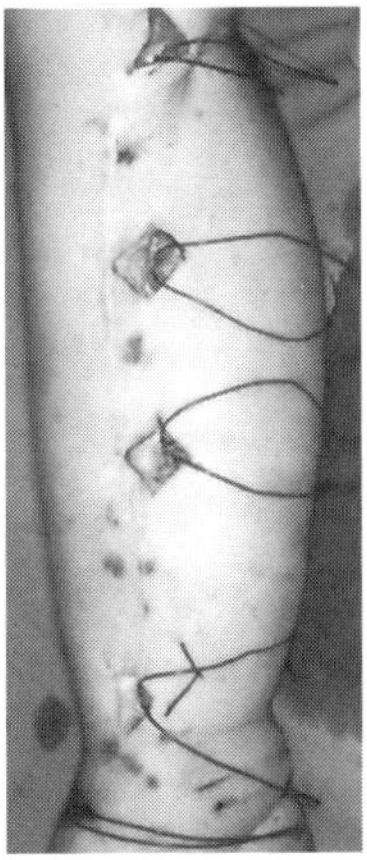

③

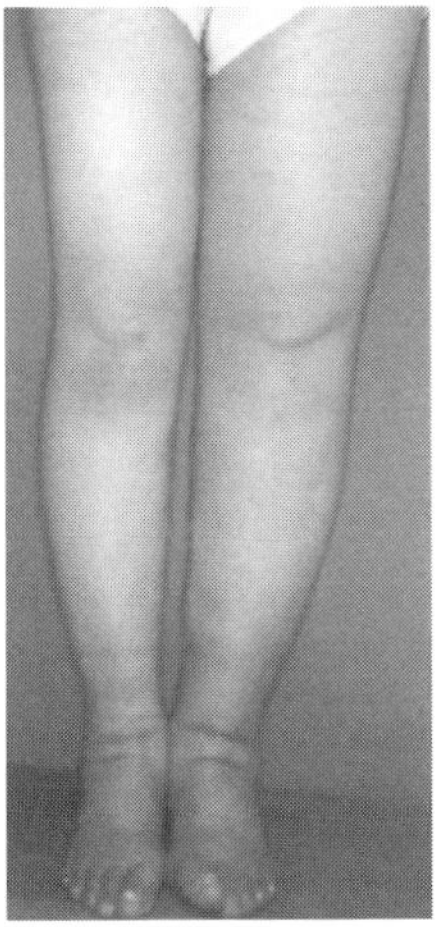

①手術前。両側の特発性リンパ浮腫発生後、積極的な圧迫療法を続け、組織切除もなされたが、浮腫が増大した（浮腫発症後24年、42歳）。
②右下腿の5カ所を切開し、リンパ管細静脈吻合術（合計5吻合）を行った。左下腿は、島状血管柄つき鼠《そ》径《けい》脂肪弁を移植した。
③吻合術後9年。両下肢ともに術後数カ月で浮腫の著しい減少が見られ、5年までの間にさらにしだいに浮腫の減少が続いた。5年以降は改善状態維持。

①

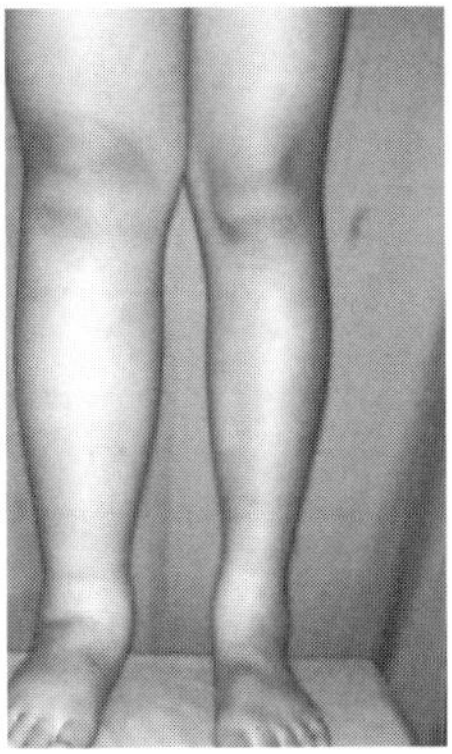

②

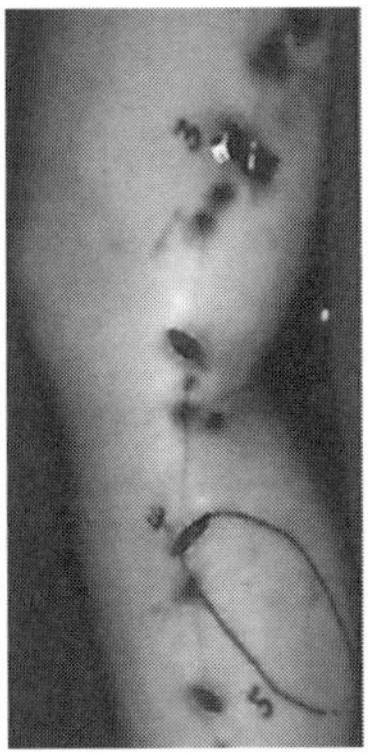

③

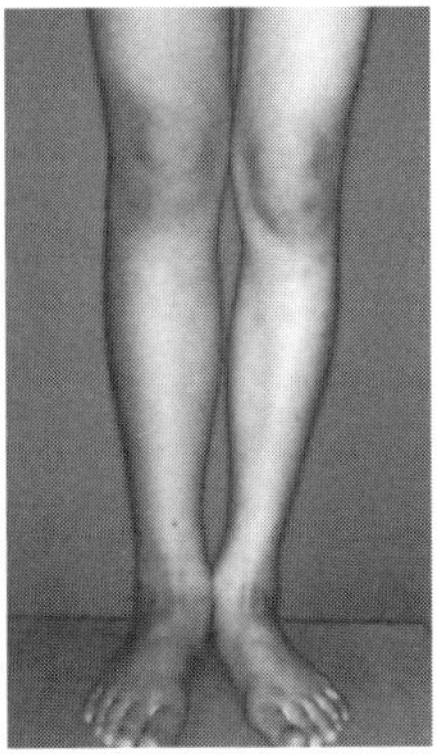

①手術前。右下肢の特発性リンパ浮腫。2年間浮腫が続き、圧迫療法を継続したが改善が見られなかった（浮腫発症後2年、12歳）。
②右大腿部2カ所、右下腿部2カ所、足の甲1カ所を切開し、リンパ管細静脈吻合術（合計5吻合）を行った。
③吻合術後8年。両下肢ともに術後4年までは徐々に細くなった。右下肢は浮腫の改善、左下肢は体型の変化のため（体重減少）。術後5年でさらに両下肢が細くなり､以降、改善状態維持。

※P136～141の内容監修および写真提供、図説指導／
光嶋勲 教授（東京大学大学院医学系研究科形成外科学講座）

従来の手術療法では、術後、長期経過すると浮腫が再発したり、組織変化を起こしたりするケースもあり、確実な有効性が得がたい状況でした。

　ですから現在のところ、リンパ浮腫の治療は、複合的理学療法による保存的治療法が主体であり、手術療法はその補助的手段として位置づけられるという見解が一般的です。

　リンパ浮腫に手術療法が適応されてきたケースは、主に次のような症例です。

●皮膚の線維化が軽度な発症早期の症例

●どんなに保存的療法を尽くしても、効果がない症例

　ところが最近では、顕微鏡下でリンパ管と静脈をつなぎ合わせる「リンパ管静脈吻合《ふんごう》術」（微小外科的手術）による治療実績の向上があり、さらにはリンパ管と細い静脈をつなぎ合わせる「顕微鏡下リンパ管細静脈吻合術」（超微小外科的手術）の、術後10年以上経過しても浮腫の改善を維持しているという治療成績が発表されています。

　このことから、今後の手術療法の適用は拡大されていく傾向にあり、「早期手術療法」または「予防的早期手術療法」へと発展しつつあります。

現在の主流となった手術療法は2つに大別される

　現在の手術療法の主流は、たまったリンパ液をリンパ管吻合によって体循環に誘導する手術で、大別して以下の2つの方法に分類されます。

●健康なリンパ管や静脈を移植する「リンパ管再建術」

　リンパ管の閉塞した部分を切除し、患者さん本人の健康な部位のリンパ管、あるいは静脈を採取して置き換えます（移植）。

　この方法はリンパ管の再建としてはヒトの生理にかなってはいますが、1ルート（経路）内での吻合部位が最低でも2カ所（移植部と採取部）になるので、手術によって新しい閉塞のリスクが生まれることが課題となります。

●リンパ管と静脈をつなぐ「リンパ管静脈吻合術」

　閉塞部位の末梢リンパ管を、その近くにある静脈と吻合し、心臓に戻る静脈の流れにリンパ液を誘導することで、うっ滞の解除を図る方法です。

　細いリンパ管を鼠径《そけい》部などの比較的太い静脈と吻合したり、細いリンパ管と口径差の少ない末梢の静脈（細静脈）と吻合する方法があります。

■顕微鏡下リンパ管細静脈吻合術の実際

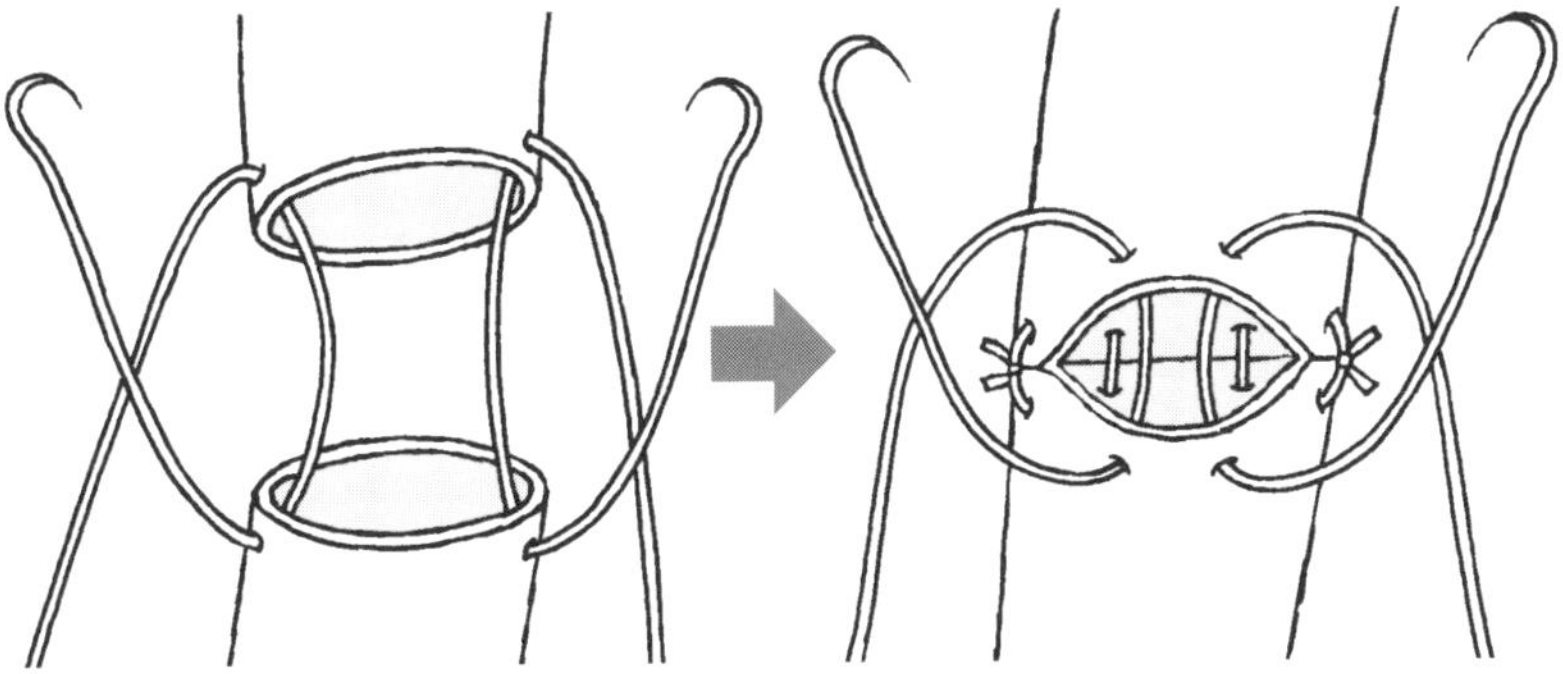

直径0.5㎜のリンパ管と真皮直下にある同じ直径の細静脈を、50ミクロン（20分の1mm）の針で6針吻合する手術例。時計の針の位置で例えると、先に3時と9時、次に1時と11時、最後に5時と7時の位置を吻合する。

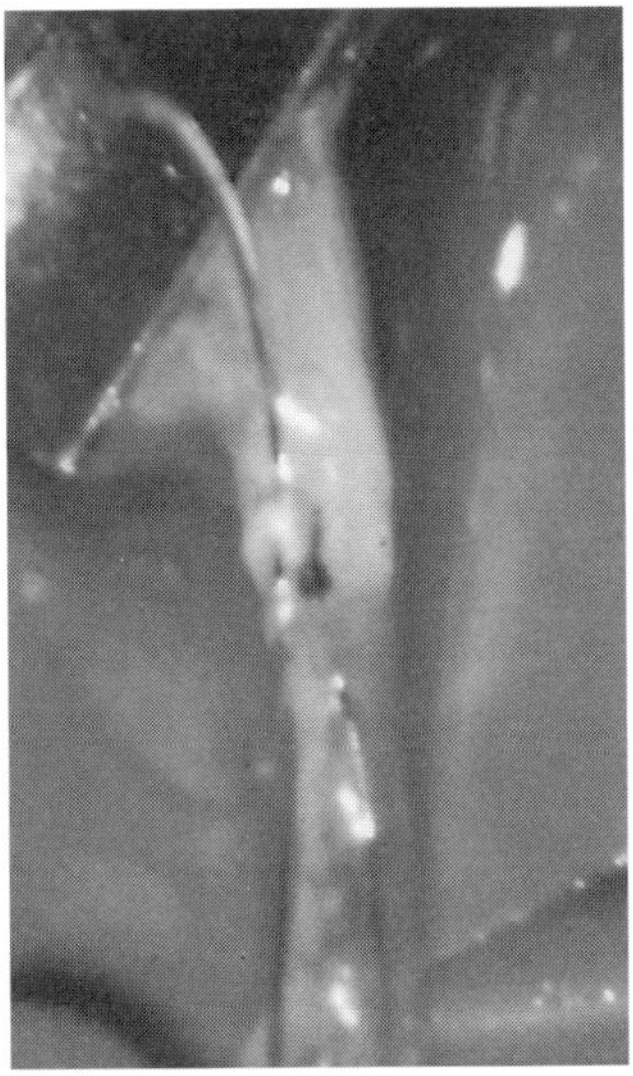

①50ミクロン（20分の1mm）の針を刺して、リンパ管と細静脈を吻合している途中。白っぽく見える上部が静脈、下部がリンパ管。黒く見える丸いものは、糸の結び目。

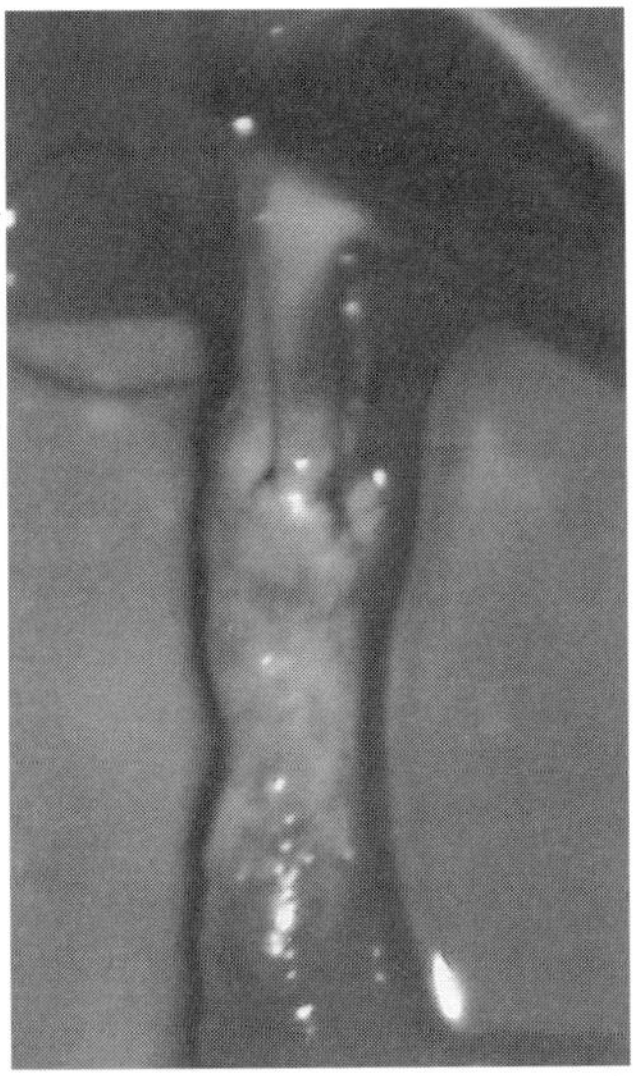

②縫合を終了した状態。後は糸を適切な長さに切る。

期待が大きい最新技術 顕微鏡下リンパ管細静脈吻合《ふんごう》術

細いリンパ管をやや太めの静脈と吻合して、たまったリンパ液を体循環に流入させる方法（リンパ管静脈吻合術）では、静脈圧が高いと静脈内の血液がリンパ管へ逆流してしまい、それによって浮腫の悪化や吻合部の閉塞を招く可能性があります。

そこで圧の低い四肢末梢の細静脈とリンパ管を吻合することによって、それらの欠点を補う方法が注目されています。これを特に「顕微鏡下リンパ管細静脈吻合術」と言います。

形成再建外科領域であり、顕微鏡を用いて径0.8〜0.5㎜の超微小なリンパ管と同サイズの血管との吻合術（supermicrosurgery）を行います。

原則的に保存的治療を一定期間行った上で手術に臨みます。全身または局所麻酔下で、患肢に5〜10カ所の小切開をおき、浅い部位のリンパ管と細静脈を探し出します。

両者の吻合は、顕微鏡下に非常に細い糸（針の直径が50ミクロン）を用いて行います。

術後は吻合部の狭窄《きょうさく》を防止するために血管拡張剤であるプロスタグランディンE_1の点滴や内服をします。歩行の制限などはなく、約1カ月の経過の後、弾性ストッキングなどによる圧迫療法を再開します。

手術の後も保存的治療の継続が望ましいのですが、患肢のむくみが著しく減少した場合には、術後6カ月から、試験的にときどき圧迫療法をやめてみて、様子を見ながら保存療法を続けなくてもすむようになることもあります。

早期手術や予防的手術で 良好な治療効果を得る

治療効果は、浮腫発症の早期に手術を受けた症例の方が、年数がたってからの症例より、よい結果を得られる傾向があります。浮腫が発症して経過期間が長いと、広い範囲でリンパ管が閉塞していることもあるからです。

今後の望ましい方向として、子宮がんや卵巣がんなどの婦人科のがんや、乳がん、前立腺がんなどの手術を受けた人で、リンパ節の切除範囲が広い、ダメージが大きいなどで、リンパ浮腫のリスクが高い人は、術後の比較的早期に、この手術を予防的に行うことで、リンパ浮腫の発症を防ぐことができると考えられます。

もっと理想論を言えば、子宮がん・

卵巣がんなどの婦人科がん、乳がん、前立腺がんなどでリンパ節切除を伴う手術の際に、婦人科医、乳腺外科医、泌尿器科医などに、形成外科あるいは血管外科の医師も立ち会ってチーム医療を実践し、リンパ管細静脈吻合術も同時に行うことができれば、患者さんが浮腫を心配することから解放される日がくると思われます。

患者さんへのダメージの少ない新技法 1カ所切開のみのリンパ管細静脈吻合術

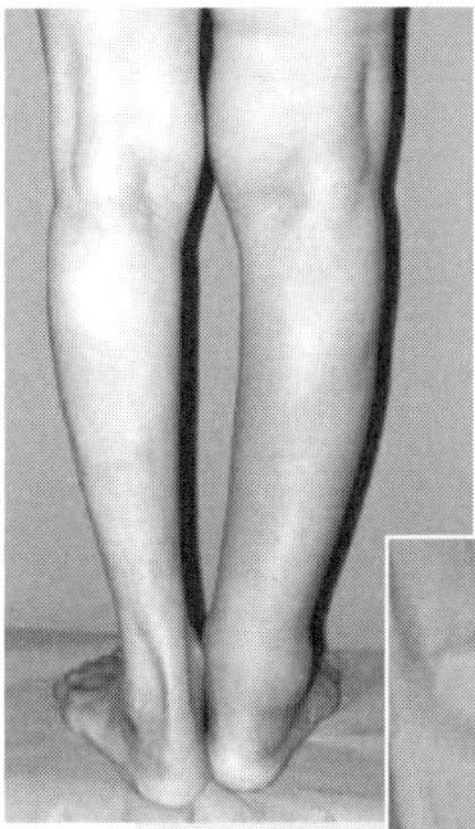

①

①手術前。子宮がんの手術後20年経過して右下肢に浮腫を発症し、10年間浮腫が続いた（73歳）。

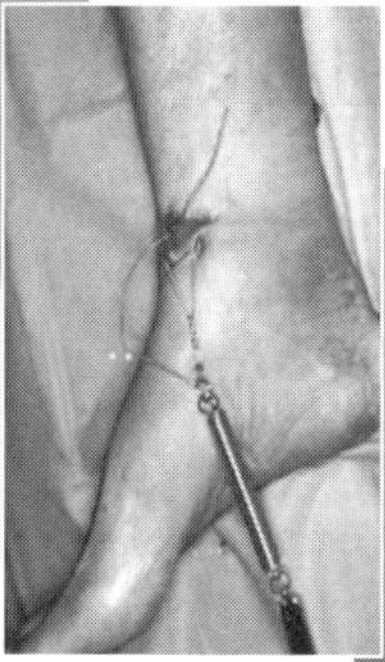

②

②局所麻酔下で、足関節（足首）の内側1カ所を切開し、リンパ管1本と細静脈1本だけを吻合した例。

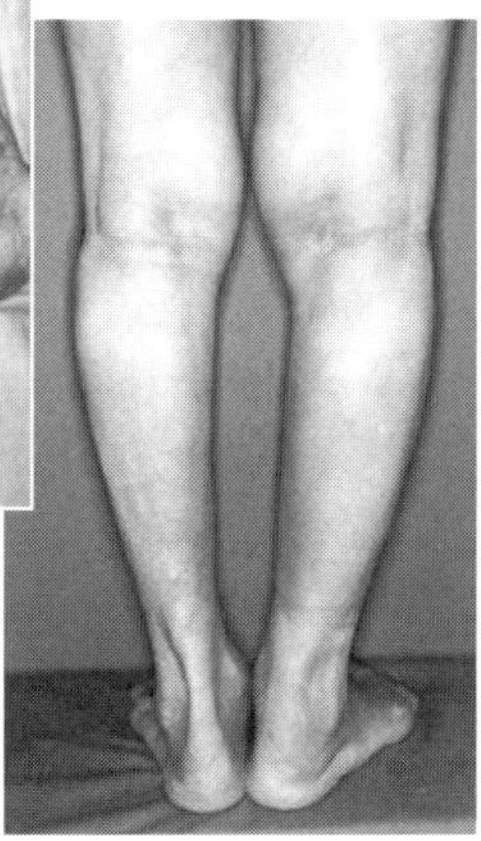

③

③手術後1年2カ月経過。術後3カ月までに顕著な浮腫の減少があり、以降、改善状態を維持。

通常、リンパ管細静脈吻合術では、5～10カ所を切開して、吻合術が行われます。多くは全身麻酔下で行われ、1週間ほどの入院が必要です。

光嶋勲教授（東京大学大学院医学系研究科形成外科学講座）が開発し実践している手術法は、1カ所（通常は足関節＝足首）の切開ですみ、リンパ管1本と細静脈1本をつなぐだけの方法で、浮腫の改善状態を長期間維持する良好な結果を得ています。

この方法は、局所麻酔、数日間（通常2～3日）の入院、患者さんの早期回復を可能にし、患者さんのＱＯＬ（生活の質）の向上に大きく貢献しています。

早期治療で悪化と合併症を予防する

リンパ浮腫の悪化は、さらなるむくみで浮腫が巨大化するだけでなく皮膚の線維化や角化など二次的な変化を伴います。また細菌感染などの合併症が起こった場合は、発赤や潰瘍《かいよう》などが生じやすくなります。

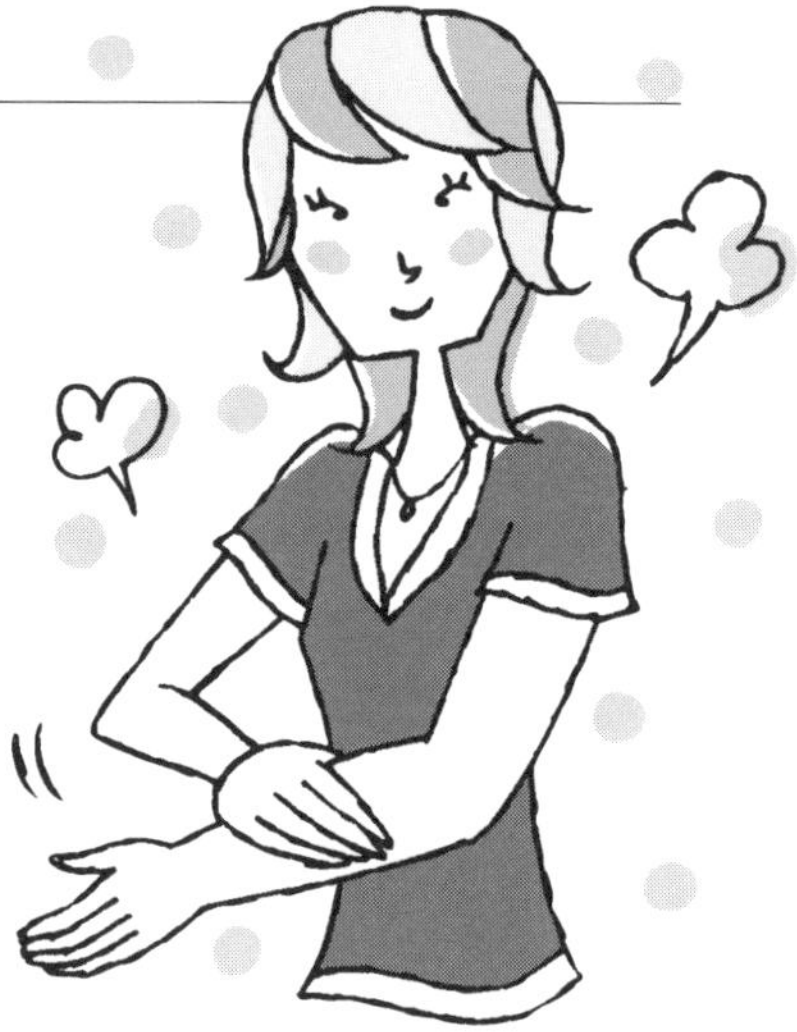

二次的変化は浮腫悪化のメッセージ

リンパ浮腫が進行してくると、線維組織や脂肪組織が増えて皮膚表面の状態が変化してきます。また、合併症によって発赤や潰瘍などが生じる場合があります。どちらにしても、これらの外見上の変化は、浮腫が悪化しているというメッセージと言えるでしょう。

外見上の悪化がQＯＬ（生活の質）の低下を伴うことはもちろんですが、人目が気になったり外出が苦痛になるなど、気分の落ち込みも招きがちです。

どのような状態でも適切な治療を受けてセルフケアを行えば、ある程度の改善は可能です。ただし、発症早期に対処すれば、より改善しやすいことは言うまでもありません。常に外見上の変化に注意を払い、変化が現れたら、すぐに受診することが大切です。

二次的変化は浮腫悪化のメッセージ

●線維症

浮腫が進行した状態です。線維組織や脂肪組織が増えたために皮膚が硬くなって、むくみの部分を押してもへこまなくなります。

巨大化した下肢（脚の）リンパ浮腫の例

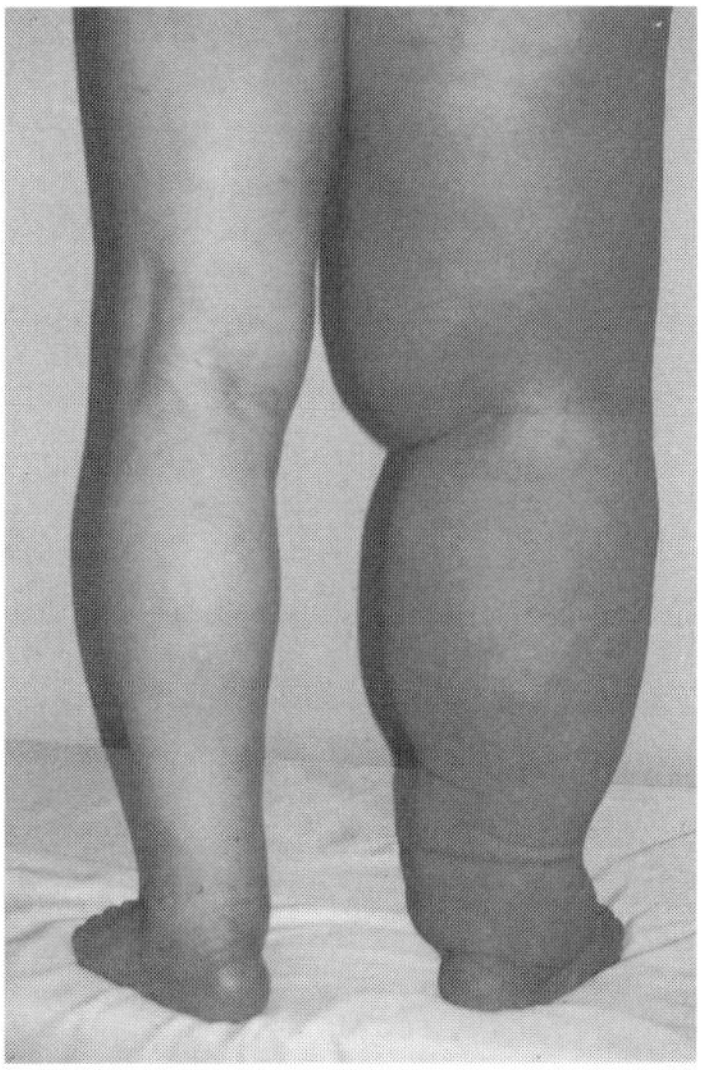

右下肢全体に蜂《ほう》窩《か》織《しき》炎《えん》が及んだ例。

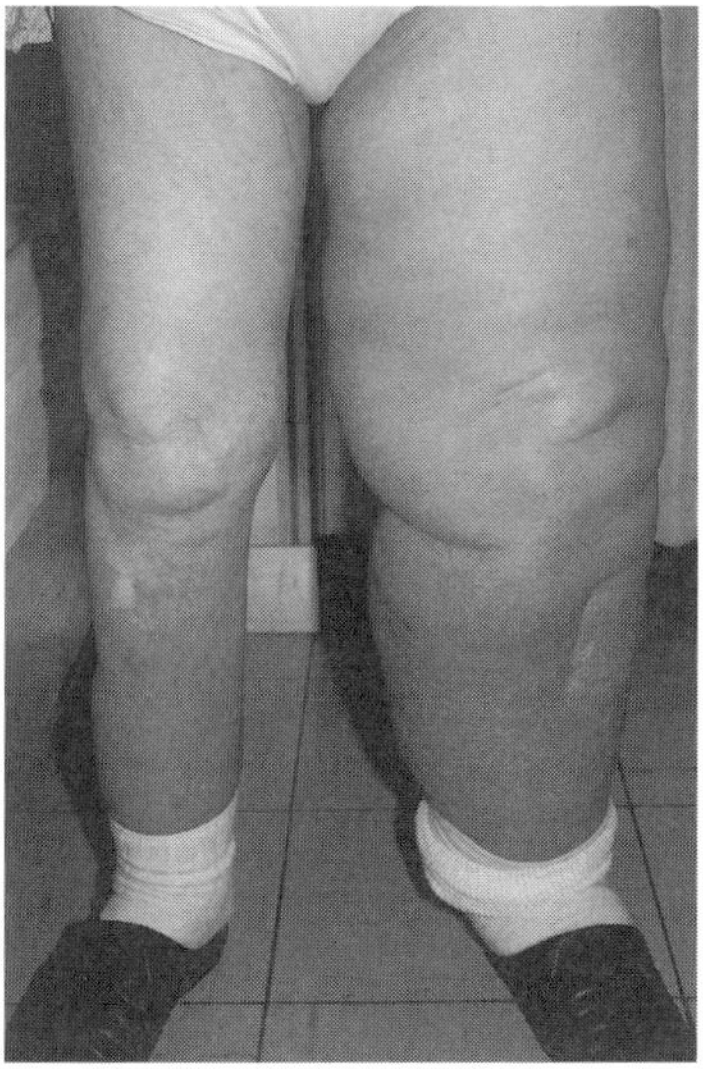

慢性化し皮膚が硬くなった例。
蜂窩織炎も伴っている。

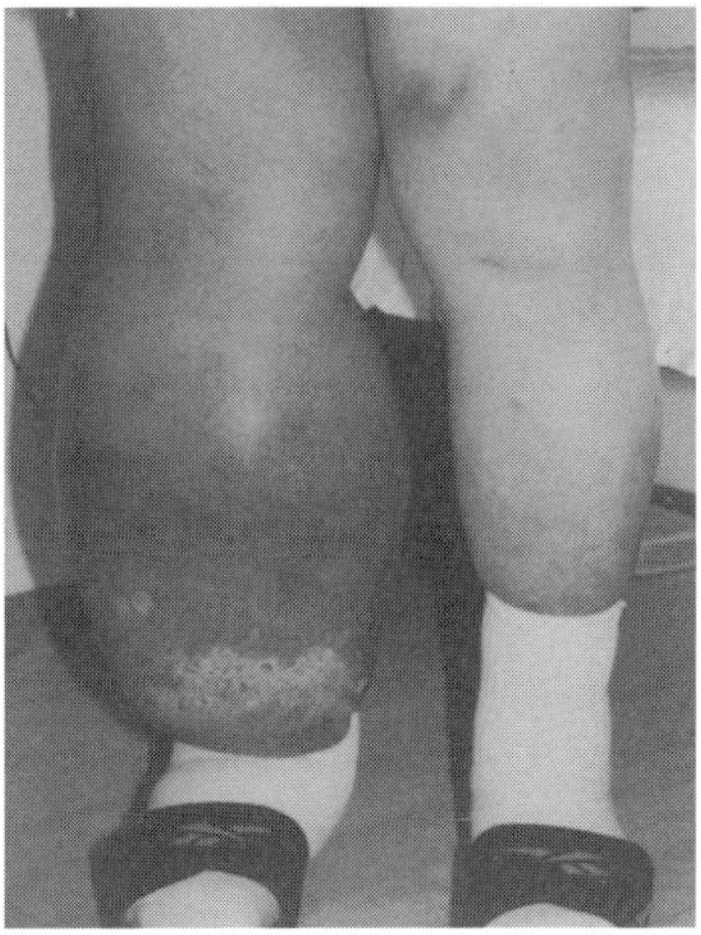

皮膚に色素沈着が起きた例。

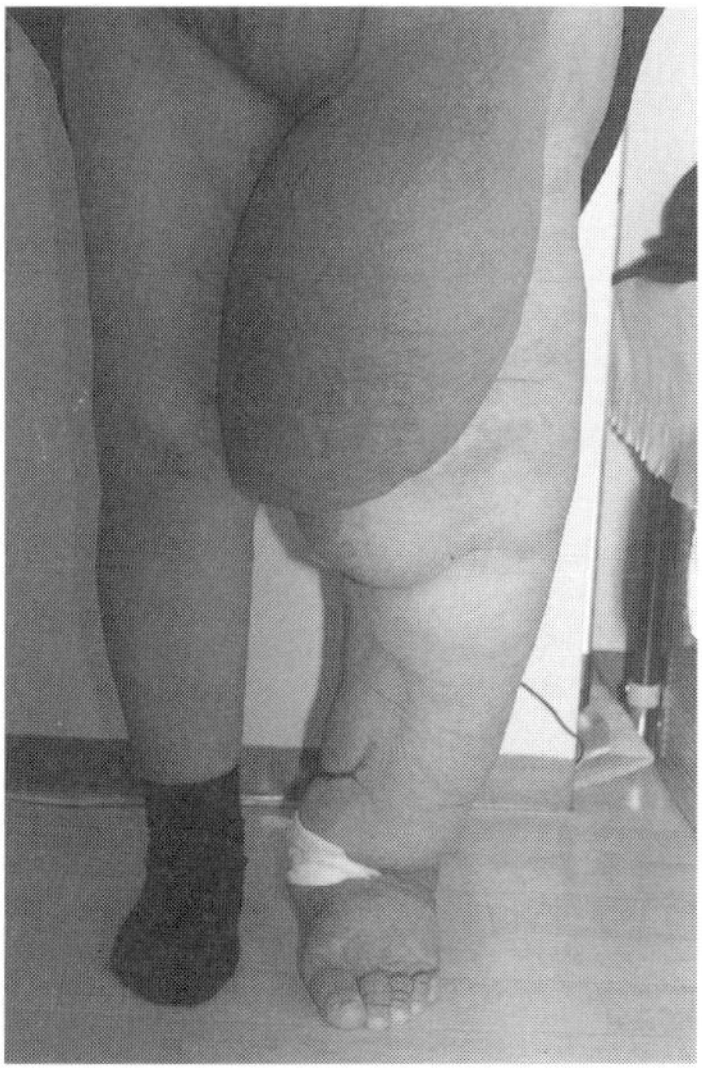

大腿内側に大きく張り出しこぶ状になったリンパ浮腫。

●象皮病

さらに浮腫が進行した状態です。皮膚が硬さを増して表面にひび割れができやすくなります。炎症を繰り返すことによって皮膚が盛り上がって、象の皮膚のようになります。

●肉芽腫性変化

リンパ浮腫はきわめてまれに、悪性に変化することもあります。

熱を伴う発赤は蜂《ほう》窩《か》織《しき》炎《えん》の可能性大

リンパ浮腫の大きな合併症として、蜂窩織炎があります。リンパ浮腫の患肢は、リンパ液の循環が悪く、細菌感染などに対する抵抗力が弱っていると考えてよいでしょう。そのため容易に炎症が起き、同時にむくみが悪化します。患肢に蚊にさされたようなポツポツの発疹ができたり、全体にベターッとした感じの赤みがさしたりします。38℃以上の高熱や痛みを伴う場合もあります。

いったん蜂窩織炎を経験すると、体内に菌が残っていて繰り返し発症することが多いので、まず蜂窩織炎にかからないように予防することが大切です。

蜂窩織炎の原因として、けがによる細菌感染が挙げられます。したがって、虫さされや皮膚を傷つけないように注意します。

水虫が原因菌となることもありますので、水虫は治療し、特に爪の周囲の清潔を心がけます。薬用石けんの使用も効果的です。

また、抵抗力が低下すると蜂窩織炎を発症しやすくなるので、規則正しい生活をし、体調を維持して疲れないようにすることも大切です。

蜂窩織炎を防ぐには、体調コントロールが大切

リンパ浮腫の代表的な合併症である蜂窩織炎は、リンパ浮腫の患者さんの半数以上に発症すると言われています。

体が疲労して抵抗力が落ちるとむくみがひどくなり、蜂窩織炎を発症しやすくなります。常によい体調を維持するためには、次のような注意が必要です。

●規則正しい生活をする。
●バランスのとれた正しい食生活を送る。
●睡眠時間を十分にとる。
●お酒やタバコを控える。
●風邪などの感染に気をつける。

これらに気をつけた生活を送ることは、病気全般を予防します。

■体調コントロールで、蜂窩織炎予防

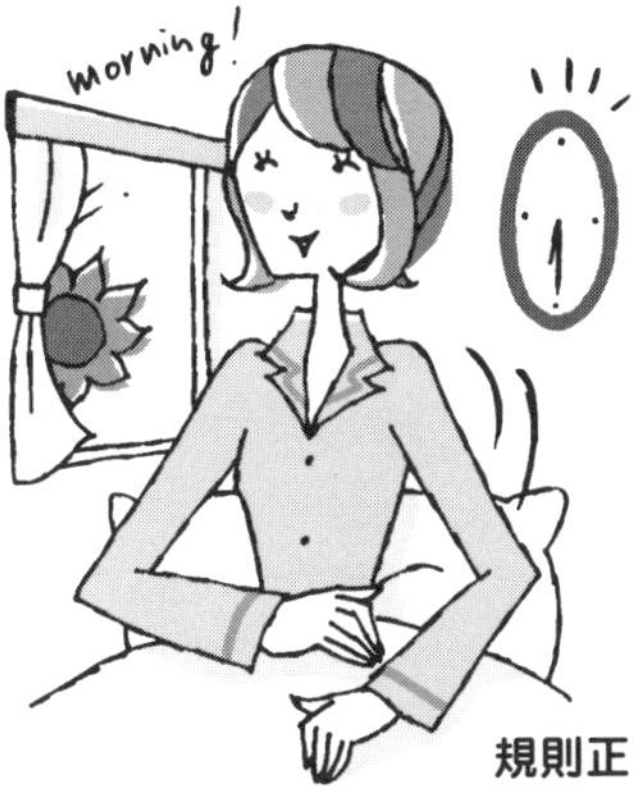

規則正しい生活
をする。

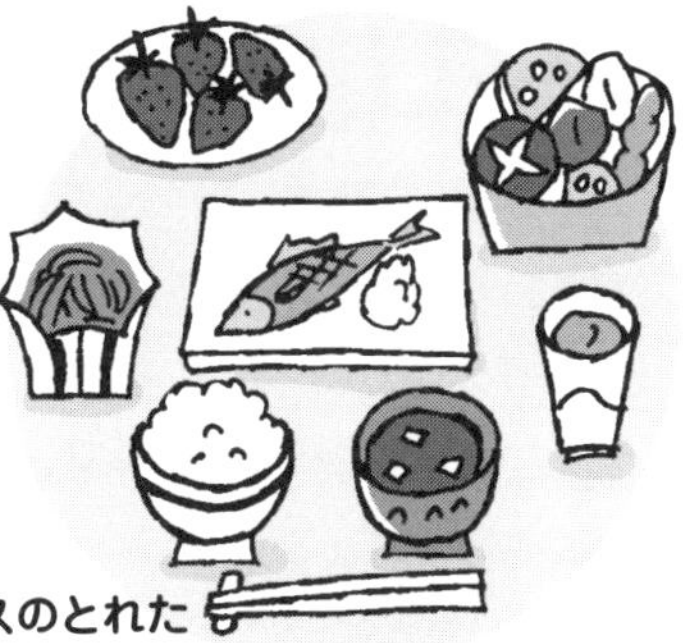

バランスのとれた
正しい食生活をする。

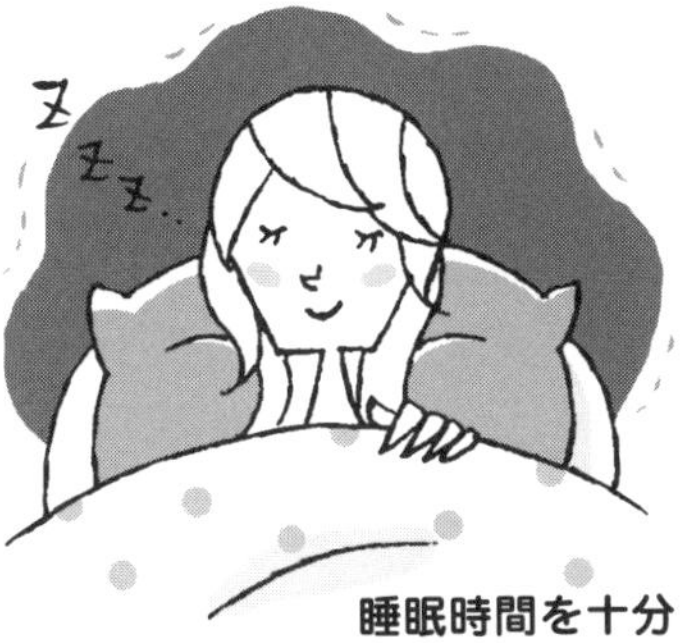

睡眠時間を十分
にとる。

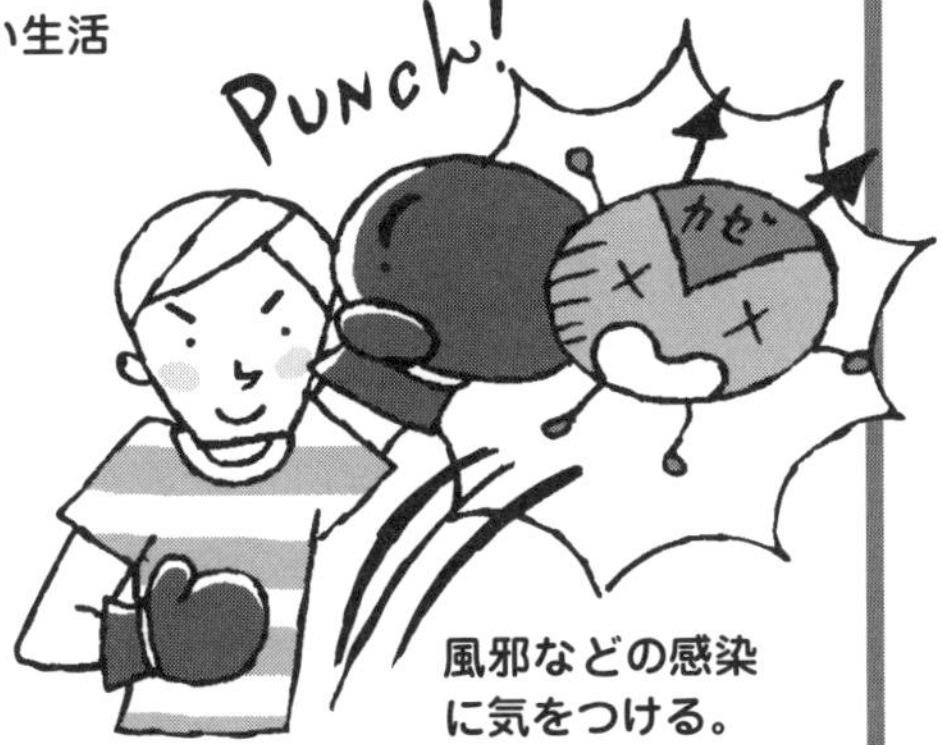

風邪などの感染
に気をつける。

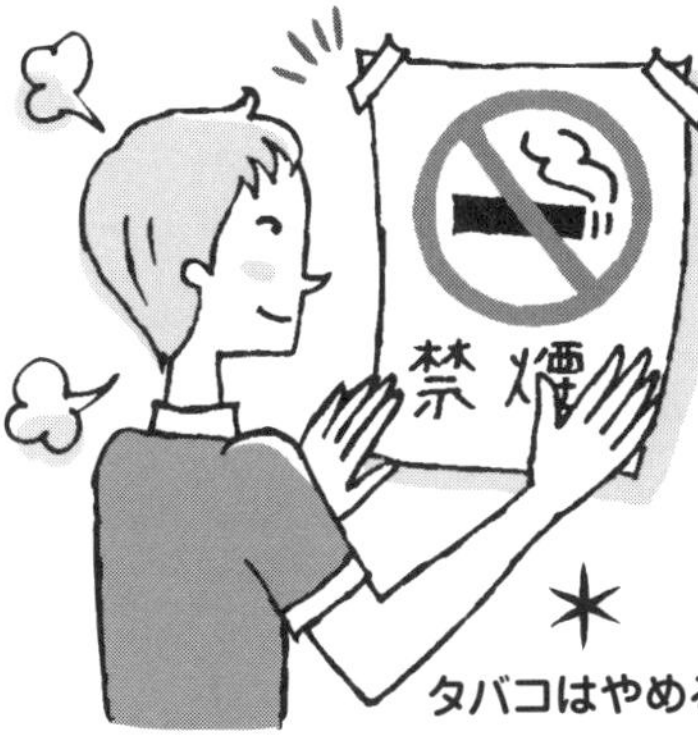

タバコはやめる。

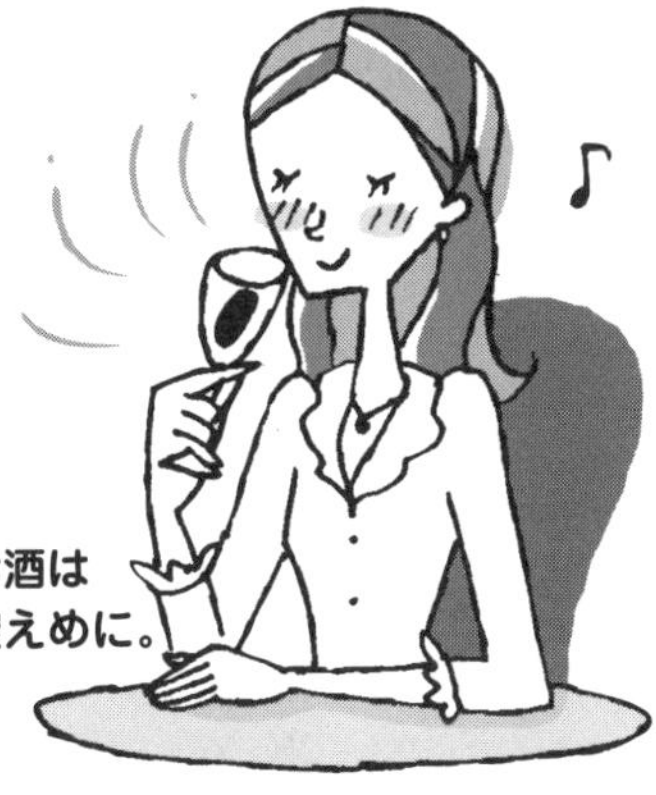

お酒は
控えめに。

悪化して蜂窩織炎を起こしても、早期治療で改善可能

　リンパ浮腫が悪化した場合は、すぐに治療を開始します。早期に対処すれば短期間で治まることが多いものです。理学療法で改善される場合もありますが、特に蜂窩織炎《ほうかしきえん》が起こった場合は、リンパ浮腫治療の専門医か、皮膚科、内科などの医師に受診しましょう。

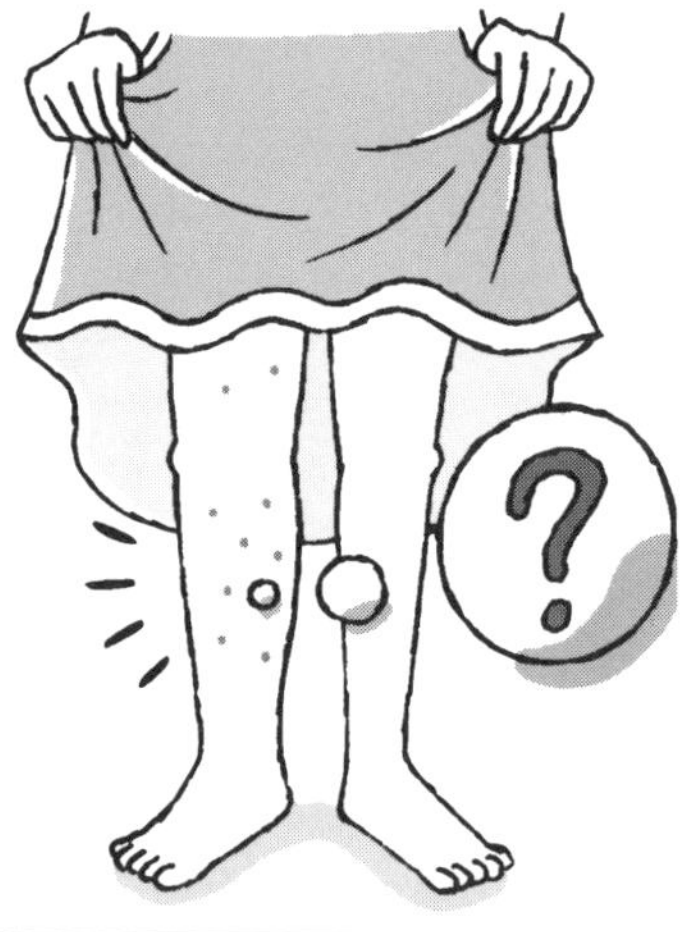

浮腫の進行を食い止め改善を目指す

　リンパ浮腫の症状の出具合は個人差が大きく、経過も人それぞれです。短期間に悪化する人もいれば、軽いむくみですむ人もいます。象皮病が進行して表皮がミイラ化してしまった症例でも、適切な治療によってミイラ化した皮膚がはがれ落ち、正常に近い皮膚が現れたことが報告されています。

　リンパドレナージ後に十分な圧迫を行うと効果的です。また、皮膚が硬くなったところには、尿素系の角化治療薬ケラチナミン（興和の商品名）やヒルドイド（マルホの商品名）が使われることもあります。木材から抽出したヒノキチオールの製品が効いた例もあります。

蜂窩織炎には安静・挙上《きょじょう》・冷却・服薬

　蜂窩織炎の初期治療は、安静と患肢発赤部の冷却および抗生物質の服用が基本となります。

　多くの場合、1〜2日で最盛期は過ぎますが、逆にその間に改善傾向が見られず高熱を発するような場合は、入院加療が必要となることもあります。

　急性期を過ぎても、再発しやすいので慎重な対応が必要です。

①安静・挙上

蜂窩織炎では強い炎症が起こっているので、安静にして挙上を続けます。普段行っているマッサージ、温浴、弾性ストッキングや弾性スリーブの着用などのセルフケアは、刺激を与えて炎症を悪化させる恐れがあるので中止します。ただし、むくみをとるために医師の指示で、あまり動かさないことを条件に弾性ストッキングや弾性スリーブを着用する場合もあります。

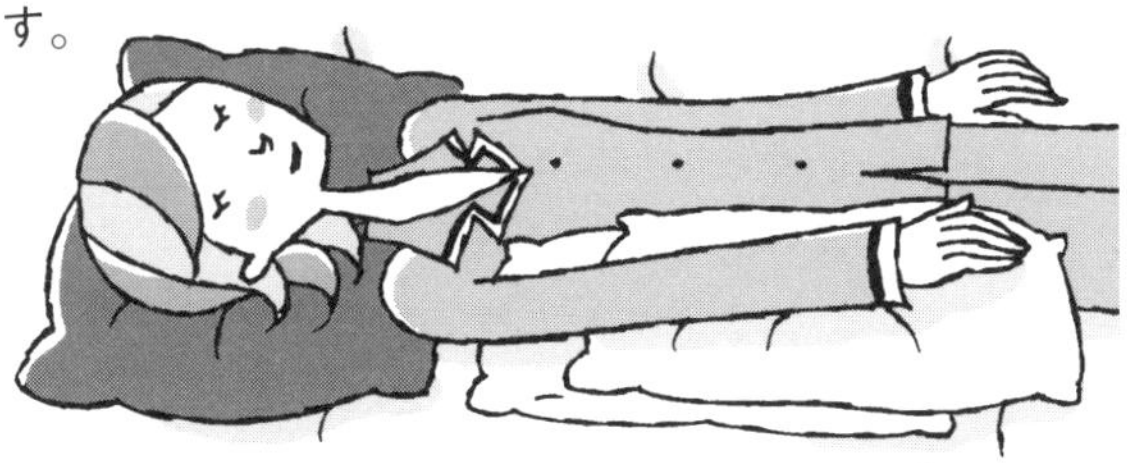

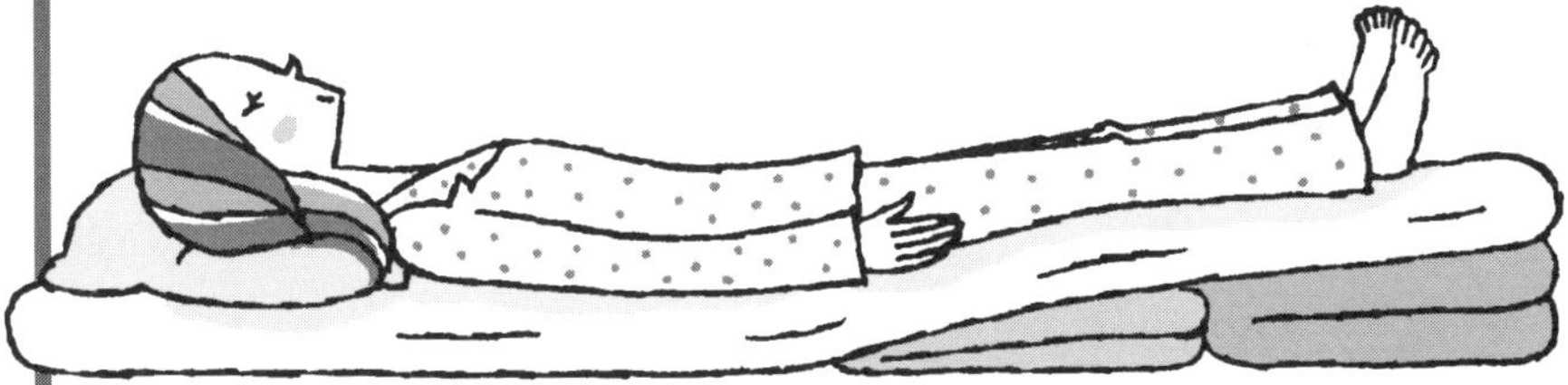

②冷却

冷湿布や氷枕で赤くなっている部分のみを冷やします。解熱鎮痛作用のある湿布薬は、疲れたときや炎症が起きそうなときなど、早めにその箇所に貼っておくと、疲れをとったり炎症を予防したりする効果があるようです。普段から常備しておくとよいでしょう。

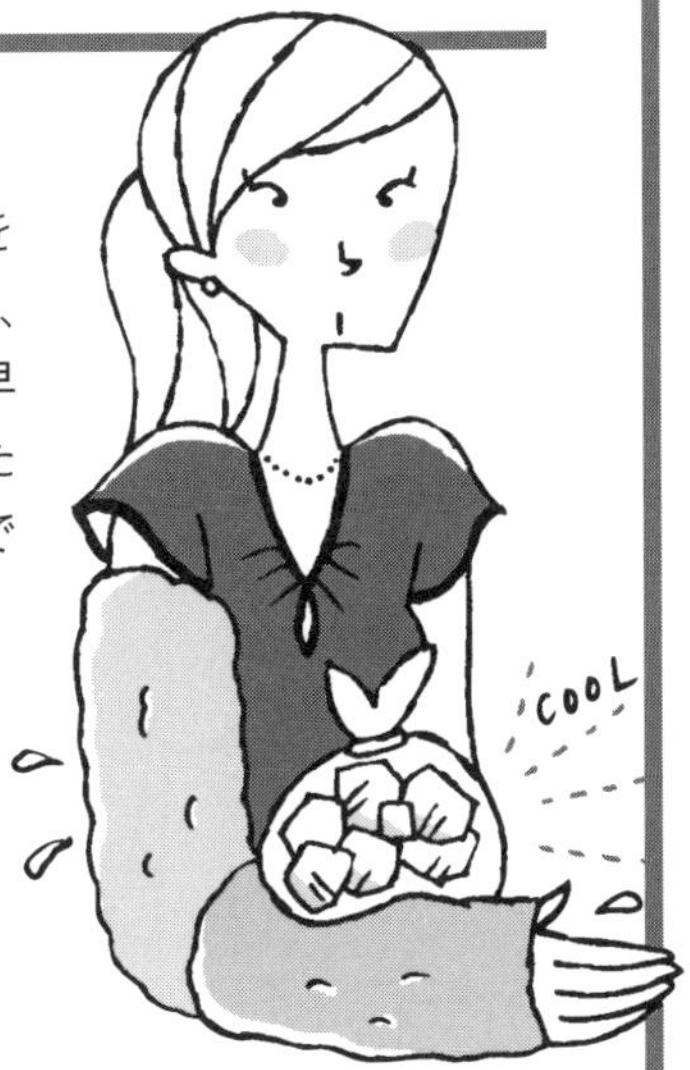

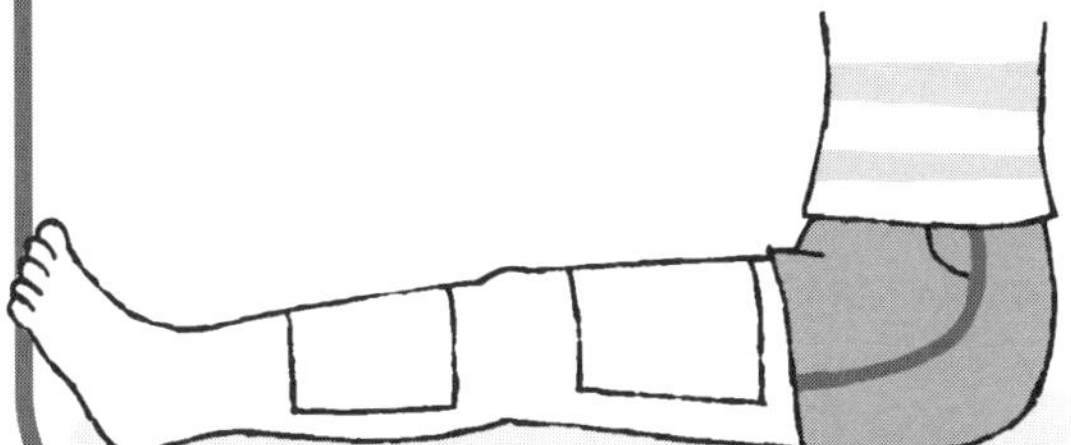

③抗生物質の服用

前ページの①、②の処置を行った上で抗生物質を服用します。急性期が過ぎたら量を減らして、症状が治まったように思っても１週間ほどは服薬を続けた方がよいようです。種類は一般的に使われているもの（セフェム系ケフラールなど）で十分です。

服用を数日で中止すると再発する恐れがあります。逆に、十分量を長期に使い過ぎると今度は副作用が心配されますので、経過をみながら量を調整することが必要です。

セフェム系ケフラール（１カプセル250mg）の場合、服用量の目安は以下の通りです。

順調にいけば、２～３日で急性期は過ぎます。

いずれも服用の仕方の一例です。実際には主治医の指示に従って服用してください。

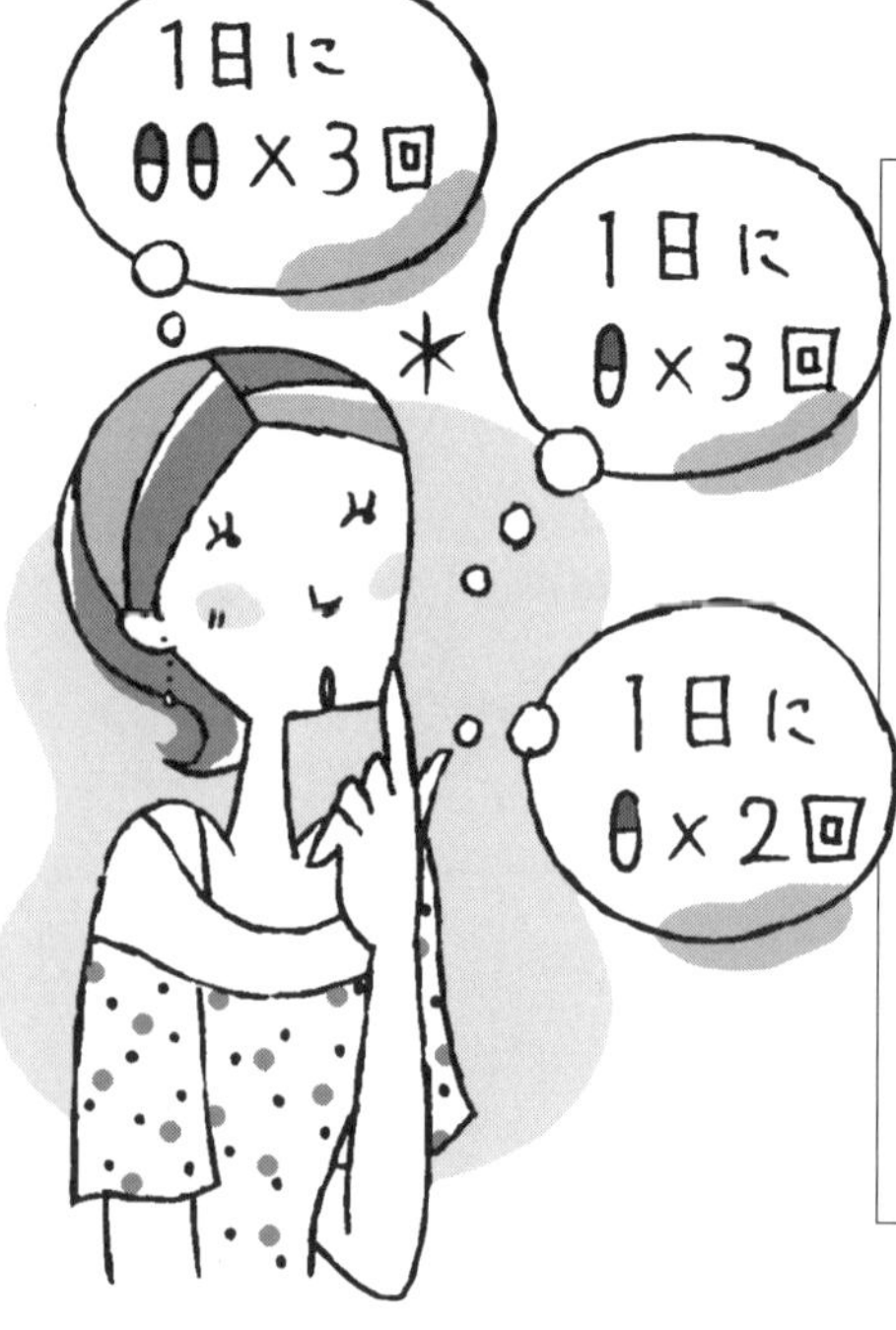

服用例

●**患肢が真っ赤に腫れる・高熱が出る(39～40度)場合**

1回2カプセル×3回を1～2日(長くても2～3日まで)

●**症状が少し緩和する・熱が引き始める場合**

1回1カプセル×3回を2～4日(軽いときはこの段階から始める)

●**ほぼ完治している場合**

1回1カプセル×2回を約1週間

4章

治療を成功させるために

経過の自己管理、リンパ浮腫のQ&A

改善度を知るために周径を測定し、管理ノートをつけよう

患肢周囲の計測値は、治療によってどれほどむくみが改善されたかを知るための最も簡単な指標です。毎日の経過観察の記録をつければ効果の度合いがわかり、セルフケアの励みにもなるでしょう。

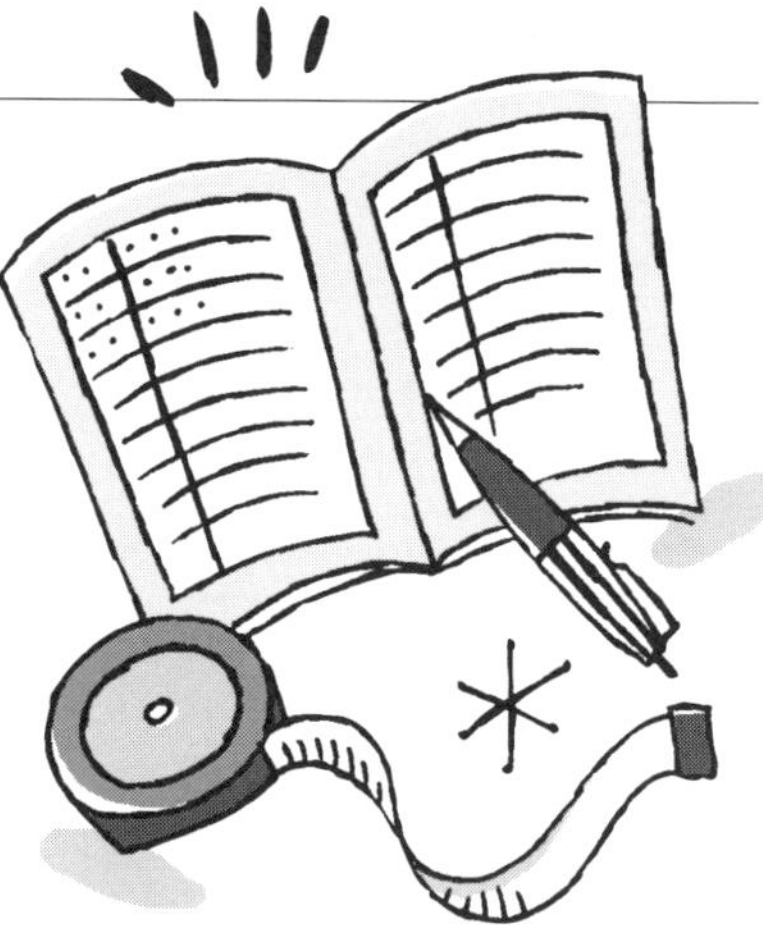

患肢周囲を計測し、記録をつける

患肢の周囲をメジャーで計測します。正常肢と比較すればむくみの程度がわかり、治療前後で比較すればむくみがどれほど改善したかがわかります。

ただし、測る位置がわずかにずれても1～2cmの差が出てしまいますので、正確に同じ場所を測るようにします。

目安として、腕では①手の甲から手のひらまでの1周、②手首周り、③前腕最大径（ひじを曲げたときにできる線の5cm下）、④上腕最大径（同じく10cm上）、⑤腕のつけ根周り—の5カ所を測ります。

脚では①足の甲から足裏までの1周、②足首周り、③下腿部最大径、④膝蓋骨《しつがいこつ》の上縁から10cm上の1周、⑤足のつけ根周り—の5カ所を測ります。

1日のうちでもむくみの程度が異なりますので、時間を決めて同じ時間に測るようにします。経過観察記録表（152～153ページ参照）を作って記録しておくとよいでしょう。計測の際には、自覚症状や皮膚のしわ、動きの状態なども観察するようにしましょう。

上肢（腕）または下肢（脚）の計測方法

計測する部位が、計測のたびに１～２㎝ずれてしまうと、定点計測になりません。誰もが共通して必ずこの位置で測らなければならないという決まりはありませんが、自分の測る位置はいつも同じ位置（線）になるように決めて覚えておきましょう。体型が違うので、例えば下の例で、上腕最大径がひじ内側の線から10㎝上に当たるとは限りません。自分の場合は、何㎝かも決めておきます。

リンパ浮腫が起きた患肢と同様に、健常な腕または脚も同じ位置で計測して左右差をチェックします。

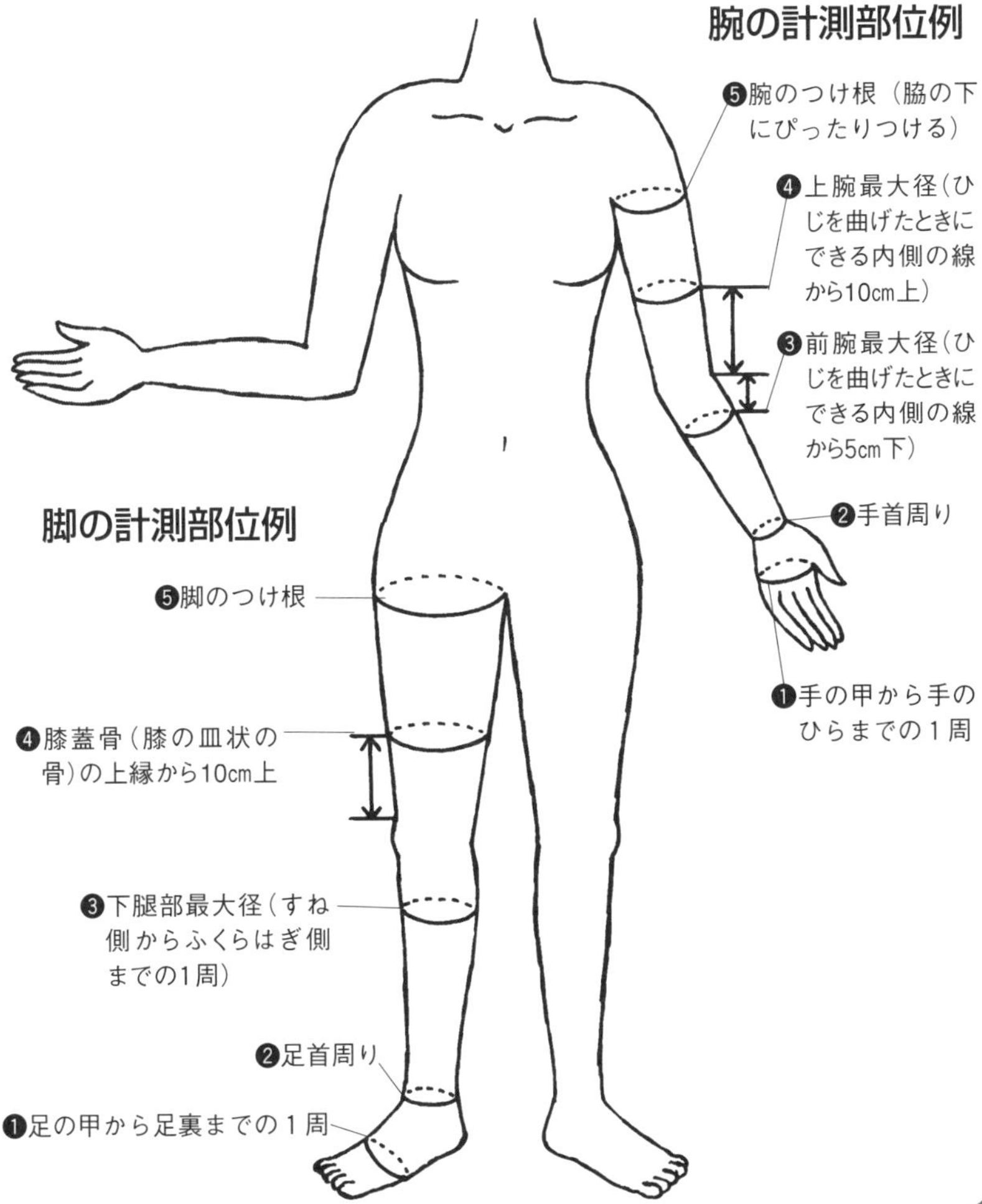

（コピーして使うと長期的に記録ができます）

年　月　日		年　月　日		年　月　日		年　月　日	
右	左	右	左	右	左	右	左

年　月　日		年　月　日		年　月　日		年　月　日	
右	左	右	左	右	左	右	左

■経過観察の記録

腕の記録用

治療開始日　　　年　　月　　日

記録日	治療前					
	年　月　日		年　月　日		年　月　日	
部位（cm）	右	左	右	左	右	左
① 手の甲～手のひら						
② 手首周り						
③ 前腕最大径						
④ 上腕最大径						
⑤ 腕のつけ根						

脚の記録用

治療開始日　　　年　　月　　日

記録日	治療前					
	年　月　日		年　月　日		年　月　日	
部位（cm）	右	左	右	左	右	左
① 足の甲～足裏						
② 足首周り						
③ 下腿部最大径						
④ 膝蓋骨《しつがいこつ》の上縁						
⑤ 脚のつけ根						

セルフケア継続のために、スケジュールを立てる

継続的なセルフケアには根気と努力が必要です。毎日のことですから、ルーチンの習慣として取り入れた方が楽かもしれません。一日の具体的なスケジュールを立てましょう。表を作って見えるところに貼っておくと効果的です。

自分に合ったスケジュールを考える

セルフケアの計画として、1日の具体的なスケジュール表を作ってみましょう。表を作ることによって、自分がいつ、何を、どの程度行えばよいかが明確になります。

慣れないうちは表を見ながらセルフケアを行えば、やり忘れも防げますし、習慣として定着しやすいでしょう。

以下は、簡単なスケジュールの例です。

起床時：弾性ストッキングまたは弾性スリーブを着用する
朝：15～30分間のマッサージ
昼：長時間同じ姿勢でいることは避け、少しでもリズミカルに体を動かすようにする
入浴前：弾性ストッキングまたは弾性スリーブをはずす
入浴時：マッサージ、軽い運動などを行う。気泡装置による刺激もよい
就寝時：弾性ストッキングまたは弾性スリーブをはずし、患肢を挙上《きょじょう》して寝る

人によって注意すべきところや具体的な内容は異なりますので、自分に合ったスケジュールを考えましょう。

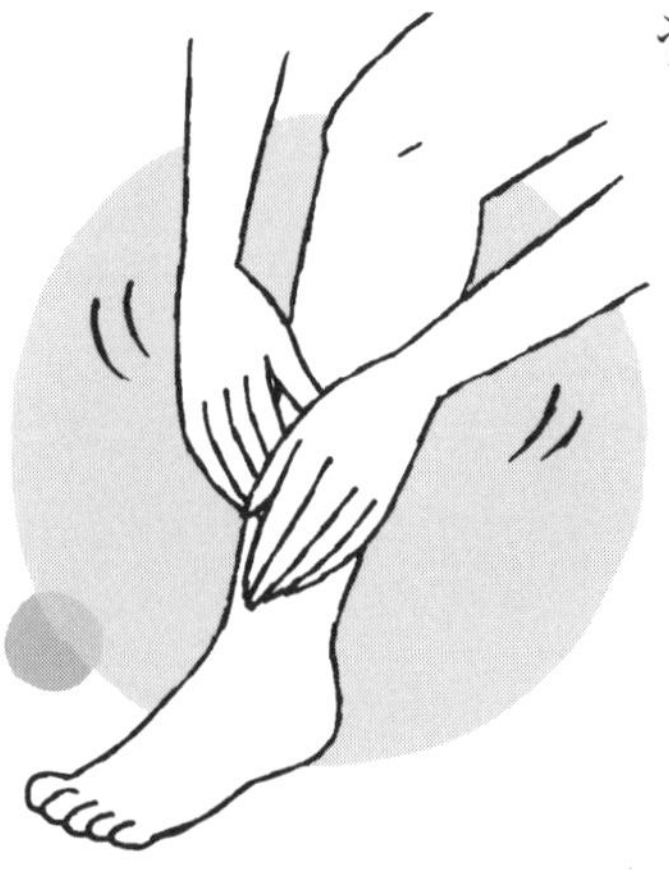

■1日のスケジュール例

	仕事を持っていない人の例	仕事を持っている人の例
就寝中	●患肢（脚は両脚）を挙上して睡眠	●患肢（脚は両脚）を挙上して睡眠
起床時	●弾性スリーブまたは弾性ストッキングを装用する。 ●朝食前または朝食後に、散歩に出かける。	●時間に余裕があれば腕または脚のリンパ誘導マッサージを一通り行って、弾性スリーブまたは弾性ストッキングを装用する。 ●時間がなければ、弾性スリーブまたは弾性ストッキングを装用し、腕の浮腫の場合は肩回し、脚の浮腫の場合は腹式呼吸を行う。
午前中	●いったん、弾性スリーブまたは弾性ストッキングをはずして、腕または脚のリンパ誘導マッサージを一通り行う。終わったら、弾性着衣をまた装用する。	●通勤の電車やバスに乗っている間、腕の挙上やマッサージをする。 ●デスクワークの多いときは、ときどき席を立って、運動したり歩いたりする。 ●立ち仕事の多いときは同じところに立ったままでなく、周辺をなるべく歩いたりときどき座って脚を上げたり伸ばしたり、運動したりする。
日中	●座ったまま、あるいは立ったままの状態を続けず、なるべくよく動くようにする。 ●患肢を傷つけないよう注意し、清潔に心がける。	●昼休み時間を利用して、弾性スリーブまたは弾性ストッキングをはずして、腕または脚のリンパ誘導マッサージを一通り行う。あるいは弾性着衣を装用したまま、運動したり散歩をする。
夕方	●運動療法（61～63ページまたは126～129ページ参照）を行う。	●帰宅の電車やバスに乗っている間、腕の挙上やマッサージをする。
入浴時	●弾性スリーブまたは弾性ストッキングをはずして、入浴する。 ●風呂上りに、マッサージや軽い運動を行う。	●弾性スリーブまたは弾性ストッキングをはずして、入浴する。 ●朝、一通りのマッサージができなかったら、風呂上がりに、ていねいにマッサージし、軽い運動も行う。
就寝時	●弾性スリーブまたは弾性ストッキングをはずしたまま（装用するなら、低めの圧のものを）、腕または脚を挙上して寝る。	●弾性スリーブまたは弾性ストッキングをはずしたまま（装用するなら、低めの圧のものを）、腕または脚を挙上して寝る。

継続のために、肩の力を抜いて

リンパ浮腫は一度発症すると完治は難しく、むくみを減らして維持するための治療は継続的なものになります。長期間のことですから、完ぺきを求めず肩の力を抜いて治療に取り組みましょう。

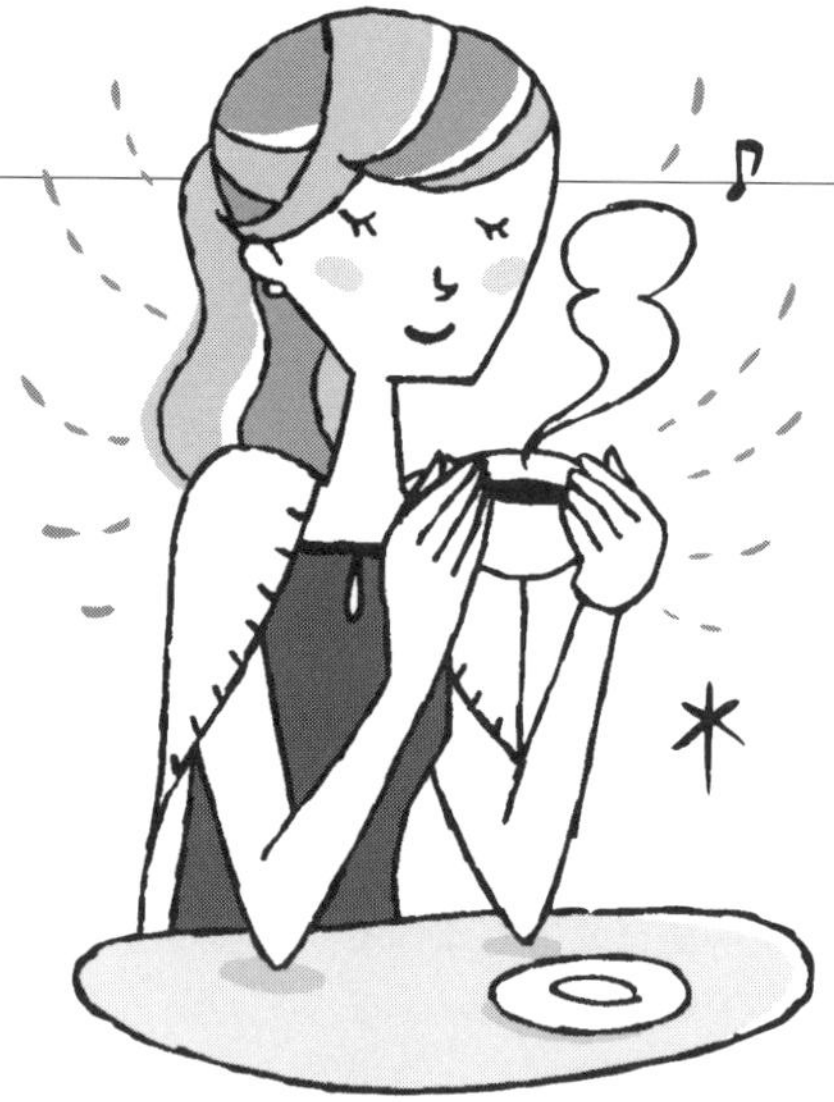

急がない・求め過ぎない・飽きずに・気楽に

治療がうまくいかない場合、次のような精神的な原因があることが多いようです。ストレスはむくみを悪化させる原因になりますから、自分がつらくならないように考え方を変えることも大切です。

●短期間での改善を期待しない

リンパ浮腫の治療には、長期間を要しますし、改善の度合いには個人差があります。短期間で改善を望むのは無理というものです。

●完ぺきを求め過ぎない

体の仕組みを考えると、むくみをゼロにして元の状態に戻すことはできません。できるだけむくみを減らしてその状態を維持することに、治療の目標を置きましょう。

●治療をおっくうに感じない

毎日同じことの繰り返しに飽きてしまうことはあるでしょう。しかし適切な治療を続ければ、全く効果が見られないということはありません。上手に気分転換して、諦めずに治療を継続しましょう。

不安や悩みを分かち合い、支え合える仲間がいる心強さ

同じ病気を経験した人でなければわからない、悩みや不安があります。一人で頑張るより、励まし合える仲間がいる方が、心強くなれます。一人で闘わないで、共感できる仲間と、不安や悩みを分かち合い、支え合うことのできる患者会やサポートグループに参加してみることは、治療効果を上げる大きな力になるでしょう。また、これらに参加することで、情報交換もできます。

リンパ浮腫専門の患者会やサポートグループがあります（166ページ参照）。これらの団体では、会員だけでなく会員でない人も参加できる勉強会やセミナーが開かれています。入会する前に、会やグループの様子を知りたい場合は、まずはそういう機会に参加してみるのもよいでしょう。

生活習慣をチェックして好ましくない点は改善を

適切な治療を受けているのに思わしい改善が得られないときには、ほかにむくみを促進する要因が存在していることがあります。

●過労を避ける

疲労は抵抗力低下の原因となります。心と同様に体も疲れ過ぎないようにしましょう。

●適正体重を心がける

肥満の場合、リンパ循環が低下している恐れがあります。リンパ浮腫の大幅な改善のためには、適正体重を心がけましょう。

●塩分の過剰摂取に気をつける

塩分を過剰に取ると体内水分量が増加し、むくみが悪化します。食生活を見直し、薄味に努めましょう。

誤ったセルフケアには要注意

せっかくのセルフケアも、方法が誤っていては逆効果となります。

●挙上は高く上げればよいというものではない

挙上の際に患肢を高く上げ過ぎると、くぼみの部分にむくみを作ることになります。

●ゆるい弾性ストッキングや弾性スリーブでは効果はない

弾力ストッキングや弾性スリーブが楽に着脱できるようになったら、弾力が弱くなっている可能性があるので、まめに取り替えることが大切です。具体的には、同じサイズのものを常に2枚持って長くても半年で新しいものと交換したほうがよいので、年間最低4枚が必要なようです。

リンパ浮腫のQ&A

Q むくみが出たけれども、リンパ浮腫かどうかわからないときは、何科を受診すればよいのですか。

A 一般的に、多くの方はがんの手術を受けた方ならその診療科、または内科を受診されているようです。しかし、がんの治療として手術や放射線治療を受けた経験のある人は、リンパ浮腫の可能性が高いので、血管外科やリンパ浮腫専門の医療施設への受診をお勧めします。

ただし、リンパ浮腫専門の医療施設は数が限られているのが現状です。なかなか個人で探すことは難しいと思いますので、患者会やサポート・グループに問い合わせたり、本書の１６４～１６５ページに専門医療施設一覧を掲載しましたので、それなどを参考にして、受診先を選択されるとよいでしょう。

ただし、本書で紹介させていただいた専門医療施設紹介は、掲載を許可していただいた医療施設および医師の紹介であり、あくまで選択する際の参考資料の提供です。診療内容や料金などを、評価し選別して掲載しているわけではありません。あらかじめ、ご自分で電話などで問い合わせをして診療内容や料金システムなどを確かめて納得のいく選択をしてください。

Q リンパ浮腫を放置しておくとどんどん悪くなって、最後は象皮病になってしまうのですか。

A リンパ浮腫の発症には、障害されたリンパ節の部位・数によって影響される程度が異なります。また、もともと個人の持っているリンパ系の働きの差による免疫力も大きく影響します。

発症してからも個人差が大きいので、人によって進行の程度は異なります。放置すれば、リンパ浮腫は徐々に進行し悪化しますが、だからと言ってすべての方が象皮病になるわけではありませんので、過度の心配は不要です。

象皮病も治療不能な状態ではなく、適切な治療によって改善が見られることがあります。どのような段階でも、諦めずに根気よく治療を受けることが大切です。リンパ浮腫が発症してから何年も放置せず、早めに治療に取り組むことで、より大きな効果が期待できることは言うまでもありません。

Q　最近、脚だけでなく陰部もふくらんできて、イボのようなものができています。これもリンパ浮腫に関連したものでしょうか。

A　脚にリンパ浮腫があると、下腹部や外陰部にもリンパ浮腫を伴う場合があります。特に陰部はむくみの出やすい箇所です。さらに、むくみのたまった部分には、細菌感染などによる皮膚疾患が起きやすくなっていますので、イボができることがあるのです。

少しでも腫れを感じたら、ほかのむくみの部位と同様、マッサージや圧迫による治療が必要です。従来は外陰部用としての弾性着衣は製品化されていませんでしたので、圧がうまく外陰部にかかるようなものを、患者さんたちは自ら工夫して使っていました。ところがつい最近、外陰部にも適切な圧がかかるショーツや、さらに圧を補強するサポーターも製品化されました。こういった製品を利用するのもよいでしょう。

また、イボができた場合には、放置しておくと感染を起こすことがありますから、皮膚科や婦人科の医師にも相談するようにしてください。

Q　リンパ浮腫の患者会やサポート団体はあるのでしょうか。

A　平成元年（１９８９年）に初めてリンパ浮腫の患者会として、「リンパの会」が結成されました。その後、リンパ浮腫患者の交流会から誕生した「あすなろ会」という患者会もできました。サポートグループとしては、「子宮・卵巣がんのサポートグループ　あいあい」からリンパ浮腫のテーマを独立させて「リンパ浮腫にとりくむ会　りんりん」が誕生し活動しています。

患者会やサポートグループでは、予防や治療の知識や情報を提供・交換するためのセミナーや講演、仲間同士の親睦を深めたり話を聴き合うための交流会、医療機関や弾性着衣・弾性包帯の紹介、電話相談、弾性着衣・弾性包帯の保険適用に向けての運動など、積極的に活動を行っています。

なお、専門家による支援団体として、特定非営利活動法人（ＮＰＯ）「日本医療リンパドレナージ協会」があります。リンパドレナージ（リンパ誘導マッサージ）に関する情報提供や治療施設・医師の紹介などを行っています。

いずれも、詳しくは１６６ページを参照してください。

Q　リンパ浮腫の治療や弾性着衣の購入に、健康保険は適用されますか。

A　リンパ浮腫の診察については、保険診療を行っている医療施設での治療であれば、健康保険は適用されます。もちろん、自由診療の医療施設では自費となります。

弾性スリーブや弾性ストッキングなどの弾性着衣や弾性包帯、補助具などは健康保険の適用はないので、すべて自費で購入することとなります。現在では、治療用装具として申請すれば健康保険の適用となる場合も一部にはありますが、すべての方に認められるわけではありません。

購入金額は、具体的には個人差があって異なりますが、弾性着衣の購入だけでも1年間に数万円かかるのが実状です。それが一生続くとなれば、負担は大きなものになります。

患者会では、弾性着衣や弾性包帯などの保険適用を目指して積極的な活動を行っており、早期の保険適用が待たれます。

Q　リンパ浮腫と診断されたら、弾性着衣（弾性スリーブ・弾性ストッキング）をこれからずっと装用しなければならないのですか。

A　リンパ浮腫で一番問題なのは、むくみが皮下組織の弾力線維を挫滅《ざめつ》させてしまっていることです。そのため、皮下組織の圧が高くならないので、むくみの液をリンパ管に押し込むことができないのです。

弾性着衣は外から圧力を加えることによって、むくみの液をリンパ管に押し込む働きをしていますが、それによって挫滅してしまった皮下組織の弾力線維が本来の機能を取り戻したわけではありません。

リンパ浮腫はいったん発症すると改善はできても完治は難しいため、基本的に弾性着衣は一生必要となります。

Q　弾性スリーブや弾性ストッキング（弾性着衣）はどうやって購入したらよいのですか。

A　リンパ浮腫専門医療施設の購買部（売店）で購入したり、インターネットなどを通して販売代理店から直接購入する、メーカーへオーダーメードするなど、購入の方法はさまざまです。弾性スリーブや弾性ストッキングには、タイプ・サイズ・圧迫する圧などにより、いろいろな種類があるので、最初は医師に相談して指導を受けるほうがよいでしょう。

弾性スリーブや弾性ストッキングは高価なものであり、製品を選ぶときには試着できることが望ましいですが、なかなか難しいのが現状です。患者会が行っている試着貸し出しを利用して、自分に合った製品を選ぶのもよいでしょう。

現在、既製品としての弾性スリーブや弾性ストッキングは外国製のものが中心であるために、日本人の体格に合った製品の開発や国際的な規格の統一が待たれます。

患者さんの体型やむくみの程度によりフィットした弾性スリーブや弾性ストッキングを求めたい場合は、オーダーメードを選ぶ方法もあります。国内でオーダーメードに応じているメーカー（１６９ページ参照）はあります。

Q　初めて弾性着衣を購入します。差し当たっては、何枚ぐらい用意すればよいでしょうか。

A　弾性着衣をつけ始めると、案外早く効果は現れるものです。人によって程度は異なりますが、最初、Lサイズをつけるほどむくみが大きかった人が、1カ月でゆるくなってくることもあるでしょう。

ゆるくなった弾性着衣は、そのままつけていても治療効果はありません。小さなサイズに替えていく必要があります。

したがって、最初に大きなサイズのものを何枚も用意しても、無駄になってしまいます。むくみの減り具合に従って、適切なサイズのものに替えていくのですが、その替えていくタイミングも個人差があります。

反対に、弾性着衣をつけることによって腕や脚がしびれてきたり、皮膚が青白くなって冷たくなったり、赤い筋が出るようなら、圧迫が強過ぎますので、圧の見直しが必要です。

弾性着衣は頻繁に洗い過ぎると劣化しますが、汚れやアカが付着したままでも圧迫力が落ちますので、週2～3回程度の洗濯が望ましいと思われます。洗い替えを考えた上で、最初は2枚だけ用意するとよいでしょう。使わずにおいておくだけでも弾性着衣は劣化しますので、買い過ぎは禁物です。

Q 弾性着衣を購入したものの、うまく着用することができません。何かコツはありますか。

A 弾性着衣に慣れないうちは、手間がかかると思いますが、説明書に従って着用します。

弾性ストッキングの場合は、裏返してかかとまでを合わせ、それから少しずつ上に上げていきます。手袋を使用して、ストッキングを傷つけないようにしましょう。また、脚にパウダーをつけて、すべりやすくすることで着用しやすくなることがあります。ただし、クリームやオイルは素材が劣化するので、つけない方がよいでしょう。

弾性スリーブの場合は、最初に手首まで入れて、巻き戻すように引き上げます。

Q 夜寝ているときぐらいは弾性着衣をはずしたいのですが、ずっとつけていた方がよいのでしょうか。

A 立っているときには、むくみが重力に従って下に落ちてきてしまうので弾性着衣が必要ですが、横になっているときには、その限りではありません。

むしろ、横になっているときに弾性着衣をつけることによって、痛みやしびれが出たり、むくみがひどくなることがあります。

しかし、むくみが強い場合には、長時間圧迫する方が効果的ですので、弱い圧の弾性着衣をつけてもいいでしょう。支障がないようなら続けて使用し、痛みやしびれが出た場合は決して無理をせず、すぐにはずすようにしてください。

Q 弾性ストッキングをつけるようになってむくみは少なくなりましたが、おなかが腫れてきたように思うのは気のせいでしょうか。

A 目に見えなくとも、脚のリンパ浮腫なら、下腹部・臀部《でんぶ》にもむくみは広がっているのです。ですから、実はむくみの見える脚だけに弾性ストッキングをつけるのでは、不十分なのです。

弾性ストッキングをつけることで、むくみが押し上げられておなかが腫れることがあります。このようにならないためには、おなかの部分のマッサージが必要になります。

また、弾性ストッキングには、腹部まで圧をかけることができるパンティーストッキングタイプのものがありますので、そちらを使用してもよいでしょう。

同様に上肢のリンパ浮腫の場合には、弾性スリーブを使うことによって、手の甲のむくみが強くなることがあります。この場合は、手の甲までのミトンつきスリーブを使ったり、手袋型のミトンと手首までのスリーブを併用するなど、弾性着衣のタイプの見直しが必要でしょう。

Q 脚に弾性包帯を巻いて圧迫しても、歩くことはできるのですか。また、巻いた状態を1日中維持するのですか。

A たまったリンパ液を集中的に排液する必要がある初期治療では、弾性包帯を巻く圧迫療法は、むくみの改善にとても有効です。ただし、うまく巻けずに圧迫が強過ぎたり弱過ぎたりして適切でないと、浮腫がかえって悪化してしまうこともありますので、最初は専門家から適切な指導を受けましょう。巻き方が適切ならば、多少の歩きにくさはあっても弾性包帯を巻いた状態でも歩くことは可能です。

日常生活では、入浴の際は弾性包帯ははずしますが、それ以外はなるべく巻いておきます。入浴のたびに巻き直すので、自分で適切な巻き方ができるように早く慣れましょう。排液期を過ぎたら、弾性ストッキングに変更するとよいでしょう。弾性包帯を巻いた状態より、格段に歩きやすくなりますので、仕事や用で外出するときには便利です。

●東海大学医学部付属病院心臓血管外科（折井正博先生）
〒259－1193　神奈川県伊勢原市望星台　TEL 0463-93-1121

●静岡県立静岡がんセンター「乳腺外科外来内リンパ浮腫外来」（リハビリテーション科、辻哲也先生）
〒411－8777　静岡県駿河東郡長泉町下長窪1007
TEL 055-989-5222

●国家公務員共済組合連合会東海病院血管外科（平井正文先生）
〒464－8512　愛知県名古屋市千種区千代田橋1-1-1
TEL 052-711-6131

●愛知医科大学付属病院血管外科（太田敬先生）
〒480－1195　愛知県愛知郡長久手町大字岩作字雁又21
TEL 0561-62-3311／052-264-4811

●松尾循環器科クリニック（松尾汎先生）
〒550－0001　大阪府大阪市西区土佐堀1-4-8　日栄ビル９Ｆ
TEL 06-6445-0882

●近畿大学医学部付属堺病院皮膚科（大熊守也先生）
〒590－0132　大阪府堺市原山台2-7-1　TEL 072-299-1120

●岡山大学医学部付属病院形成外科（藤津美佐子先生）
〒700－0912　岡山県岡山市鹿田町2-5-1　TEL 086-223-7151

●リムズ徳島クリニック（血管外科、小川佳宏先生）
〒770－0047　徳島県徳島市名東町2-559-1　TEL 088-634-1122

●徳島大学病院心臓血管外科（北川哲也先生）
〒770－8503　徳島県徳島市蔵本町2-50-1　TEL 088-631-3111

●真泉会第一病院「むくみ治療室」（加藤逸夫先生、名誉院長）
〒794－0052　愛媛県今治市宮下町1-1-21
TEL 0898-23-1650　（加藤先生の診療は第2、第4火曜午後以外の平日）

●公立学校共済組合四国中央病院外科（加藤逸夫先生、名誉院長）
〒799－0193　愛媛県四国中央市川之江町2233
TEL 0896-58-3515　（加藤先生の診療は第２、第４火曜午後のみ）

●二光クリニック血管外科（大西克幸先生）
〒791－2132　愛媛県伊予郡砥部町大南457番地１　TEL 089-960-7277

●熊本赤十字病院血管外科（宮田昭先生）
〒862－8520　熊本県熊本市長嶺南2-1-1
TEL 096-384-2111

●松本外科医院（血管外科、松本孝一先生）
〒860－0803　熊本県熊本市新市街12-5　TEL 096-352-0338

■リンパ浮腫のケアや治療に詳しい主な医療施設

●北海道大学病院形成外科（山本有平先生）
〒001－0014　北海道札幌市北区北14条西７丁目
TEL 011-716-1161

●手稲渓仁会病院産婦人科「リンパ浮腫外来」（小林範子先生）
〒006－0811　北海道札幌市手稲区前田１条12丁目1-40
TEL 011-681-8111

●のだレディースクリニック（婦人科、麻酔科、野田雅也先生）
〒060－0011　北海道札幌市中央区北11条西15丁目2-1　サンエーアインビル2F
TEL 011-708-0550

●金沢循環器病院心臓血管外科（上山武史先生）
〒920－0007　石川県金沢市田中町は16
TEL 076-253-8000

●信州大学医学部付属病院外科（心臓血管外科、浦山弘明先生）
〒390－8621　長野県松本市旭３-１-１
TEL 0263-37-2783（外科外来直通）

●埼玉県立がんセンター整形外科リハビリテーション室（吉原広和先生）
〒362－0806　埼玉県北足立郡伊奈町大字小室818
TEL 048-722-1111（代表）

●広田内科クリニック（内科、廣田彰男先生）
〒157－0062　東京都世田谷区南烏山5-19-10 賀茂ビル３F
TEL 03-5315-5880

●東京大学医学部付属病院形成外科・美容外科（光嶋勲先生）
●東京大学医学部付属病院血管外科（重松宏先生、宮田哲郎先生）
〒113－0033　東京都文京区本郷7-3-1
TEL 03-3815-5411（代表）03-5800-8630（予約専用）

●杏林大学医学部付属病院心臓血管外科（細井温先生）
〒181－8611　東京都三鷹市新川６-20-２
TEL 0422-47-5511

●東京共済病院外科「リンパ浮腫専門外来」
（乳腺・内分泌科、馬場紀行先生、山崎善弥先生）
〒153－0061　東京都目黒区中目黒2-3-8
TEL 03-3712-3151（「リンパ浮腫専門外来」の診療は、月曜10時～17時）

●横浜市立大学医学部付属病院形成外科「リンパ浮腫外来」（前川二郎先生）
〒236－0004　神奈川県横浜市金沢区福浦3-9
TEL 045-787-2800

■リンパ浮腫専門の患者会・サポートグループ

リンパ浮腫の患者さんと家族のために、予防や治療に関する知識を得るための勉強会の開催や情報発信を行ったり、癒しや心の交流を目的とする集りなどを主な活動内容としています。

●リンパの会(代表：金井弘子さん)
〒160－0004　東京都新宿区四谷４－24　中島第１ビル101
TEL＆FAX 03-3355-5657　（火曜と金曜の13時～スタッフ在室）
http:www.h3.dion.ne.jp/˜nagare/　Eメール lymphnokai@h2.dion.ne.jp

●あすなろ会（会長：森洋子さん、副会長：東厚子さん）
（大阪・森さん）〒598－0072　大阪府泉佐野市泉ヶ丘4-10-4
TEL＆FAX 0724-69-4190（祝日を除く月～金曜、９時～17時、21時～）
Ｅメール wywm@basil.ocn.ne.jp
（東京・東さん）〒120－0023　東京都足立区千住曙町41-2-B203
TEL＆FAX　03-5284-6072（祝日を除く月～金曜、20時～23時）
Ｅメール suzy@hi-ho.ne.jp　http://www.hi-ho.ne.jp/suzy/asunarokai/

●リンパ浮腫にとりくむ会りんりん（主宰：まつばらけいさん）
〒156－0044　東京都世田谷区赤堤二郵便局留
TEL 090-1732-7213（21時まで）
http://selfhelp.cool.ne.jp/　Eメール aiai@coo.net

●リンパ浮腫サポートグループ（代表：松永龍さん）
〒150－0001　東京都渋谷区神宮前1-3-12　ジブラルタビル８Ｆ　ソフィア内
TEL 03-3796-5751（ソフィアの電話から呼んでもらう）
FAX 03-3796-5755　http://www.geosities.jp/kwcjp/

■医療・治療関係者で構成されたリンパ浮腫関連団体

●特定非営利活動法人（ＮＰＯ）日本医療リンパドレナージ協会
医療リンパドレナージ施術者の養成・育成などのほか、患者さんに対して、適切な医師・医療施設、信頼のおけるリンパドレナージ施術者の紹介、リンパ浮腫やリンパドレナージに対する情報提供などを行っています。
〒250-0875　神奈川県小田原市南鴨宮２-35-４
TEL＆FAX　0465-47-3080（火曜～金曜11時～17時）
Ｅメール MLAJ@japan.email.ne.jp　http://www.ne.jp/asahi/lymph/mlaj/

●リンパ浮腫治療研究会
日本リンパ学会、日本静脈学会、日本脈管学会、日本血管学会などの開催時に、公開シンポジウムを協同開催することが主な目的。事務局は持ち回り制で、一定していません。会専用のホームページはありませんが、シンポジウム開催報告は、「むくみのページhttp://wwww.mukumi.com/」で知ることができます。

■リンパ誘導マッサージや圧迫療法に詳しい主な治療施設

●学校法人後藤学園付属医療施設・リンパ浮腫治療室（佐藤佳代子先生）
〒143－0016　東京都大田区大森北4-1-1
TEL 03-5753-3941　FAX 03-5763-8297　http://www.lifence.ac.jp

●リンパ浮腫治療院オスト（佐藤泰彦先生）
〒113－0023　東京都文京区向丘1-9-16　2Ｆ
TEL＆FAX 03-5802-1988
（問い合わせ：日曜・木曜以外の９時30分～20時、土曜・祝日は18時まで）

●日本DLM技術者会（木部真知子先生）
〒143－0016　東京都大田区大森北1-16-12-1002
TEL 03-5753-5363　FAX 03-5753-5395　http://www.j-lympha.net

●心愛治療院（佐藤明子先生）
〒141－0031　東京都品川区西五反田3-6-7　ファミーユ西五反田906
TEL＆FAX 03-3493-2517　Ｅメール green.sqm@nifty.com
http://homepage3.nifty.com/lympheder/　＊出張リンパマッサージ

●はりきゅうマッサージ大祥堂（大河原このみ先生）
〒104－0041 東京都中央区新富1-11-5
TEL＆FAX 03-3551-9997（問い合わせ：日曜・祝日以外の９時～19時）

●古賀鍼灸治療院（古賀公子先生）
〒211－0062　神奈川県川崎市中原区小杉陣屋町1-26-8
TEL＆FAX 044-722-5359　Eメール CQC00711@nifty.com　※完全予約制

●ひまわり整骨院（竹石和美先生）
〒951－8068　新潟県新潟市上大川前通５番町67-4
TEL 025-223-2760　FAX 025-223-2763
（問い合わせ：月曜～金曜 9時～19時、土曜9時～13時）
Eメール　himawari_bs@ybb.ne.jp

●せと治療院（瀬戸治先生）
〒412－0047 静岡県御殿場市神場1298-6
TEL＆FAX 0550-83-5148（問い合わせ：火曜・金曜以外の９時～20時）
Eメール seto715@ybb.ne.jp　＊出張治療あり（応相談）

●鍼灸マッサージ治療院　ピュアティ（中森慶子先生）
〒733－0871　広島県広島市西区高須3-3-13-503
TEL 082-274-5123　FAX 082-274-5183　Eメール blue-reef@nifty.com
＊出張治療のみ（応相談）

波動型リンパマッサージ器
（お問い合わせの際は“家庭用”であることを確認してください）

●日東工器（株）製「ドクターメドマー」シリーズ
問い合わせ先：メドー産業（株）
（東京）TEL 03-3447-0022　FAX 03-3447-3570
（大阪）TEL 06-6979-3271　FAX 06-6979-3841
0120-265521（お客様ご相談窓口）　http://www.medo.co.jp/

●黒田製工（株）製「ハドマー200ｓ」
問い合わせ先：黒田精工（株）健康医療グループ
TEL 044-555-3521　FAX 044-556-5486
（伊藤超短波株式会社本社）TEL 03-3812-1216　FAX 03-3814-4587
（オカダ医材株式会社本社）TEL 03-3813-9612　FAX 03-3813-3095
（日新医療本社）TEL 06-6453-5531　FAX 06-6453-5531
http://www.kuroda-precision.co.jp（黒田製工ホームページ）

●（株）川衛製作所製「コンセラン・アルカノ」
問い合わせ先：（株）コンセラン
（東　京）TEL 03-5298-8241　FAX 03-3251-6803
（大　阪）TEL 06-6633-1487　FAX 06-6633-1438
（和歌山）TEL 0737-88-5200　FAX 0737-88-5539
http://www.comtheran.co.jp/　（東京と大阪では試着対応・直販あり）

●ハントレー・ヘルスケア社製「フロートロン」シリーズ
問い合わせ先：ハントレー・ヘルスケア・ジャパン（株）
（神戸）TEL 078-231-8735　FAX 078-231-8736
（東京）TEL 03-3814-5842　FAX 03-3814-5843（相談の上で直販もあり）

腹部・外陰部用弾性ショーツ（パンツ）＆サポーター

●（株）ＫＥＡ工房製「ソフトフィットパンツ」「ワンタッチサポーター」
問い合わせ先：（株）ＫＥＡ工房
TEL 03-5775-1172～1173　FAX 03-5775-1174　Ｅメール：info@kea-kobo.com
http://www.kea-kobo.com　（完全予約制）

着脱補助グッズ

●DUSO社製「スリッピーズ」
問い合わせ先：ユコー（株）お客様サービス室
（東　京）TEL 03-5811-8051　FAX 03-5811-8055
（名古屋）TEL 052-581-1650　FAX 052-581-1653　Ｅメール:yukor@yukor.co.jp
（大　阪）TEL 06-6361-8201　FAX 06-6361-8203　http://www.yukor.co.jp/

●アリオンインターナショナル社製「イージースライド」「イージースライド・カラン」「イージーオフ」
問い合わせ先：（株）アズウェル 外国部
（大阪）TEL 06-6941-0307　FAX 06-6947-1549
（東京）TEL 03-5695-4192　FAX 03-5695-4193
http://www.azwell.co.jp/gaikokubu/top.htm

弾性スリーブ、弾性ストッキング、弾性包帯、波動型リンパマッサージ器ほか

●麻布ストッキング
〒157－0062　東京都世田谷区南烏山5-19-10　賀茂ビル３Ｆ
TEL 03-5315-3016　http://www.mukumi.com/azabu/（各メーカーのほぼ全品について対応）

■リンパ浮腫の治療に有用なグッズの問い合わせ先

（注）使用にあたっては、医師の指導を受けてください。実際の取り扱いは、主に医療施設内の売店などで行われています。「直販あり」の場合も、医師の指導の上での購入が原則です。

弾性スリーブ、弾性ストッキング

●ガンゾーニ社製 「シグバリス」シリーズ
問い合わせ先：（株）アズウェル 外国部
（大阪）TEL 06-6941-0307 FAX 06-6947-1549
（東京）TEL 03-5695-4192 FAX 03-5695-4193
Eメール：sigbaris@soleil.ocn.ne.jp http://www.azwell.co.jp/gaikokubu/top.htm

●BSN社製 「ジョブスト」シリーズ
問い合わせ先：テルモ・ビーエスエヌ（株）
TEL 03-3374-8646 FAX 03-3374-8652
http://www.terumo.co.jp

●メディバロイト社製「メディ」シリーズ
問い合わせ先：ナック商会（株）
TEL 06-6448-7581 FAX 06-6448-7583 0120-06-0390（消費者・注文窓口）
Eメール:info@nakcorp.co.jp（オーダーメードの対応あり）

●ETI社製「ベノサンアームスリーブ」シリーズ／「レックスフィット」シリーズ
問い合わせ先：（株）リムフィックス
TEL 03-3818-8494（お客様相談室） FAX 03-3818-8495（相談の上で直販もあり）

●アルケア（株）製「アンシルク」シリーズ
問い合わせ先：アルケア（株）
（東京）TEL 03-5638-8161 （札幌）TEL 011-261-1721
（仙台）TEL 022-715-2733 （名古屋）TEL052-222-3860
（大阪）TEL06-6337-2985 （福岡）TEL 092-441-8372 ほか

●DUSO社製「エキスパートライン」シリーズ／ユコー（株）製「アレックス」シリーズ
問い合わせ：ユコー（株）お客様サービス室
（東　京）TEL 03-5811-8051 FAX 03-5811-8055
（名古屋）TEL 052-581-1650 FAX 052-581-1653
（大　阪）TEL 06-6361-8201 FAX 06-6361-8203 Eメール：yukor@yukor.co.jp
http://www.yukor.co.jp/ （「アレックス」についてはオーダーメードの対応あり）

●D&M製「MERCA」
問い合わせ先：（株）デイエム商会
TEL 03-3666-0464 http://www.mercasupporter.jp
（「MERCA」はオーダーメード品。既製品もあり）

●（株）メディックス製「メディカルサポート」シリーズ
問い合わせ先：（株）メディックス TEL 088-683-3456 FAX 088-683-3455
Eメール：medicks@f6.dion.ne.jp （オーダーメードの対応あり）

弾性包帯（リンパ浮腫管理用各種機能性包帯）

●BSN社製ジョブスト「コンプリラン」「コンプリハフト」
問い合わせ先：テルモ・ビーエスエヌ（株）
TEL 03-3374-8646 FAX 03-3374-8652
http://www.terumo.co.jp

●Cancer Net Japan（キャンサーネットジャパン）
【＞がん情報ラブラリー＞リンパ浮腫】
http://www.cancernet.jp/library/index/html
がん治療に関するセカンドオピニオンやシンポジウム情報が得られるホームページです。「がん情報ライブラリー」のページは、がん全般についての解説があります。

●YMS（ヨコハマメディカルサービス）
http://www.h6.dion.ne.jp/~prsmj/
横浜市立大学医学部付属病院形成外科で、「リンパ浮腫外来」を担当されている前川二郎先生のホームページです。

●（タイトルは再開時に決定）
http://lymphedema-ohkuma
近畿大学医学部付属病院皮膚科の大熊守也先生のホームページです。（一時休止していますが、2004年の秋から再開します）

■リンパ浮腫経験者が発信している主な個人サイト

●私のリンパ浮腫
http://www.hi-ho.ne.jp/suzy
Suzyさんのホームページです。リンパ浮腫に有効とされることは積極的に試し、特に弾性ストッキングの情報が詳しいです。

●Kai's Page
http://www.geocities.co.jp/Technopolis/8177/
Yokoさんのホームページです。特に弾性ストッキングの情報が豊富なので、参考になります。

●リンパ浮腫
http://www.geocities.co.jp/Technopolis/3717/
Yumiさんのホームページです。アメリカリンパ浮腫協会（American Lymphedema Institute）の許可を得て、「あなた自身を守る24の方法」（Twenty Four Ways to Protect Yourself）などが紹介されています。

●すももの気持ち
http://www.alpha-net.jp/user2/kcma0617/
スポーツ（特にバドミントン）が得意なすももさんのホームページです。リンパ浮腫関連だけでなく、アウトドアやガーデニングなど趣味のページもあります。

●ＴＥＥ〜ちぃ〜
http://village.infoweb.ne.jp/~chiha/
出産と婦人科手術が同時、すぐに起きたリンパ浮腫を克服しながら、子育てに頑張っているママのホームページです。

■医療関係者が発信するリンパ浮腫関連情報の主なサイト

●日本リンパ学会
http://dept.md.shinshu-u.ac.jp/l-1seiri/jsl.html
医療関係者向けのホームページですが、リンパ浮腫治療研究会との合同開催「公開サテライトシンポジウム」の情報が得られます。

●日本脈管学会
http://www.jc-angiology.org/japanese/
医療関係者向けのホームページですが、総会で開催されるリンパ浮腫関連の「市民参加セミナー」の情報が得られます。

●むくみのページ
http://www.mukumi.com/
リンパ浮腫の原因、症状、治療法、予防法を解説している、廣田彰男先生（本書著者）のホームページです。「日本リンパ学会」「リンパ浮腫治療研究会」「日本脈管学会」「リンパの会」などの公開シンポジウムや講演会などの情報も掲載しています。

●金沢循環器病院【＞病気の説明＞リンパ浮腫】
http://www.kanazawa-heat.or.jp/byoki/byoki11.html
リンパ浮腫の原因、症状、治療法、予防法が解説されています。

●学校法人後藤学園組織および提供情報
【＞学校法人後藤学園付属医療施設（リンパ浮腫治療室）＞Q＆A】
http://www.lifence.ac.jp/lymph/faq01.html
リンパ浮腫ケアについての疑問に対して、リンパ浮腫治療室長佐藤佳代子さんが回答しているページです。

●財団法人仁泉会医学研究所
【＞各施設の利用案内＞保原中央クリニック＞リンパ浮腫】
http://www.jinsenkai.or.jp/sisetu-annai/hobara/04/linpa.htm
リンパ浮腫の原因、症状、治療法、予防法などが解説されています。写真も豊富です。

●のだレディースクリニック【＞リンパ浮腫について】
http://www.firstpass.net/noda-l-c/p07/p07_1.htm
リンパ浮腫や蜂窩織炎の治療法や、リンパ浮腫で注意したいことなどが書かれた、野田雅也先生のホームページです。

●鍼灸マッサージ治療院ピュアティ
http://www.hpmix.com/home/purity/purity.massage.index.htm
「リンパ浮腫」の項には、リンパ浮腫の基礎知識から、スキンケア、医療マニュアルリンパドレナージ（ML）、弾性スリーブや弾性ストッキング、弾性包帯による圧迫療法、運動療法、日常生活の注意などが簡潔に紹介されているほか、MLの禁忌症、圧迫法の禁忌症を挙げてあります（禁忌症＝その治療法などを避けなければならない症状）。

あとがき——血管外科の診察室から

『リンパ浮腫がわかる本』という「本」を上梓することになりました。しかし、リンパ浮腫は手強く、リンパ浮腫であることはわかりますが、がんやそのほかの病気でリンパ節を切除する手術を受けた場合や、放射線治療でリンパ節が大きくダメージを受けた場合のように原因がわかっている場合もありますが、なぜリンパ浮腫になったかが明らかでない患者さんも非常に多いのが現状です。

リンパ浮腫をどのように治療すれば元どおりに治るのか、医療現場では確立した答はわかっていないのが現状なのです。『わかる本』は、「何もわかっていないんじゃない」という、読者の皆さんのご批判を受けそうです。「本なんか書いている暇があったら研究しなさい」という声も、聞こえてきそうです。

しかし、腕が、脚が、いつとはなしに急に腫《は》れてきた、朝起きても腫れがひいていない、夕方になると腫れはさらにひどくなって重くて仕方がない、そして靴は左右で大きさが違うものを買わなくてはいけなくなり、不経済で仕方がない、それよりもこれから先この腫れはどうなるんだろう、治療法はあるのかしら……などなど、現在の日常生活上で次々に生じてくる不自由さに加えて、将来に対する不安を抱く方々も多いと思います。

リンパ浮腫の改善効果を上げる秘訣は、「悲観的にならずに少しでも積極的に、治療や日常生活上の注意に目を向け、それらを実践していただくこと」です。そのためにはまず「リンパ浮腫」という病態とその対応法をわかっていただくことが大切です。

リンパ浮腫の長期予後については、決して悪いものではありません。弾性スリーブや弾性ストッキングによる圧迫やリンパ誘導マッサージなどの保存的な治療を根気よく続け、四肢のケアを適切に行っていると、10年、20年という長い単位で見ても、それほど悪くなるものではありません。また、両側に発症することもまれですし、リンパ浮腫のために生命予後が悪くなることもありません。

しかし、気を許してセルフ・ケアをおろそかにすると、リンパ管炎などを繰り返して浮腫はそのたびに増悪し、悪循環に陥ります。逆に、日々の生活の中でちょっとした気配りをすることで悪化を防ぐことができる病気です。ただ、きわめてまれではありますが、乳がんの術後に生じたリンパ浮腫が肉腫化してスチュワート・トレーブス症候群（Stewart-Treves syndrome）という非常にたちの悪い病気を生じることがありますので、年に1～2回は定期的にリンパ浮腫の診療に詳しい専門医を受診して、経過を観察してもらうことが必要です。

リンパ浮腫の原因は、乳腺や骨盤臓器などへの外科的治療や放射線治療などの結果として生じる医原性であることが多く、特にがん治療の結果として生じることが多いわけですが、必要な治療であったとしてもリンパ浮腫を生じない方策を立てるべきでしょう。がん治療の考え方も少しずつ変化してきており、リンパ浮腫の患者さんを少しでも減らすことができる方向に動いているようにも思います。治療に携わる医療従事者は、予測できる合併症に注意を払い、原疾患の治療のみでなく、治療行為全体として患者さんの満足を得られるような努力が必要だと思います。残念なことに現状では、リンパ浮腫の病態や治療方針を十分に理解していただいている日本の医療関係者は多くありません。患者さんと医療従事者が、共に協力してリンパ浮腫に取り組むためのご縁づくりに、本書が少しでもお役に立てたら幸いです。

本書出版に際しまして、総合病院国保旭中央病院外科の齋藤健人先生、東京大学大学院医学系研究科形成外科学講座教授の光嶋勲先生、マニュアルリンパドレナージセラピストの瀬戸治先生と伊藤鮎美先生には、ご協力いただきまして大変お世話になりました。この場をお借りして、心から感謝申し上げます。

2004年7月

東京大学医学部付属病院手術部部長、血管外科
重松　宏

あとがき――リンパ誘導マッサージの現場から

私がリンパ誘導マッサージをドイツで研修したのは、１９９５年のことでした。私の先生であった故・今井義晴先生に、当時日本ではほとんど知られていなかった「リンパドレナージ」（リンパドレナージュとも言う）というテクニックの存在を教えられたのがきっかけでした。今井先生は、今から40年も前にドイツに留学され、以来、日本でドイツの療法を紹介してこられた方でした。

当時、日本で「リンパドレナージ」を実践しているセラピストは見当たらず、「本物を知りたい」という気持ちが、私をドイツに向かわせました。

ドイツでリンパドレナージを実際に学んでみると、この治療法は単にマッサージだけでなく、圧迫療法も含んだ総合的な療法の中心に位置することを知りました。また、この総合的な療法は「リンパ浮腫」という、日本ではあまり語られることのない病気の患者さんに有効であり、ドイツでは広く行われている方法であることもわかりました。

そのときから、リンパ浮腫という病気に深くかかわるようになりました。日本に帰って、お医者さん方、看護師さん方、患者さん方に、「複合的理学療法」と呼ばれるこの療法の内容について、具体的にご紹介する機会にも恵まれました。ここ数年、テレビなどでも多く取り上げられるようになり、「リンパ浮腫」の認知度は格段に高くなりました。また、リンパドレナージという言葉もよく耳にするようになりました。「一部の人しか知らない病気。具体的な治療法もわからない。患者さんが一人で悩んでいる」――そのような状況が、さまざまな人たちの努力で改善してきていることは、とてもうれしいことです。リンパ浮腫治療にかかわる人たちがもっと多くなり、患者さん方が身近なところで治療が受けられるようになることを願っています。

現在、私の治療院ではマッサージと、希望に応じて弾性包帯による圧迫療法も行っています。リンパ浮腫治療で効果を上げるためには、通院治療でも、ある程度の頻度や回数を必要とします。効果を実感できるようになるには、個人差はとても大きいのですが、週1回の治療で1年程度は必要なように感じます。この治療のコツは、日々のむくみの変化にくよくよしないで、むくみと上手につき合うこと、諦めずに治療やセルフ・ケアを続けることだと思います。また、リンパドレナージは、がん治療後のリンパ浮腫の改善だけでなく、外傷後のむくみや、傷跡の回復にも効果があります。そういった応用にもこの本を役立てていただければ幸いです。

ドイツでは、リンパ誘導マッサージは、セラピストに行ってもらうことが原則となっています。日本では、セラピストが少ないこともあって、頻繁に治療院に通うことが難しい現状があります。だからこそ、セルフ・ケアに頼る部分が大きくなります。最初は専門家の指導を受け、慣れてきたら自分で行います。このとき、正しく行わなければかえって悪化してしまうことがあります。

セルフ・ケアに負うところの大きいリンパ浮腫の治療について、「読者の皆さんが適切なセルフ・ケアができるように、より具体的に、わかりやすく、そして毎日行うことだから、なるべく複雑ではなく容易に続けられる方法を教えてほしい」という、本書の企画・編集者である山下ちづるさん（研友企画出版）の要望に応えたマッサージ法や運動療法をご紹介しました。また、浮腫の発症を心配している多くの方々のためにも、予防法としてのマッサージ法や運動療法をぜひ紹介してほしいという彼女の強い要望にも応えました。「皮下組織をずらす感触」というマッサージの方法について私のレクチャーを熱心に受ける彼女は、自ら上肢リンパ浮腫発症を心配する一人でした。読者のニーズを身近に感じている彼女と共に、読む本というよりは、使っていただくための本づくりを目指し、ここにその本が完成しました。どうぞ、毎日のセルフ・ケアに使っていただければ幸いに思います。

２００４年７月

リンパ浮腫治療院　オスト院長　佐藤泰彦

著者プロフィール

●廣田彰男（ひろた　あきお）

広田内科クリニック院長

1972年北海道大学医学部卒。同年東邦大学医学部第3内科に入局。81年同大学医学部第3内科講師、91年東京専売病院健康管理部長兼循環器部長、96年同病院健康管理部長兼検査科部長に就任。2002年広田内科クリニック開院。日本リンパ学会理事、日本脈管学会評議員、日本静脈学会評議員ほか役職多数。

●重松　宏（しげまつ　ひろし）

東京大学医学部付属病院手術部部長、血管外科

1972年東京大学医学部医学科卒。84年米国州立フロリダ大学外科に留学。86年東京大学医学部第１外科助手、医局長兼務、93年同大学医学部第１外科講師、98年同大学大学院医学系研究科血管外科学分野助教授、2003年同大学医学部付属病院手術部部長に就任。その間、複数の大学の非常勤講師を兼務。日本脈管学会副理事長、日本心臓血管外科学会理事をはじめ役職多数。

●佐藤泰彦（さとう　やすひこ）

リンパ浮腫治療院オスト院長、ドイツ・フェルディ方式
リンパ複合物理療法セラピスト、鍼・灸マッサージ師

日本鍼灸理療専門学校卒業後、1995年ドイツに渡り、主にフェルディーシューレにてリンパ浮腫治療、VPTアカデミーにて理学療法を学んだ後、フェルディークリニックのほか、現地のリンパ浮腫治療院や理学療法治療院などで研修。帰国後、麹町リバース（東京）勤務を経て、99年リンパ浮腫治療院オスト開院。週に1回は、非常勤として医療施設でのリンパ浮腫治療も行っている。

編集・制作協力　（株）研友企画出版

リンパ浮腫がわかる本
予防と治療の実践ガイド

平成16年8月15日　第1刷発行

著　　者　廣田彰男. 重松宏. 佐藤泰彦
発 行 者　東島　俊一
発 行 所　株式会社 **法 研**
東京都中央区銀座1－10－1（〒104-8104）
☎販売 03(3562)7671／編集 03(3562)7674
http://www.sociohealth.co.jp
印刷・製本　大日本印刷株式会社

SOCIO HEALTH

小社は㈱法研を核に「SOCIO HEALTH GROUP」を構成し、相互のネットワークにより、“社会保障及び健康に関する情報の社会的価値創造”を事業領域としています。その一環としての小社の出版事業にご注目ください。

ISBN4-87954-539-2 C0077　定価はカバーに表示してあります。